TANJA BUSSE

DIE ERNÄHRUNGSDIKTATUR

W0074528

TANJA BUSSE

DIE ERNÄHRUNGS DIKTATUR

Warum wir nicht
länger essen dürfen,
was uns die
Industrie auftischt

Karl Blessing Verlag

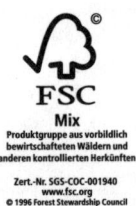

FSC

Mix

Produktgruppe aus vorbildlich
bewirtschafteten Wäldern und
anderen kontrollierten Herkünften

Zert.-Nr. SGS-COC-001940
www.fsc.org
© 1996 Forest Stewardship Council

Verlagsgruppe Random House FSC-DEU-0100
Das für dieses Buch verwendete FCS-zertifizierte Papier
EOS liefert Salzer Papier GmbH, St. Pölten, Austria.

Der Karl Blessing Verlag ist ein Unternehmen
der Verlagsgruppe Random House GmbH.

1. Auflage
Copyright © der deutschsprachigen Ausgabe
Karl Blessing Verlag GmbH 2010
Copyright 2010 by Tanja Busse
Umschlaggestaltung: Hauptmann und Kampa, Werbeagentur,
München – Zürich
Layout und Herstellung: Ursula Maenner
Satz: C. Schaber Datentechnik, Wels
Druck und Bindung: GGP Media GmbH, Pößneck
Printed in Germany

ISBN: 978-3-89667-420-3

www.blessing-verlag.de

Inhalt

Meiner Familie.
Den Bauernhöfen meiner Großeltern,
die es nicht mehr gibt.
Und der kleinbäuerlichen Avantgarde.

Einleitung

Darf ich Sie zum Essen einladen?

Am globalen Mittagstisch mit Gästen aus aller Welt und erlesenen Speisen, der ganzen Vielfalt, die Gärten, Wälder und Äcker unseres Planeten zu bieten haben, ach ja, und die Fabriken und Labore.

Nehmen Sie doch Platz! Gleich hier vorne, wo die großen Porzellanteller stehen. Ja, genau, die mit dem goldenen Rand.

Bitte wundern Sie sich nicht über die Tücher, die von der Decke auf den Tisch herabhängen, ein bisschen Sichtschutz ist ganz angenehm, Sie werden sehen. Gefällt Ihnen der Stoff?

Ihr Stuhl kommt ihnen so breit vor? Im Vergleich zu denen auf der anderen Seite des Tisches? Machen Sie es sich nur bequem!

Was wäre das für ein groteskes Bild, wenn alle Menschen der Welt an einem globalen Mittagstisch Platz nähmen: fast zwei Milliarden Übergewichtige, eine Milliarde Hungernde und all die anderen, die Gourmets und Junk-Food-Esser, die Fehlernährten und die Verunsicherten.

Es ist genug Essen da für alle an diesem globalen Mittagstisch. Wir ernten und produzieren mehr Lebensmittel als jemals zuvor in der Geschichte der Menschheit – reichlich genug für jeden von uns 6,9 Milliarden: Noch nie wurde so viel produziert, noch nie waren so viele Menschen so dick, und noch nie haben so viele gehungert.

Die Weltgesundheitsorganisation WHO schätzt, dass mehr als 400 Millionen Menschen fettleibig sind und mehr als 1,6 Milliarden übergewichtig. Viele von ihnen werden vorzeitig sterben, weil sie zu viel und zu ungesund essen: Fast food und Fertignahrung, zu fettig, zu salzig, zu einseitig.

Gleichzeitig hungern mehr als 1 000 000 000. Jeder Siebte.

Das bedeutet: Sechs bekommen zu essen und einer nicht. Wenn wir uns für das globale Mittagessen eine Stunde Zeit nähmen, fielen etwa 4000 von uns während des Essens tot von ihren Stühlen. Verhungert.

Geschähe das bei uns zu Hause, am Küchentisch vor unseren Augen: Wir würden es verhindern. Wir ließen nicht zu, dass jemand uns aus einem hohlen, faltigen Gesicht anschaut, von Tag zu Tag schwächer wird und schließlich stirbt, während wir uns eine Pizza in den Ofen schieben. Niemand von uns könnte solches Leid mit ansehen.

Wäre der Schmerz der Eltern über ihre verhungerten Kinder, die Trauer der Kinder über ihre verhungerten Eltern nicht stumm und weit weg, es läge ein Klagen über der Erde, so laut, dass es uns die Ohren zerreißen würde.

Gelegentlich haben wir ein schlechtes Gewissen: Wir leben im Überfluss, und die Afrikaner hungern. Unsere Supermärkte haben das reichhaltigste Angebot aller Zeiten, während südlich der Sahara die Felder verdorren.

Hier gelingt, was dort misslingt, so denken wir.

Aber das ist falsch. Der Welthunger ist weniger eine Folge von Naturkatastrophen und korrupten Regierungen, sondern vor allem Teil unseres Weltwirtschaftssystems. Und das bedeutet: Wir essen den Hungernden den Teller leer.

Der globale Mittagstisch ist keine gefühlsduselige Erfindung zur Erweckung eines weltweiten Gemeinschaftsgefühls, zur Erregung unseres Mitleids für die Armen am anderen Ende der Welt, mit denen uns sonst nichts verbindet. Der globale Mittagstisch ist ökonomische Realität: Die Agrar- und Ernährungswirtschaft ist längst ebenso globalisiert wie der Rest der Wirtschaft – und damit ebenso anfällig für globale Krisen.

Der Hunger ist Teil des Systems, von dem wir profitieren. Der Weltagrarbericht – von der Weltbank in Auftrag gegeben, 2008 erschienen und seitdem von der Bundesregierung unter dem Tisch gehalten – zeigt, dass die einseitig auf Export und große Strukturen ausgerichtete Agrarpolitik für den Hunger auf dem Land verantwortlich ist. Diese Politik beschert uns übervolle Tische und marginalisiert die Kleinbauern. Sie aber – und nicht die großen Betriebe – sind das Rückgrat der Welternährung: Die Kleinbauern produzieren den größten Teil aller Lebensmittel – auf Höfen, die kleiner sind als zwei Fußballfelder.

In unseren Lebensmitteln stecken – verarbeitet – die Ölvorräte der arabischen und nigerianischen Erde, die abgeholzten Riesenbäume des indonesischen und brasilianischen Regenwaldes, das Kohlendioxid von Tausenden und Abertausenden Transportkilometern, das Gift aus 43 420 Tonnen Pestiziden allein auf deutschen Feldern, das Leid von eingepferchten Turbomasttieren und ausgemolkenen Hochleistungskühen. Darin stecken auch der Hunger der von ihren Feldern vertriebenen Kleinbauern in Guatemala, die schlecht bezahlte Arbeitskraft von Plantagenarbeitern in Brasilien und

Kenia, die Tränen und Hilfeschreie der verschleppten Kinder auf vielen afrikanischen Kakaoplantagen.

Wenn man ist, was man isst: Was sind wir dann?

In unserem Essen steckt eine unerträglich große Menge an struktureller Verantwortungslosigkeit, die sich auch in unseren Seelen absetzt.

Wir sitzen am globalen Mittagstisch und vergessen die guten Sitten: Wer kann, schaufelt sich den Teller voll.

Es gibt keine öffentliche Diskussion darüber, warum wir das Massensterben und den dauerhaften Hunger von einer Milliarde Menschen ohne größere Empörung hinnehmen, aber es gibt ein wachsendes Unbehagen an unserer Ernährung.

Wir haben die Koch- und Esskultur unserer Großeltern über Bord geworden, ihre agrarkulturellen Kenntnisse verschmäht. Warum sollten wir wissen, wie man Hühner hält und schlachtet, Grünkohl anbaut und Sauerkraut stampft, wenn es Supermärkte gibt? Fast-Food-Restaurants, Power Snacks und Convenience Food (der Fachbegriff für bequem und einfach zuzubereitendes Essen), und an jeder Ecke von allem mehr als genug?

Nahrungsaufnahme könnte ganz einfach sein, aber warum denken wir dann ständig darüber nach, was und wie viel wir essen? Und das oft mit schlechtem Gewissen? Warum sind so viele ständig auf der Suche nach einer anderen, besseren, gesünderen Ernährung, nach neuen Diäten und Nahrungsergänzungsmitteln? Warum sind wir so unsicher mit dem, was wir essen? Und denken immer, wir haben es falsch gemacht? Wir haben das Vertrauen in die Küchentradition unserer Großeltern verloren und suchen die Antwort in der

Wissenschaft, finden aber dort keinen Halt. Das nährt unser Misstrauen gegenüber den Produkten der Lebensmittelindustrie, ohne dass wir wüssten, wie wir ihnen entkommen können.

»Essen wird zum Problem für immer mehr Menschen«, sagt der Psychologe und Meinungsforscher Stephan Grünewald nach mehr als 20 000 tiefenpsychologischen Interviews. Eine unserer elementarsten Beschäftigungen, die Nahrungsaufnahme, ist uns ein Rätsel geworden. Im unendlichen Überfluss sitzen wir vor einer aufgerissenen Plastiktüte und wissen nicht recht, was darin ist, woher es kommt, woraus es gemacht ist und ob man es essen sollte.

Währenddessen geht das reiche weltkulturelle Erbe der unterschiedlichen Anbau- und Zubereitungsweisen verloren – zugunsten der Monokultur der Fast-Food-Industrie.

Einige wenige Konzerne dominieren die Nahrungsmittelbranche: Sie erzeugen Lebensmittel nach den Methoden der industriellen Produktion: möglichst viel, möglichst billig, möglichst standardisiert. Das betriebswirtschaftliche Ziel: Kosten senken und Gewinne steigern durch höhere Produktionsmengen, größere Märkte und niedrigere Erzeugerpreise. Eine Umfrage unter »Top-Entscheidern« der Nahrungsmittelindustrie in der Januar-2010-Ausgabe der *Lebensmittel-Zeitung* offenbart die kulturelle Armut und Fantasielosigkeit dieser Branche. Graugesichtige Männer mittleren Alters in hellen Hemden und dunklen Anzügen sagen alle das Gleiche: Das beherrschende Thema bleibt der Preis. Wir setzen auf Wachstum durch Kundenbindung.

Bei der Lektüre ihrer Prognosen beschlich mich ein unbehagliches Gefühl: Das müssen die grauen Herren sein, die Zeiträuber, die Momo in dem gleichnamigen Buch von Michael Ende bekämpft hat, und sie sind unterwegs in neuer Mission. Sie wollen den Menschen die Esskultur rauben.

Ganz nach ihrem Bedürfnis haben Politik und Agrarwissenschaft in den letzten Jahrzehnten einseitig die großen Agrarbetriebe und Plantagen gefördert, die mit schwerem Gerät auf riesigen Feldern wenige ertragreiche Sorten anbauen: Weizen, Mais, Reis und Soja. Das sind *cash crops*, ertragreiche Pflanzen, die weltweit als herkunftslose Massenware gehandelt werden. Sie sind die Rohstoffe, die die Nahrungsmittelindustrie nach ihren Methoden veredelt: mit Aromen und Färbemitteln, Zusatz- und Konservierungsstoffen zu Markenprodukten aufgemotzt. So funktioniert das *Prinzip Schokoriegel*: billige Zutaten, teuer vermarktet. Damit machen die Wirtschaftsbosse ihre Gewinne. Und wir unser Übergewicht.

Es gelingt den Herstellern, uns zahlungskräftigen und gut informierten Konsumenten, die eigentlich wissen, was gesund für sie wäre, Mengen von ungesunden Kreationen anzudrehen, denen Vitamine und Geschmack in der Fabrik untergemischt werden müssen, weil die Rohstoffe nach unzähligen Transport- und Verarbeitungsschritten ihren Gehalt verloren haben. Wer fühlt sich gut, wenn die Chips-Tüte leer ist?

Wie wollen wir uns ernähren? Haben wir selbst eine Antwort auf diese Frage? Oder haben wir sie uns vom Angebot der Lebensmittelkonzerne und Supermärkte diktieren lassen?

Und woraus besteht eigentlich unser Essen? Von wem erfahren wir das: von der Industrie oder ihren Kritikern?

Bei der Industrialisierung unserer Ernährung sind nicht nur Tausende von Arbeitskräften in der Landwirtschaft verloren gegangen, sondern auch die Vielfalt der Pflanzen und Tiere. Die Ernährungsindustrie hat den Sortenreichtum der

Jahrhunderte alten bäuerlichen Landwirtschaft abgeschafft, sie brauchte nicht Tausende von unterschiedlichen regional angepassten Getreide-, Gemüse- und Obstsorten, sie braucht nur wenige, die schön aussehen, auch wenn sie einmal um die Welt transportiert werden – davon aber große Mengen in immer gleicher Qualität.

Massenware für Menschenmassen.

Während die weltweit agierenden Lebensmittelkonzerne von Jahr zu Jahr größer und mächtiger werden, verarmen die Bauern. Während Nestlé zwölf Milliarden Euro Gewinn für das Jahr 2008 ausweist, geht es den Bäuerinnen und Bauern in fast allen Ländern der Welt immer schlechter. Die friesischen Milchbauern verelenden ebenso wie die kenianischen Kaffeeanbauer. In Afrika bedeutet das existenzielle Not, aber auch in den reichen Industrieländern leiden die Bauern: nicht nur wirtschaftlich unter den Erzeugerpreisen, die oft niedriger sind als die Produktionskosten, sondern vor allem unter dem Verlust ihrer Achtung. Ausgerechnet der Ursprung unserer Kultur, die Agrar-Kultur, hat an Wertschätzung verloren, viele Bauern fühlen sich »wie der letzte Dreck«. Wer kann, zieht in die Stadt.

Die Verbindung zwischen Anbauen und Essen ist gekappt: An die Stelle der lokalen Kreislaufwirtschaft eines Bauernhofes sind globale Handelsströme mit Millionen Tonnen von Futtermitteln, tiefgefrorenen Fleischstücken und Schiffsladungen von Weizen und Reis getreten. Die Bauern wissen nicht, wer ihr Gemüse, Getreide, ihre Milch und ihr Fleisch isst. Und die Konsumenten wissen nicht, woher ihr Essen kommt.

Doch das agrarindustrielle System steht vor dem Zusammenbruch, weil es seine eigenen Grundlagen zerstört: Die

Böden verlieren ihre Fruchtbarkeit, die Pestizide ihre Wirksamkeit. Und wenn das Öl teurer wird, steigen die Preise nicht nur für die weltweiten Transporte von Millionen Tonnen Agrarprodukten, sondern auch für Düngemittel und Pestizide, die nur mit hohem Einsatz von fossiler Energie hergestellt werden können.

Die Hungerrevolten des Jahres 2008, als die Nahrungsmittelpreise so plötzlich stiegen, dass sich viele Menschen in den Städten von Haiti, Indien oder Westafrika kein Essen mehr leisten konnten, waren eine deutliche Warnung: Hunger wird in den nächsten Jahren auch zum sicherheitspolitischen Problem. Es ist besorgniserregend, wie die allermeisten Verantwortlichen aus Politik und Industrie diese Gefahr ignorieren. Sie verweigern den Dialog mit den Kritikern und setzen sich Scheuklappen auf. »Volle Kraft voraus!«, rufen sie und steuern weiter in die falsche Richtung. Unbeirrt arbeitet das Ministerium für Ernährung, Landwirtschaft und Verbraucherschutz an seinem Plan, Deutschland zum Schweinemaststall der Welt auszubauen: Mit Sojaschrot aus Ländern wie Brasilien, in denen Menschen hungern, mästen Landwirte in Deutschland ihre Schweine für den Export bis nach China.

Mehr Pestizide, mehr Massentierhaltung, mehr Agrarfabriken. Weniger Bauernhöfe. Globalisierte Landwirtschaft für globalisierte Menschen, die nicht an ihre Nachkommen denken.

Dabei liegen die Alternativen auf der Hand, sie müssen nur verwirklicht werden: Um den Hunger zu beenden und um die Landwirtschaft nachhaltig zu machen, sollen die Kleinbauern weltweit besser unterstützt werden, fordern die Autoren des Weltagrarberichts. Denn sie – und nicht die großen

Plantagen und Agrarfabriken und auch nicht die Gentechnik – werden die Welt auch in Zukunft ernähren.

Ausgerechnet im Mutterland von Fast Food hat die Debatte über die Krise unserer Ernährung bereits begonnen – mit *Fast Food Nation*, dem Bestseller von Eric Schlosser, der auch im Kino ein großer Erfolg wurde. Ihm folgten eine ganze Reihe von Büchern und Filmen, die das infrage stellten, was noch Jahre zuvor als amerikanische Erfolgsgeschichte gegolten hatte: die moderne Agrar- und Ernährungsindustrie. Die Bücher des Journalisten Michael Pollan über das »Dilemma des Allesfressers«, *The Stuffed and the Starved*, die großartige und böse Anklage des ehemaligen Weltbank-Mitarbeiters Raj Patel, *The End of Food* von Paul Roberts, der Dokumentarfilm *King Corn* über den exzessiven Maisanbau in Amerika. Dort ist etwas in Bewegung geraten, was Raj Patel als großartigen Aufbruch bezeichnet, eine Bewegung zurück zur lokalen Ernährung, eine neue Verbindung von Bauern und Konsumenten, von Großstadtgärtnern und Slowfood-Anhängern.

Auch bei uns hat eine neo-bäuerliche und gärtnerische Avantgarde das Ende der Ernährungsdiktatur ausgerufen. Slowfood betreibt die Wiederbelebung der Koch- und Esskultur in den Städten, während zornige Milchbauern gegen die Bevormundung des agrarindustriell geprägten Bauernverbandes revoltieren. Bauern und Städter retten Bauernhöfe in gemeinsamen Finanzierungsmodellen. Junge Familien bewirtschaften gemeinsam Allmendegärten, auch Sonnenäcker genannt, und in den Städten besetzen Guerilla-Gärtner Baulücken und legen dort Blumenwiesen und Gemüsebeete an.

Sie alle retten das traditionelle bäuerliche Wissen und entwickeln es weiter. Und sie kämpfen für etwas, das die interna-

tionale Kleinbauernorganisation Via Campesina Ernährungssouveränität genannt hat: das Recht von Menschen (und
Staaten), selbst über ihre Ernährung und Landwirtschaft zu
bestimmen.

Wenn wir uns in dreißig Jahren noch einmal an den globalen
Mittagstisch setzen, wie werden wir uns dann ernähren? Werden wir das selbst entscheiden dürfen? Welche Auswahl wird
es geben? Werden wir wissen, woher die Gerichte kommen,
wer sie zubereitet hat und was darin enthalten ist?

Werden es Lebensmittel sein? Oder nur noch Industrieprodukte?

Das Recht, diese Frage zu beantworten, müssen wir uns in
den nächsten Jahren erkämpfen. Tun wir das nicht, wird uns
jemand zuvorkommen.

Die grauen Herren der Biotech- und Nahrungsmittelindustrie haben ihre eigenen Pläne.

Kapitel 1

Sind die Dicken selbst schuld?

Oder die dick machende Umgebung?

Stefan D. war Lübecker Meister im Schwimmen, Sieger bei den Karatemeisterschaften von Schleswig-Holstein und Norddeutscher Meister im American Football. Heute, mit 39, trainiert er Kampfsport aller Arten, macht Sparring, wann immer sich ein Gegner findet, und stemmt nach zehn Runden Kämpfen noch ein paar Hanteln in die Höhe. Außerdem trainiert er für seinen ersten Triathlon, gibt Selbstverteidigungskurse und tanzt Discofox. Wettkampfmäßig natürlich. Wenn man ihn fragt, ob er sich für sportsüchtig hält, sagt er »Nö« und guckt ganz erstaunt.

Stefan ist Polizist, und er könnte der Vorzeigebeamte seiner Behörde sein für alle Kollegen, die mal wieder den Fitnesstest nicht bestanden haben, wenn er nicht – nun ja – so dick wäre. 115 Kilo bei 1,86 Meter Körpergröße.

Viel Muskeln, aber auch viel Fett.

»Wie kann das sein?«, fragen sich seine Freunde beim Sport, die Männer mit den Waschbrettbäuchen. »So viel Sport und trotzdem Übergewicht?« Meistens fallen dann zwei Erklärungen: Unbeherrschtheit oder Veranlagung.

Auch die meisten Übergewichtigen suchen die Schuld bei sich selbst. Sie gucken neiderfüllt auf ihre schlanken Freunde und Kollegen und halten sich für verfressen und undiszipliniert, wenn sie nach einer gelungenen Diät wieder zunehmen. Und wenn sie den Kampf irgendwann aufgeben, nach unzähligen Diätversuchen mit Schlankheitstees, Appetitzüglern und Ohrläppchenakupunkturen, schieben sie es auf die Gene.

Damit haben sie auch Recht – aber nur ein bisschen. Denn weder mit Gefräßigkeit noch mit Veranlagung kann man erklären, warum in den letzten Jahrzehnten immer mehr Menschen immer dicker werden. »Es ist nämlich kaum nachvollziehbar, dass die Gefräßigkeit der Bevölkerung in den letzten Jahren zugenommen haben soll«, erklärt die Übergewichtsforscherin Nanette Ströbele. »Und es ist auch unwahrscheinlich, dass unser Genmaterial sich in kurzer Zeit so drastisch verändert hat.« Sie hat acht Jahre lang in den USA geforscht, also dort, wo in manchen Südstaaten inzwischen über 30 % der Menschen fettleibig sind.[1] Die globale Gewichtszunahme ist so groß, dass sie und ihre Kollegen von einer regelrechten Fettleibigkeitsepidemie sprechen, die – ausgehend von den USA und den anderen reichen Industrieländern – inzwischen auch die armen Länder erreicht hat.

1,6 Milliarden Menschen, schätzt die Weltgesundheitsorganisation WHO, waren im Jahr 2005 derart übergewichtig, dass sie ihre Gesundheit gefährden, mit steigender Tendenz. Viele von ihnen werden deswegen vorzeitig sterben. In Deutschland ist nach offiziellen Angaben etwa jeder fünfte Erwachsene adipös. Das sind so viele, dass sogar die Bundeswehr – besorgt um die Leistungsfähigkeit ihrer Soldaten – ein Adipositas-Interventionsprogramm aufgelegt hat. Als übergewichtig (die Adipösen eingeschlossen) gelten zwei Drittel der

Männer und die Hälfte der Frauen in Deutschland.[2] Bei Kindern nimmt die Zahl der Adipösen nicht weiter zu, jedoch der Schweregrad ihrer Erkrankung, das heißt: Die dicken Kinder werden noch dicker.

Längst schlagen die Krankenkassen Alarm: Die Münchner Rück, eine der weltweit größten Rückversicherungsgesellschaften, hat im Sommer 2008 eine Pressekonferenz in London einberufen und vor »erheblichen ökonomischen Belastungen für die globalen Gesundheitssysteme« durch den weltweiten Anstieg von Adipositas und Diabetes Typ 2 gewarnt. Eine reine Risikoübernahme durch die Krankenversicherer – von denen viele zu den Kunden der Münchner Rück zählen – reiche nicht mehr aus. Besonders besorgniserregend sei die Zunahme der Fettleibigkeit unter Kindern, die – anders als die heutigen Erwachsenen, die meist erst im mittleren Alter übergewichtig wurden – die schädlichen Effekte des Übergewichts 20 oder 30 Jahre länger erleiden müssen.[3]

Natürlich wackeln die Zahlen, auf deren Grundlage solche Warnungen ausgerufen werden, wenn man daran rüttelt. Viele Daten stammen nicht aus Messungen, sondern aus Umfragen und Selbstauskünften. Außerdem erfolgt die Einstufung in die Klassen Normalgewicht, Übergewicht und Adipositas meistens nach dem sogenannten Body-Mass-Index (BMI), der Körpergröße und Gewicht ins Verhältnis setzt, ohne Knochenbau und Muskelmasse zu berücksichtigen.[4] Mit einem BMI von 25 und mehr gilt man danach als übergewichtig, ab 30 als adipös. Nach dieser Methode würde Stefan mit einem BMI von 33 zu den Fettleibigen zählen. »Das ist er aber überhaupt nicht«, sagt sein Arzt, »nur übergewichtig. Und ansonsten gesund.«

»Der BMI ist kein ideales Maß für Übergewicht«, erklärt Nanette Ströbele. »Die Muskulösen passen nicht in das Schema, und außerdem sagt dieser Wert auch nichts darüber aus, wo das Fett sich angesammelt hat.« Das muss man aber auch wissen, um die Gefährlichkeit von Übergewicht zu bewerten. Viel Fett am Bauch, der sogenannte Apfeltyp, gilt als ungünstiger als gleichmäßig verteiltes (Birnentyp). »Mit dem BMI allein kann man nicht beurteilen, ob der Einzelne seine Gesundheit gefährdet, aber ob große Gruppen insgesamt ein Übergewichtsproblem haben, das erkennt man mit Hilfe des BMI sehr wohl.«

Man kann die Zahlen und Studien drehen, wenden und einschränken, wie man mag, das Problem bleibt unbestritten: Leben und Essen in der Überflussgesellschaft macht die meisten Menschen nicht satt und zufrieden, sondern dick und unzufrieden. Manche sogar so dick, dass sie davon krank werden. Andere wiederum so untergewichtig, dass sie ihr Leben gefährden.

Man kann das als millionenfaches individuelles Versagen werten und den einzelnen Dicken Vorwürfe machen, dass sie nicht gesünder leben und hohe Kosten für die Krankenkasse verursachen[5] – aber man kann stattdessen auch analysieren, unter welchen Lebensumständen all diese Menschen so dick werden.

Die meisten Wissenschaftler folgen dem zweiten Ansatz und bezeichnen die Übergewichtigen deshalb als Opfer einer Epidemie, die durch etwas verursacht wird, was die Forscher *obesogenic environment* nennen, also eine Umgebung, die ihre Bewohner so beeinflusst, dass sie reihenweise fett werden. Damit sind nicht etwa die Arbeitsbedingungen eines

Konditors gemeint, der von früh bis spät vor Zuckertöpfen, Nougatcremes und Pralinen steht, und auch nicht die Lebensumstände eines einsamen gehänselten Kindes, das nur durch Schokoladenriegel Trost findet, sondern – ganz allgemein – das Leben in den reichen Industrieländern. Der sogenannte moderne Lebensstil. Wie wir alle leben.

Nanette Ströbele bringt es auf den Punkt: »Viele Menschen werden nicht dick, weil sie schwach sind, sondern weil ihre Umgebung sie zum Dickwerden verleitet.« Für Übergewichtsforscher wie sie ist das beinahe eine Banalität, die aber außerhalb der wissenschaftlichen Fachkreise merkwürdigerweise nicht diskutiert wird.

Nanette Ströbele ist 2008 aus Amerika nach Deutschland zurückgekehrt und untersucht jetzt am Berliner Universitätskrankenhaus Charité, warum auch in Deutschland die Menschen immer dicker werden. »Eigentlich erstaunt mich das, denn hier, scheint mir, bewegen sich die Leute viel mehr als in den USA, wo grundsätzlich alles mit dem Auto erledigt wird und viele Kinder gar nicht mehr draußen spielen.« Am Bewegungsmangel allein kann es also nicht liegen – was Sportler wie Stefan bezeugen können.

An seiner Ernährungsgeschichte kann man sehen, wie sich das trügerische und gefährliche *obesogenic environment* auch in Deutschland ausbreitet: »Meine Mutter hat immer aus dem Vollen geschöpft, es gab oft Sauce mit Sahne und viel Mehlschwitzen, und immer einen Nachschlag. Im Küchenschrank hatten wir zwei Fächer mit Süßigkeiten, eines für meinen Bruder und eines für mich. Es wurde zwar gesagt, teilt euch das für die ganze Woche ein, aber dann wurden die Fächer doch wieder nachgefüllt. Cola trinken war für uns Kinder das Größte: Das Zeug war süß und kribbelte im

Mund. Bei Feiern sind wir immer an den Tresen gegangen und haben gesagt: Schmeiß mal rüber!« Mit zehn hat ihn die Kinderärztin zur Kur geschickt, wegen Übergewicht, und mit achtzehn war er so schwer, dass ihn ein Fußballtrainer entgeistert fragte, als seine Freunde ihn mit zum Training brachten: »Meinst du wirklich, das ist die richtige Sportart für dich?« Der Spott habe ihm nicht viel ausgemacht, erzählt Stefan. »Beim Karate hatte ich gelernt, wie man einen Block ansetzt und Dinge von sich abprallen lässt. Dann habe ich ja auch die Football-Spieler kennengelernt, die haben gesagt: Du bist dick, du bist böse, du passt zu uns!« Das nimmt man ihm sofort ab, doch man ahnt, wie es anderen Jugendlichen ergehen mag, die beim Sport zurückgewiesen werden, weil sie zu dick sind, die dann aber keinen Mumm für einen zweiten Anlauf haben und die sich vermutlich eher zurückziehen und mit Chips und Schokolade trösten.

Bei Stefan war es kein Kummerspeck, es schmeckte ihm einfach gut: »Mein Lieblingsessen damals, das waren Pommes mit Mayo und Gummibärchen. Morgens, mittags und abends hätte ich das Zeug essen können, als wenn da irgendwas drin gewesen wäre, was dem Gehirn sagt, iss weiter, das muss weg – und dann war die Tüte auch leer. Die schienen mir so vollgestopft mit allem, was die Industrie so hergab.« Mit neunzehn entkommt Stefan der reichhaltigen gutbürgerlichen Küche seiner Mutter und ihrem Süßigkeitenschrank. Und was erwartet ihn bei der Bundeswehr? Gepäckmärsche und Kantinenessen, das so fade schmeckt, dass man von selbst abnimmt? Nein, im Gegenteil: ein neues Höchstgewicht, 116 Kilo. »Du bist mit den Kumpels zusammen in der Stube eingeschlossen und langweilst dich. Was tust du? Du trinkst deine Pils, eine Kiste pro Stube.« Jeden Abend? »Na ja, jeden zweiten, und dabei haust du dir die Chips in den Schädel.« Es muss in einer dieser Kasernenstuben gewesen sein, in denen Stefan gespürt hat, was eine *dick machende Umgebung* ist. Und dass man ihr so leicht nicht entkommt.

»Bei der Polizei ist es genauso. Jede Schicht hat ihren eigenen Süßigkeitenkasten, mit Schokoriegeln, die im Großhandel eingekauft werden. Einen Cola-Automaten gibt es natürlich auch. Man hat nie richtig Pause, um zu essen, sondern schiebt sich fast immer Fast Food rein, Currywurst und Pommes, das sind Sachen, die gehen schnell rein, die kann man notfalls auch im Auto weiteressen. In jedem Revier gibt es Dönerbuden und McDonald's und am Bahnhof Kioske ohne Ende. In der Bäckerei liegen dann acht Sorten Kuchen und sieben Sorten Franzbrötchen – neuerdings auch mit Sonnenblumenkernen, damit es ein bisschen gesund aussieht – aber ein Baguette mit Salat muss man richtig suchen.«

»Genau das ist die *obesogenic environment*«, erklärt Nanette Ströbele. »Stefan ist schon als Kind durch fett- und zuckerhaltige Nahrung geprägt worden. Vermutlich hat er nie gelernt, dass auch Tomaten und Gurkenscheiben lecker sein können. Diese frühen Erfahrungen machen ihn zu einem leichten Opfer einer fett machenden Umgebung.«

Genauso beschreibt es Stefan. Wo auch immer er hinkommt, die Süßigkeiten sind schon da, und er wird ihr Opfer: »Wenn du an der Tankstelle in der Schlange stehst, musst du einen eisernen Willen haben, sonst bist du verloren. Oder im Supermarkt: Am Zehnerpack bist du erfolgreich vorbei, und an der Kasse liegt dann der einzelne Riegel – und den nimmst du dann.«

Und wenn dir das jeden Tag so geht, wiegst du gleich zehn Kilo mehr: Nur ein klitzekleiner Schokoriegel zu viel, das sind 250 Kalorien für die körpereigenen Fettreserven: etwa 30 Gramm pro Tag, 210 in der Woche, 840 im Monat. In knapp fünf Wochen ein Kilo, zehn Kilo pro Jahr – und das nur, weil vor der Kasse so viele bunte Süßigkeiten liegen.

What a difference a snack makes! Dieser kleine Unterschied ist inzwischen sogar wissenschaftlich bestätigt. Ökotrophologen der Universität Kiel haben herausgefunden, dass weniger als ein halber Schokoriegel pro Tag den Ausschlag dafür geben kann, ob ein Kind übergewichtig wird oder nicht, der sogenannte *energy gap*.[6] Und sie folgern daraus, dass schon kleinere Änderungen im Essensplan viele Kinder vor Übergewicht und schlechten Blutfettwerten bewahren könnten. Oft sind es nur 100 Kalorien pro Tag, die übergewichtigen Kinder zu viel aufnehmen. Oder zu wenig verbrauchen.

Was kann man daraus schließen? Wenn sie nicht immer verführt würden, hätten viele Leute ein gewichtiges Problem weniger.

Nun hängt unser Körpergewicht nicht allein von unserer Ernährung ab: Vor allem Veranlagung, Hormone, Alter und Stoffwechsel beeinflussen, wie viel wir wiegen und ob wir zunehmen oder nicht, ebenso Schlaf, Licht, Stress und bestimmte Krankheiten, es gibt sogar Viren, die Übergewicht auslösen oder verstärken können. Deshalb wettert der Lebensmittelchemiker und Bestsellerautor Udo Pollmer so vehement gegen den Diätenwahn, der mehr schade als nutze, weil er von den tieferen Ursachen des Übergewichts ablenke. Ein adipöser Mensch brauche keine Diät, sondern eine Diagnose.[7] Das ist richtig, Übergewicht ist »multifaktoriell«, wie die Mediziner sagen – doch die Bedeutung einer gesunden Ernährung schränkt das nicht ein.

Auch Mediziner befassen sich damit und versuchen herauszubekommen, welche Art von Ernährung Übergewicht fördert: Professor Hans Hauner leitete das Else-Kröner-Fresenius-Zentrum für Ernährungsmedizin der Technischen Universität München. Dort wird vor allem an den Auswirkungen von Nahrung mit hoher Energiedichte geforscht, wenig Volumen, viel Kalorien. Fastfood, Süßigkeiten und viele Convenience-Produkte gehören dazu. »Die Nahrung, die wir heute essen, enthält viel mehr Energie als früher«, erklärt Hauner. »Bei einer überwiegend pflanzlichen Kost hat man auf 100 Gramm Nahrung etwa 100 Kalorien aufgenommen, bei der heutigen Ernährung ist es fast das Dreifache. Um satt zu werden, muss der Magen aber einigermaßen gefüllt sein. Deshalb neigen Menschen, die viel Süßes und Fettes verzehren, dazu, mehr zu essen, als ihr Körper eigentlich braucht.« Auch der hohe Zuckerhalt in Getränken, den es vor 30, 40 Jahren nicht gab, schlägt energetisch zu Buche. Aber er trägt wenig zur Sättigung bei.

Warum die Menschen überhaupt dazu neigen, mehr zu essen, als sie brauchen, warum sie nicht einfach mit dem Essen aufhören, wenn sie satt sind, ist nicht genau erforscht. Evolutionsbiologen glauben, dass es eine Folge der Zeit ist, in der die Menschen als Jäger und Sammler lebten. Damals waren sie vermutlich so oft vom Hunger bedroht, dass es überlebenswichtig war, bei Gelegenheit Fettreserven aufzubauen, damit sie in knappen Zeiten davon zehren konnten. Diese Epoche also könnte unser Ernährungsverhalten bis heute prägen, vermuten die Evolutionsforscher, und erklären damit unsere Gier nach Süßem, Salzigem und Fettigem. Diese Eigenschaft aber, die die Menschen in den Zeiten des Mangels vor dem Verhungern rettet, macht uns heute dick und krank.

Es scheint, als hätten wir nicht gelernt, mit dem Überfluss umzugehen, den uns die Supermarktregale heute bieten. Zucker und Fett können wir einfach nicht widerstehen – was nicht so schlimm wäre, wenn nicht immer mehr Fertigprodukte Zucker und Fett enthielten, auch solche, bei denen man es nicht erwartet und beim Essen gar nicht bemerkt. »Gucken Sie einmal auf die Zutatenliste!«, wettert Nanette Ströbele. »Sogar Wurstaufschnitt und Brot werden gezuckert verkauft.«

Nicht nur das Angebot an Lebensmitteln selbst, sondern auch Umwelt und Ambiente beeinflussen stark, was und wie viel wir essen – sogar mehr als unser Hungergefühl. Die einzelnen Studien zeigen: Der Anblick von Essen weckt den Wunsch, es zu essen – ganz gleich ob man hungrig ist oder nicht. Und je mehr auf dem Tisch ist, desto mehr wird probiert. Bunte Farben und warmes Licht verstärken den Appetit. Je größer die Portion, desto mehr wird gegessen. Vor dem Fernseher oder in Gemeinschaft isst man mehr, im Fast Food-Lokal mehr als im Restaurant, außer Haus mehr als daheim. Vorbilder werden beim Essen nachgeahmt: Bei kleinen Kindern sind das die Eltern, bei größeren die gleichaltrigen Freunde. Auch Erwartungen und Gewohnheiten spielen eine Rolle, man isst gerne, was man kennt, vorzugsweise Fettiges und Süßes.

Die alten Volksweisheiten (Das Auge isst mit, und der Appetit kommt beim Essen, und was der Bauer nicht kennt …) können also als wissenschaftlich bestätigt gelten. Außerdem zeigen Studien, dass die Menschen mehr essen, wenn sie Fernsehen gucken und dass viel Fernsehen wiederum die Lebenserwartung verkürzt.[8] Die Forscher führen das hauptsächlich auf den Bewegungsmangel zurück, zu dem das Medium seine Zuschauer verdammt. Doch mehr Fernsehen bedeutet auch mehr Werbung und damit eine weitere Beeinflussung unserer Essgewohnheiten zugunsten der Produkte der Ernährungsindustrie. So schließt sich der Kreis.

Das alles klingt fast banal, aber das ist es nicht. Es hat gewichtige Folgen. Denn aus diesen Erkenntnissen geht hervor, dass wir beim Essen nicht auf unsere körperlichen Bedürfnisse achten, sondern dass man uns manipulieren kann. Man kann uns dazu bringen, mehr zu essen, als wir brauchen – sogar so viel, dass wir uns selbst damit schaden. Auch gegen unseren Willen, aber mit unserem Geld. Wir sind verführbar.

Und es gibt viele, die das ausnutzen.

Kapitel 2

Aber wir entscheiden doch selbst, was wir essen wollen

Pseudoauswahl und Konsumentenverwirrung

Willi Kampmann ist ein mutiger Mann. Einer, der für seine Überzeugungen geradesteht und der sich, wenn es sein muss, auch in die Höhle des Löwen wagt, um zu verteidigen, was er für richtig hält.

Kampmann leitet das Brüsseler Büro des Deutschen Bauernverbands, er kennt sich also aus mit dem Widerspruch von wütenden Bauern und den Einwänden listiger Lobbyisten. Doch so heftig wie im April 2009 in einem Hörsaal der Technischen Universität Berlin wird er vermutlich selten attackiert.

Die Globalisierungskritiker und Umweltschützer von Greenpeace und Co. hatten ihn zum McPlanet-Kongress eingeladen, »Wege aus der Nahrungskrise« hieß das Forum, und diskutiert werden sollte, ob der ökologische Landbau die Welt ernähren kann und welche Rolle der Agrarhandel spielt. Im Publikum saßen gut hundert meist junge Leute mit bunten T-Shirts ohne Logos und Markenzeichen, einige barfuß, andere mit Rastalocken, und hörten staunend zu, wie der elegant gekleidete Mann vom Bauernverband erläuterte, dass die Welthandelsorganisation (WTO) auf einem guten Weg sei, den Hunger zu besiegen, dass Entwicklungsländer zwar Schutzfunktionen bräuchten, dass Handel grundsätzlich Wohlstand schaffe. Was bei den aktuellen Verhandlungen der Doha-Runde jetzt auf dem Tisch läge, sei toll.

Die jungen Frauen im Publikum grummelten, einige Zuhörer stöhnten leise. Doch Kampmann, der mit seinem markanten Gesicht und dem sorgfältig gescheitelten Haar gut einen Landadligen in einer Vorabendserie spielen könnte, fuhr ungerührt fort, als rede er vor Gleichgesinnnten und als bemerke er gar nicht, dass seine Sätze wie Kampfansagen in einem Glaubenskrieg wirken mussten.

Wenn jemand ein Bild sucht, um einen *clash of cultures* zu illustrieren, einen Zusammenprall von Denkschulen, hier war es: Auf der einen Seite die engagierten jungen Frauen aus der Umweltbewegung, die sich Gedanken machen, wie der Klimawandel verhindert und Welthunger gelindert werden soll, die wie selbstverständlich ihren eigenen, den westlichen Lebensstil als Mitverursacher des Weltelends erkennen, die Modelle für eine andere, bessere Welt entwerfen und glauben, dass es lohnt, sich dafür einzusetzen. Und auf der anderen Seite der Agrarlobbyist mit seinem unerschütterlichen Glauben an die Kräfte des Marktes und den Segen des Welthandels, der sich auf dem McPlanet-Podium so über alle Systemzweifel erhaben gab, als halte er alle Kritiker für ideologische Spinner oder bestenfalls für naive Träumer.

Immerhin, er hörte aufmerksam zu, als ein junger Mann aus Indien berichtete, wie die Bauern dort in Not geraten und der Boom in den Städten auf dem Land keine Wirkung zeigt, bei den armen Bauern aber den Wunsch nach mehr Konsum weckt, obwohl sie nicht einmal Geld für das Nötigste hätten.

Warum die Bundesregierung den Weltagrarbericht nicht unterzeichne, wollten die Zuhörer wissen. Denn darin stehe doch, dass es mit der industrialisierten und globalisierten Landwirtschaft so nicht weitergehen könne, weil sie den Kleinbauern keinen Zugang zu den Märkten gestatte.[9] Und weil sie ökologischen Schaden anrichte. »Ob Deutschland den Weltagrarbericht unterzeichnet oder nicht, ist doch schnuppe«, konterte Kampmann. »Die Produktion wird das nicht ändern. Die strukturelle Anpassung wird voranschreiten, eine Puppenlandwirtschaft ist einfach nicht realistisch.« Und auch Vorbehalte gegenüber der Grünen Gentechnik mag er nicht mehr hören, natürlich sei sie eine Chance, auch in der Dritten Welt. »Wenn wir früher so über Technik diskutiert hätten, wie Sie das tun, dann säßen wir heute noch auf den Bäumen.« Ob es mehr ökologische Landwirtschaft geben werde, das könnten allein die Verbraucher an der Ladentheke entscheiden. Er traute sich sogar, in diesem Klima des gegenseitigen Nichtverstehens persönlich zu werden: Seine Mutter, sagte Kampmann, sei eine kluge Bäuerin gewesen, und sie habe immer gesagt: »Wir produzieren das, was die Konsumenten wollen!«

Aber, wandte eine junge Frau aus dem Publikum ein, wir müssen doch alle weniger Fleisch essen, weil Rindermast und die industrielle Fleischproduktion Hauptverursacher des Klimawandels sind.[10] Und ob da nicht die Politik gefragt sei?

Wenn sich Willi Kampmann, der Vertreter des Deutschen Bauernverbands in Brüssel, bis jetzt noch halbwegs Mühe gegeben hatte, den Argumenten seiner merkwürdigen Zuhörer zu folgen, war dies der Moment – man sah es deutlich an seinen Gesichtszügen –, in dem er endgültig zu der Überzeugung kam, bei Verrückten gelandet zu sein. Die Fleischproduktion als Hauptverursacherin des Klimawandels? Mit gerade mal 6,3 % der Klimagase? Und überhaupt, was für eine Vorstellung! Jetzt schnaubte er mehr, als er sprach: »Sie können den Leuten doch nicht vorschreiben, was sie essen sollen!«

Nein, das kann man natürlich nicht, und das soll man auch nicht. Freiheit ist das Fundament unserer freiheitlich-demokratischen Grundordnung, mit Recht und gutem Grund, und dazu gehört auch die Freiheit, zu konsumieren und zu essen, was man will (vorausgesetzt, man kann es bezahlen). Vor allem in einem Staat, dessen Identität in den Jahren des Wirtschaftswunders geprägt wurde: Die Bundesrepublik ist durch Konsum reich geworden, die Westdeutschen waren Jahrzehnte lang stolz war auf ihre gefüllten Regale, während im anderen Deutschland die Mangelwirtschaft herrschte. Unser ganzes Wirtschaftsleben und unser Selbstverständnis bauen darauf auf: Man kann den Leuten nicht vorschreiben, was sie kaufen und erst recht nicht, was sie essen sollen. Das können sie selbst entscheiden. Es bleibt dabei, das Kaufen ist frei. Und das ist auch gut so.

Wenn es denn so wäre.

Denn zur Freiheit gehört auch freie Auswahl, ein Angebot, aus dem ich überhaupt frei wählen kann, und genau das bestimmen eben nicht allein die Konsumenten, sondern vor allem der Lebensmitteleinzelhandel, der extrem viel Marktmacht in ganz wenigen Händen hält. Die acht größten Handelsgruppen machen mehr als 95,3 % des gesamten Lebensmittelumsatzes in Deutschland[11], und alle in der Branche erwarten eine noch höhere Konzentration. Die Supermärkte bieten – natürlich – das an, was ihre Kunden kaufen wollen, aber vor allem auch das, womit sie selbst am meisten Gewinn machen. Waren, bei denen sich mit weniger Aufwand mehr verdienen lässt, sind ihnen lieber als solche, die aufwendig transportiert und gekühlt werden müssen, die verderben können und täglich sortiert werden müssen. Und lieber verkaufen sie Eigenmarken, als solche, an denen auch der Hersteller verdienen will. Die großen Lebensmittelketten haben die Macht, ihre Kunden zu verführen, sie an neue Produkte zu gewöhnen und ihnen andere vorzuenthalten.

Mündige Verbraucher halten solche Sätze für altbackene Verschwörungstheorie. Dass die Supermärkte uns zum Kaufen animieren und dass die Werbung lügt, sei doch ein alter Hut, argumentieren sie, aber das durchschaue man doch! Manche echauffieren sich sogar wie die Wirtschaftsjournalistin Bettina Weiguny, die lieber vor Verbraucherschützern geschützt werden will als vor Betrug im Supermarkt. »Wollen wir im 21. Jahrhundert einkaufen wie in Nordkorea?«, schimpft sie in der *Frankfurter Allgemeinen Sonntagszeitung*.[12] »Nein, wir sind aufgeklärte Kunden. Wir wissen um die Finessen der Werbung. Wir erkennen, wo man uns verführen will.« Deshalb sei der Supermarkt keine Einkaufsfalle, wie sich die Verbraucherzentrale Hamburg empöre. Weil dort nichts dem Zufall überlassen bleibe, weil wir ganz unbemerkt zum unkontrollierten Kaufen angeregt würden. Das sei doch »gut so«, findet Frau Weiguny.

Wie stark jedoch die Industrie die Urteilskraft der Konsumenten trübt, haben Max Horkheimer und Theodor Adorno bereits in den vierziger Jahren für die Kulturindustrie analysiert. Die Parallelen zur Ernährungsindustrie sechzig Jahre später sind frappierend: Vom Massenbetrug ist in ihrem berühmten Aufsatz die Rede, vom »Zirkel von Manipulation und rückwirkendem Bedürfnis« und davon, dass die Unterschiede zwischen den Erzeugnissen »im Grunde illusionär« seien. »Immerwährend betrügt die Kulturindustrie ihre Konsumenten um das, was sie immerwährend verspricht«, donnern Horkheimer und Adorno, so dass dem Konsumenten am Ende nichts bliebe als die »Freiheit zum Immergleichen«.[13]

»Eine Verödung der Typenvielfalt und Uniformität in der Marktlandschaft sind zu befürchten und tragen sicherlich als Letztes dazu bei, dem vom Verbraucher erwarteten Einkaufserlebnis Rechnung zu tragen.« Dieses Zitat aber stammt nicht von den Großmeistern des Kulturpessimismus Adorno und Horkheimer, sondern aus der Branche selbst, vom Bundesverband des Deutschen Lebensmittelhandels, der die negativen Folgen des »knallharten Preiswettbewerbs« der Ketten untereinander beklagt.[14]

Dabei scheinen Verödung und Uniformität eine vermessene Klage in einem Land mit 51 359 Lebensmittelgeschäften, in denen es fast 7000 verschiedene Artikel zu kaufen gibt.[15] Was wäre das denn, wenn keine Vielfalt? Eine Pseudo-Auswahl vom Immergleichen?

Wie steht es also um die freie Wahl der Konsumenten in einer von wenigen großen Konzernen beherrschten Supermarktlandschaft? Wer entscheidet über das Angebot, darüber, was überhaupt zur Auswahl steht? Haben Willi Kampmann und seine Mutter Recht, wenn sie sagen, die Bauern produzieren und die Supermärkte verkaufen, was die Kunden wollen? Oder entscheiden das die fünf großen Ketten Edeka, Rewe, Lidl, Aldi und Metro? Kann sich Bettina Weiguny guten Gewissens im Supermarkt zu Leckereien verführen lassen? Und hat die Politik etwas damit zu tun? Und wenn ja, was ist ihre Aufgabe? Sollte sie sich einmischen, wenn das, was gekauft und beworben wird, schädlich ist? Das viele Fleisch etwa, dessen Produktion den Klimawandel beschleunigt, wie es der Weltagrarbericht darlegt? Oder die vielen zucker- und fetthaltigen Süßigkeiten und Fertiggerichte, die Kinder nicht groß und stark, sondern dick und krank machen können? Oder soll sich die Politik raushalten, weil sie den Leuten schließlich keine Vorschriften machen soll? Oder müsste sie sich gerade deshalb einmischen, um den Konsumenten eine wirklich freie Wahl zu ermöglichen, die sie nicht haben, sondern nur vorgegaukelt bekommen?

Der Reihe nach.

Der Psychologe Stephan Grünewald ist Gründer des Kölner Marktforschungsinstituts rheingold. Im Auftrag der Industrie erforscht er die deutsche Konsumentenseele: warum Menschen welche Produkte kaufen und wann Marketing erfolgreich ist. In seinem Buch *Deutschland auf der Couch* hat er den Deutschen eine »zugleich überdrehte und erstarrte« Befindlichkeit zugeschrieben.[16] Fragt man Stephan Grünewald, wer bestimmt, was wir essen und kaufen, verweist er zuallererst auf die »gigantisch« hohe Floprate neuer Produkte: »Die meisten neuen Produktentwicklungen verschwinden schnell wieder aus den Regalen.« An dieser Stelle hätten die Konsumenten also die freie Wahl und die Entscheidungsgewalt über das Angebot – das aber mehr oder weniger unbewusst oder, sagen wir, eher auf einer emotionalen Ebene als auf einer rationalen. »Erfolgreich sind Produkte, die die widersprüchlichen Sehnsüchte der Leute vermitteln und befriedigen könnten«, erläutert Grünewald. »Wir leben in einer komplizierten Alltagswelt, in der wir versuchen, unsere Stimmungen und Handlungen zu steuern, also suchen wir uns Produkte, die uns dabei helfen.« Wenn wir müde sind, kaufen wir uns den Snack, der uns einen Energiekick verspricht, wenn wir Entspannung suchen, greifen wir nach der Süßigkeit mit Karibikflair. Mach ich das auch, frage ich mich unwillkürlich, während ich dem Psychologen zuhöre. Kaufe ich mehr Gefühlsverstärker als Nährstoffe?

Das war aber schon immer so, beschwichtigt Stephan Grünewald: »Auch als wir noch gemeinsam am Mittagstisch saßen, hatte das Essen nicht nur eine biologische, sondern auch eine soziale Funktion.« Und heute, wo immer mehr Leute immer mobiler seien und weniger festen sozialen Halt hätten, würden die Erzeugnisse der Lebensmittelindustrie eben auch diese Dimension des Essens, die soziale, emotionale, mit übernehmen und Trost, Bestärkung oder Zuversicht vermitteln.

Wer also ein neues Produkt auf den Markt bringen will, müsste zunächst nach unerfüllten Sehnsüchten der Konsumenten forschen, dann ein Image kreieren, das diese Sehnsüchte erfüllt, und zuletzt die Nahrungsmittel zusammenrühren und durch Aromen, Vitamine und Zusatzstoffe so verarbeiten, dass sie dem Image der bedruckten und beworbenen Verpackung möglichst gut entsprechen. Körper und Seele sollen sich gut versorgt fühlen.

Wenn man also nicht weiter nachfragt, nach der Zusammensetzung, den Inhaltsstoffen, ihrer Herkunft und was es als Alternativen gäbe, könnte man mit dem Lebensmittelangebot in den deutschen Supermärkten eigentlich ganz zufrieden sein. Es gibt doch alles, was man sich so wünscht, das meiste gleich in drei oder vier verschiedenen Versionen und immer mal wieder was Neues. Trotzdem sind die Konsumenten nicht glücklich beim Einkaufen, sagt Stephan Grünewald.

»Wenn wir die Kaufentscheidungen erforschen, hören wir immer wieder, dass die Konsumenten meistens an Entscheidungsnöten leiden.« Es gebe ein großes Unbehagen am Überfluss, das weniger mit dem Hunger auf der anderen Seite der Welt zu tun habe, glaubt Grünewald, als mit der Schwierigkeit, aus vierzig verschiedenen Frühstückscerealien die richtigen für die eigene Familie auszuwählen. Discounter seien auch deshalb so beliebt, weil sie mit ihrer geringen Auswahl die Entscheidung einfacher machten. Auch eine strikte Bio-Orientierung habe damit zu tun. Nur bio kaufen, erleichtere die Auswahl.

Leiden wir also an zu viel Auswahl, nicht an zu wenig? Darüber kann die Konsumforscherin Lucia Reisch nur lachen. »Das ist doch eine Pseudoauswahl, was im Supermarkt zur Verfügung steht.« Trotzdem glaubt sie, dass Grünewald Recht hat, wenn er das Phänomen der Konsumentenverwirrung beschreibt, und sie erklärt, warum das kein Widerspruch ist: am Überfluss zu leiden und doch keine wirkliche Auswahl zu haben.

»Die Frage ist, woraus diese Vielfalt besteht«, sagt die Professorin, die an der Copenhagen Business School Konsumverhalten und Verbraucherpolitik erforscht. »In den großen Supermärkten gibt es fünfzig verschiedene Frühstückscerealien, die sich nur durch Farbe, Form und Aufmachung unterscheiden und dadurch, ob sie Himbeergeschmack oder Erdbeergeschmack enthalten, und viele aufgespaltene Produktlinien, klassik, retro, neu und halb neu: Das sind winzige Unterschiede, die eine Vielfalt vorgaukeln, wo keine ist.«

Ein Test im Supermarkt bestätigt das: Es gibt sogar mehr als fünfzig verschiedene Sorten von Frühstücksflocken, knapp zwei Dutzend allein von Kellogg's. Insgesamt umfasst das Sortiment des »weltweiten Marktführers« mehr als dreißig Frühstücksflocken. Daneben stehen bunte Packungen von Nestlé, Dr. Oetker und Kölln und ein Handvoll Biomüsli-Sorten.

Die Zutaten aber unterscheiden sich weniger als die Farben und Formen: Es gibt Frühstücksflocken von rosa (»Hello Kitty Loops«) über grün-orange-violett (»Froot Loops«) bis dunkelbraun (»Choco Krispies XXL«), es gibt Flocken und Kügelchen, kleine Kekse (»Cookie Krisp«), Wirbel (»zimtig-durchgedreht«) und Ringe (»Foot Loops«). Die Vielfalt der Tiere auf den Packungen ist dabei größer als die der Inhaltsstoffe: Man kann wählen zwischen Kätzchen, Bienen, Tigern, Papageien, Bären, Affen, Giraffen und einem blauen Drachen, der auch ein Nilpferd sein könnte. Außerdem im Angebot: Zaubertricks, ein Leuchtbumerang und ein Geheimdecoder zum Verschicken geheimer Nachrichten »an eure Freunde«.

Das Innenleben ist weniger spektakulär: Mais, Zucker, Glukosesirup … Oder Reis, Zucker, Glukosesirup … Oder Weizen, Zucker, Glukosesirup … (selten Hafer, Roggen und Gerste), dazu – je nach Geschmack und Erscheinungsbild – Aromen, Farbstoffe, die übliche Palette der Zusatzstoffe (Emulgatoren, Antioxidationsmittel, Säuerungsmittel etc.). Außerdem künstlich hinzugefügte Vitamine und Eisen.

Das Muster ist klar: Günstige Rohstoffe werden mithilfe der Lebensmittelchemie aufgemotzt und in eine Form gebracht, die Vielfalt suggeriert. Mais, Weizen und Reis aber sind *commodities*, schnell wachsende, ertragreiche Pflanzen, die überall auf der Welt in großen Mengen gehandelt werden, als standardisierte Massenware. Körner ohne besonderen Geschmack und vor allem ohne besondere Herkunft. Weizen ist Weizen, egal ob er aus der Magdeburger Börde, aus der Ukraine oder aus China stammt.

Nichts gegen diese Pflanzen, aber es gibt ja noch ganz andere, die man sich im Müsli vorstellen könnte: Dinkel zum Beispiel oder Emmer, Einkorn, Buchweizen, Hirse, Amaranth oder Quinoa. Aber die sind im Cerealienregal der Supermärkte so gut wie nicht zu finden.

Und warum gibt es in Hamburg das gleiche Angebot wie in Hameln? Cerealien aus regionalem Anbau – was ist damit? Ich stehe in einem Supermarkt in einer der fruchtbarsten Ackerbaugegenden Deutschlands, es ist Sommer; sobald man den Supermarkt verlässt, hört man das Dröhnen der Mähdrescher, und man kann es sogar riechen, dass hier Getreide geerntet wird, viele Tausend Tonnen Korn werden in diesen Tagen vom Feld in die Lagerhäuser gefahren – und im Supermarkt kann man nichts davon kaufen? Natürlich, wir leben ja in einer globalisierten Welt. Die Verarbeitungs- und Vertriebsstrukturen sind nicht dafür vorgesehen, dass jemand das essen möchte, was da wächst, wo er wohnt. Und da schon fünfundfünfzig verschiedene Produkte von Kellogg's, Nestlé und Co. im Regal stehen, wäre ohnehin kein Platz mehr für das selbstgemischte Müsli vom Bauern nebenan.

Das ist Pseudo-Auswahl oder, wissenschaftlich ausgedrückt, »die weitgehend äußere Pluralität der Erscheinungsformen einer üppigen Produktvielfalt hochentwickelter Konsumgesellschaften«, eine Vielfalt, die leicht austauschbar ist und deshalb von geringerer Bedeutung als die gewachsene Vielfalt regionaler Formen und Funktionen oder als die genetische Vielfalt alter Sorten in der Landwirtschaft.[17] Wirkliche Vielfalt würde bedeuten, dass es Frühstücksflocken aus verschiedenen Grundbestandteilen gäbe, nicht allein aus den günstigsten, Mais, Reis, Weizen, dass es auch Cerealien ohne Zucker gäbe und vor allem welche ohne Zusatzstoffe.

Es gibt ein weiteres gutes Beispiel, das zeigt, wie Adornos These von der »Freiheit zum Immergleichen« auch für die Ernährungsindustrie gilt, und das ist – Bier. Auch wenn man das in Deutschland, dem Land der Biertrinker und der vielen Brauereien, überhaupt nicht glauben mag.

Deutschland versteht sich als Biernation, doch anders als die Franzosen und Italiener den Wein wissen die Deutschen ihr Bier nicht recht zu schätzen, behauptet Lars Seyfrid, einer der Gründer der Kampagne für gutes Bier.[18] »Deutschland hat weltweit die beste Ausbildung und die beste Technik für die Bierherstellung – und eine hervorragende Vielfalt von regionalen Bieren. Aber in der qualitativen Auseinandersetzung der Konsumenten sind wir ein Entwicklungsland.« Seyfrid, im Hauptberuf Weinhändler, findet, dass Bier es verdient, wie Wein behandelt zu werden, wie ein Qualitätsprodukt, das Kennerschaft lohnt. Er wünscht sich, dass Biertrinker die vielen leckeren Biere probieren und sorgfältig auswählen, welches Bier sie zum Grillen einkaufen oder als Gastgeschenk mitbringen. Doch das tun sie eben nicht, sie kaufen, was da ist oder was sie aus dem Fernsehen kennen, und diesen Zustand nutzen die Marktführer aus. »Deshalb hat man in vielen Getränkemärkten so eine lausige Auswahl«, klagt Seyfrid. Er kritisiert die Dominanz der Marktführer Krombacher, Radeberger, Beck's, Jever, Kromberger, Warsteiner. »Bier, das in diesen Größenordnungen verkauft wird, ist stromlinienförmig entwickelt wie im Windkanal. Es gibt einen vermeintlichen Populärgeschmack. Hell und untergärig, das ist der Biertypus, nach dem sich alle richten, und wer seinen Vertrieb maximieren will, passt sein Bier eben an diesen Geschmack an. Das ist ein schleichender Verlust des Charakters eines Bieres, und dabei geht Vielfalt verloren«, sagt Seyfrid. »Die Verbraucher aber akzeptieren, was im Regal steht, und das wiederum hängt davon ab, welche Brauerei sich eine starke Vertriebsmannschaft leisten kann, und das sind die Hersteller der wenigen großen Fernsehbiere.« 90 % des deutschen Bierkonsums mache das bereits aus, schätzt Seyfrid.

In den Discountern wird Bier immer billiger angeboten, sogar für weniger als 28 Cent pro Flasche. »Unter diesem Preis kann keine Brauerei Bier produzieren«, sagt Seyfrid. Unter diesen – eigentlich verbotenen – Dumpingpreisen leidet die Qualität der ganzen Branche: Viele Brauereien würden die rohen Hopfendolden durch günstigere Hopfenpellets ersetzen, auch Hopfenpulver und -extrakte seien in der Industrie sehr beliebt – eben wegen ihres gleichförmigen Geschmacks, berichtete der *Spiegel* im Januar 2010.[19] Lars Seyfrid leidet an diesem Zustand besonders, weil er mit der Kampagne für gutes Bier immer wieder zu Bierverkostungen einlädt, zu einer Art Fortbildung in geschmacklicher Vielfalt.

Erst auf einer solchen Verkostung verstehe ich, was Lars Seyfrid mit dieser Geschmacksvielfalt meint. Er hat einen munteren englischen Bierhändler eingeladen, Nick Sharpe, der in einem Hamburger Off-Theater eine Flasche mit Ale nach der anderen auf den Tisch stellt, zwölf insgesamt: »London Pride«, Honigbier, Holunderbier und welches, das nach Portwein schmeckt. Wie bei einer Weinprobe, nur eben mit Bier. Nick Sharpe schwärmt von riesigen *shirehorses* und von englischen Gentlemen mit Brauereien in uraltem Familienbesitz, die mit dem *lorrydriver* nach London fahren, wenn sie ein Business-Meeting haben. Sharpe kennt die Brauereien und ihre Geschichte – und nicht nur das Image, das die Werbeabteilungen ihnen verpasst haben. Und er erzählt von der *Campaign for Real Ale*, die in England mehr Mitglieder als Greenpeace habe.[20]

Die Bierverkostung öffnet mir die Augen dafür, wie vielfältig Bier sein könnte. Beckskrombacherwarsteinerveltinsflens ist mir jetzt zu öde, aber das bedeutet, dass ich in den meisten Kneipen kein Bier mehr mag.

Lars Seyfrid zählt die Folgen dieser Biermonokultur auf: Nivellierung des Geschmacks, Verlernen von Qualität und Verlust von Vielfalt. Der Biertrinker glaube, er habe sich eigenständig für ein bestimmtes Bier entschieden, doch Seyfrid hält das bloß für eine emotionale Reaktion auf die jeweilige Werbung – genau wie im Modell des Marktforschers Stephan Grünewald –, die er dann auf das Bier projiziere: Das ist mein Bier!

Das mag nach zu viel Manipulation und wenig Verbrauchermündigkeit klingen, doch Konsumforscher bestätigen genau diese Sicht. Lucia Reisch erklärt das so: »Unsere Präferenzen für das, was wir essen und trinken wollen, sind nicht angeboren, sondern erlernt, und zwar schlicht und einfach durch das, was da ist, also durch das Angebot und immer stärker durch die Werbung. Dieser Druck ist mächtig und prägt unseren Geschmack.«

Lucia Reisch steckt mitten in Feldstudien über genau diesen Druck im Rahmen eines europäischen Forschungsprojektes. Idefics beobachtet das Essverhalten von 17000 Kindern in neun europäischen Ländern über fünf Jahre hinweg.[21] Die Forscher wollen herausfinden, wodurch das Essverhalten der Kinder geprägt wird und wie man Übergewicht vermeiden kann. Lucia Reischs Studien laufen noch, doch die Zwischenergebnisse zeigen, dass schon Kleinkinder nach den am meisten beworbenen Produkten verlangen (und das sind gerade nicht die gesunden, sondern die süßen, die salzigen und die fettigen). Konsumforscher in den USA haben einen ähnlichen Versuch gemacht: Sie haben Drei- bis Fünfjährigen aus einkommensschwachen Familien das gleiche Essen angeboten, einmal mit Markenzeichen und einmal ohne, und das Ergebnis war eindeutig: Das Markenprodukt wurde bevorzugt.[22]

Wenn also kleine Kinder, die noch nicht lesen und schreiben können, längst im Supermarkt und im Fernsehen gelernt haben, was sie essen sollen, wird es ihnen in der »hoch entwickelten Konsumgesellschaft« an nichts fehlen. Woher sollte auch ein kleines Kind vor dem Cerealienregal etwas von Dinkel, Hirse und Amaranth oder von Haferflocken aus regionalem Anbau wissen? Oder von selbst gemachtem Müsli mit Haferflocken und Äpfeln aus dem eigenen Garten? Das würde erklären, warum viele Verbraucher mit der Pseudoauswahl im Supermarkt zufrieden sind. Wenn sie ihren so erlernten Präferenzen folgen, haben sie alles, was sie brauchen.

Europaweit dominieren wenige große Ketten den Lebensmitteleinzelhandel, und was sie in ihren Super- oder Hypermärkten anbieten, ist für sehr viele Menschen das Lebensmittelangebot schlechthin. Das ist natürlich alles andere als große Vielfalt, und beinahe alle Experten sind sich einig, dass dieser Markt sich noch weiter konzentrieren wird. Auf Kosten der Vielfalt, glaubt Hans-Joachim Trauzettel, der viele Jahre lang Einkäufer der Rewe-Gruppe war, zuletzt als Chef zuständig für den gesamten Lebensmittelbereich. Heute berät er Unternehmen aus der Lebensmittel- und Konsumgüterbranche in Marketingfragen. Trauzettel ist also jemand, der sich auskennt mit der Wahlfreiheit im Supermarkt. Wenn man ihn danach fragt, antwortet er kurz und klar: »Ja, wir richten uns nach den Kundenwünschen, das ist eine oft geäußerte Aussage der Supermärkte. Doch wirtschaftliche Fragen haben Vorrang.«

Welche Kräfte wirken, bevor ein bestimmtes Produkt im Supermarktregal landet, hat er den Teilnehmern der *Handelsblatt* Jahrestagung der Agrar- und Ernährungswirtschaft im Juni 2009 in Berlin erläutert. Es sei ihm nicht leichtgefallen, dieses Referat zu halten, begann Trauzettel, und man glaubt ihm das: Er wirkt nicht wie jemand, der lustvoll die miesen Praktiken seiner ehemaligen Arbeitsgeber ausplaudern würde. Er habe sich dennoch zum Vortrag entschlossen, weil er hoffe, dass Hersteller und Handel sich wieder mehr darauf besinnen, gemeinsam gute Qualitätsprodukte anzubieten, anstatt immer mehr auf Konfrontation zu gehen.

Wobei Konfrontation ein sehr mildes Wort ist für das Geschäftsgebaren, das Trauzettel beschreibt. Irgendwann in den letzten Jahrzehnten ist unter den Lebensmittelketten ein Kampf um Marktanteile ausgebrochen, der Nicht-Insider an einen Boxkampf ohne Regeln und Kampfrichter erinnert, dafür aber mit vielen K. o.-Schlägen.

In den sechziger Jahren, als er seine Lehre zum Großhandelskaufmann absolvierte, erzählte Trauzettel, gab es viele kleine Lebensmittelgeschäfte und Genossenschaften, die sie belieferten, die Preise waren höher als damals, und Hersteller, Händler und Geschäfte machten in der Regel gute Gewinne. Dann aber drängten internationale Hersteller wie Nestlé und Unilever mit beworbenen Artikeln auf den Markt, deutsche

Firmen wie Dr. Oetker, Knorr und Underberg zogen nach. Mit diesen Marken müssten die Läden gute Gewinne machen, vermutet man als Laie. Doch das Gegenteil war der Fall: Die Hersteller der Markenartikel setzten niedrige Verkaufspreise in den Supermärkten durch, sie würden schließlich für eine hohe Frequenz in den Verkaufsstätten sorgen, argumentierten sie. Ausgleichen mussten das die weniger bekannten und nicht beworbenen Produkte. Das Ergebnis: »Die beworbenen Marken wurden mit Unterstützung des Handels immer stärker, die nicht beworbenen Artikel mussten immer mehr das erforderliche Ergebnis erwirtschaften.« Mit anderen Worten: Die Großen machen Gewinne auf Kosten der Kleinen.

In den frühen achtziger Jahren expandierten die Aldi-Billigmärkte, und die anderen Handelsunternehmen begannen mitzuziehen. Sie entwickelten Eigenmarken und versuchten, Kunden an sich zu binden, »mit gleichen Artikeln zu gleichem Preis«. Die Verkaufspreise sanken, und die Ketten machten Druck auf die Hersteller und forderten Geld, wo sie konnten: Sonderangebote, Neulistungsgebühren, Übernahmezuschüsse. Für die Hersteller seien die Verhandlungen mit den Einkäufern des Handels inzwischen zu einem »Gang durch das Feuer« geworden. »Verkäufer sprechen inzwischen auch von Anhörungsterminen, zu denen sie mit Angabe des Tages und der Uhrzeit zitiert werden, um die Forderungen des Handelsunternehmens entgegenzunehmen.« Entweder abgeschlossen oder abgeschossen, habe einer von ihnen zu hören bekommen. Dieser Druck bedeute für viele Hersteller eine existenzielle Bedrohung, vor allem für »die kleinen und mittelgroßen, die dem Handel eine höhere Gewinnspanne bieten und die meist viel innovativer sind als die Multis«. Vielleicht fünfzig der insgesamt rund tausend Hersteller erwirtschaften einen zweistelligen Gewinn, schätzt Trauzettel, alle anderen dürften bei weniger als 5 % vor Steuern liegen, viele machten sogar Verluste und lebten nur noch von der früher erarbeiteten Substanz. Aber sie können nicht anders, als die niedrigen Preise der Supermarktketten zu akzeptieren. Längst ist der Lebensmitteleinzelhandel so konzentriert, dass die Hersteller auf die großen Ketten nicht verzichten können. Sie seien »vollständig abhängig«, referierte Tauzettel. »Dies wissen die Verantwortlichen im Handel, und sie nutzen diese Situation mehr oder weniger kompromisslos aus.«

Auch Franz Kotteder, der sich in seinem Buch *Die Billig-Lüge* mit der Einkaufspolitik der Discounter auseinandergesetzt hat, kommt zu einem ähnlichen Schluss. Ihn erinnert das Verhalten der großen Ketten an das Geschäftsprinzip des Drogenhandels. »Zuerst werden Abhängigkeiten erzeugt, und danach kann man eigentlich beruhigt abwarten, was der Abhängige zu geben bereit ist. Langsam, nach und nach, kann man die Bedingungen dann höher schrauben. Wer ins Standardsortiment kommt, hat schließlich ein Auftragsvolumen, dessen Wegfall Existenz bedrohend sein kann – weil es kaum noch einen vergleichbar starken Konkurrenten auf dem Markt gibt, an den man sonst noch liefern könnte.«[23] Kotteder berichtet auch, wie Aldi einzelne Produkte immer wieder unter dem Einkaufspreis verkauft habe, wie sich die Discounter Preiskämpfe liefern, wie sie ihre Hersteller unter Druck setzen und diese wiederum ihre Lieferanten, zum Beispiel die Milchbauern, und wie die Qualität der Produkte darunter zwangsläufig leidet. Doch was Kotteder über die Discounter recherchiert hat, gilt auch für die übrigen Supermärkte. Sie verlieren Marktanteile und kämpfen dagegen an, unter anderem mit Preissenkungen.

Am Ende könnten nur noch die Marktführer übrig bleiben – und die Eigenmarken der großen Ketten, die in handelseigenen Produktionsbetrieben erzeugt werden, das ist das Fazit von Trauzettels Vortrag. Kurz auf den Punkt gebracht: Jetzt ist es billig, aber bald wird es keine Auswahl mehr geben, nur noch die »Freiheit zum Immergleichen« und eine »Verödung der Typenvielfalt«.

Der australische Schriftsteller Max Barry hat diese Entwicklung zu Ende gedacht: In seinem Roman *Logoland* hat er eine Welt entworfen, die vollständig von wenigen Großkonzernen beherrscht wird. Die freie Wahl in diesem System, das sich nach wie vor freie Marktwirtschaft nennt, beschränkt sich auf die Entscheidung für Pepsi oder Cola, McDonald's oder Burger King, IBM oder Apple, eigentlich aber nur auf eine einzige Wahl: Entweder man wird Mitglied der Allianz, zu der sich Nike, IBM, Pepsi und McDonald's zusammengeschlossen haben, oder aber man entscheidet sich für den Konkurrenten mit ExxonMobil, Burger King und Apple. Das öffentliche Leben ist durchweg privatisiert, auch die Benutzung der Straßen ist gebührenpflichtig. Selbst die Polizei ist in dieser Welt ein Unternehmen, sie ermittelt erst, wenn man sie beauftragt und bezahlt. Der Romanheld Hack Nike – man übernimmt hier automatisch den Namen seines Arbeitgebers! – merkt dies am eigenen Leibe, als er die Polizei aufsucht, weil sein Arbeitgeber ihm aufgetragen hat, zehn Kinder im Einkaufstrubel zu erschießen, aus puren Marketinggründen, nur um den Hype bei der Markteinführung einer neuen Turnschuhmarke anzufachen.

Natürlich, von solchen Zuständen sind wir noch entfernt, wir haben schließlich Discounter, die die Alleinherrschaft der

Großkonzerne durch ihre Eigenmarken brechen. Noch können wir nicht nur zwischen Cola und Pepsi wählen – bei uns gibt es auch Bionade. Wir haben zwar einen stark konzentrierten Einzelhandel und eine werbemächtige Lebensmittelindustrie, deren Scheinvielfalt uns verwirrt, doch verglichen mit den Figuren in Max Barrys *Logoland* haben wir noch einige Auswahlmöglichkeiten.

Angenommen, jemand macht sich auf die Suche nach seinem eigenen Geschmack oder er sucht nach einer gesünderen oder weniger dick machenden Alternative, angenommen jemand empfindet die von Werbung und Lebensmittelindustrie vermittelte Standardernährung zunehmend als Zwang und entschließt sich auszusteigen: Würde das gelingen?

Um die Wahl zu haben, müsste er wissen, was er eigentlich auswählt. Aber dafür gibt es ja die Zutatenliste, da steht ja drauf, was drin ist – oder nicht?

Kapitel 3

Steht denn drauf, was drin ist?

Falsche Rote Grütze und aufgeblähte Brötchen

»Wie heißt Apfelsaft mit Wasser?«, fragt der Junge seine Mutter. Die kennt solche Spiele und erwartet eine Pointe. »Apfelschorle.« – »Wie heißt Traubensaft mit Wasser?« – »Traubenschorle.« – »Und wie heißt Orangensaft mit Wasser?« – »Orangenschorle.«

»Ne, Fanta!«

Eins zu null für die Coca-Cola Company. So funktioniert die sanfte Verbraucherirreführung in der modernen Konsumgesellschaft. Denn welches Grundschulkind wäre schon so misstrauisch zu vermuten, dass etwas, das »Fanta Orange« heißt, nicht viel mit Orange, aber umso mehr mit Zuckerwasser und Aroma zu tun hat? Vor allem im Sommer 2009, wo überall auf Plakatwänden und auf der Fanta-Seite im Internet zu lesen war, dass Fanta jetzt »keine künstlichen Farbstoffe und Aromen mehr enthält«.[24]

Und wer liest schon die klein gedruckte Zutatenliste, auf der steht: Wasser, Zucker, Orangensaft aus Orangensaftkonzentrat, Kohlensäure, Säuerungsmittel Zitronensäure, Orangenextrakt und – hoppla, was ist das? – Aroma ... und Farbstoff Carotin. Kein Aroma auf dem Werbeplakat, nur in der Zutatenliste – was hat das zu bedeuten?

»Liebe Mitarbeiter der Coca-Cola-Company, ist Fanta denn jetzt ohne oder doch mit Aroma? Und wenn ja, was ist das für ein Aroma? Und was ist das für ein Farbstoff? Herzlichen Dank für Ihre Antwort!«

»Guten Tag Frau Busse,
vielen Dank für Ihre Mail und für Ihr Interesse an unseren Produkten. Gern beantworten wir Ihre Anfrage. Seit Mai 2009 gibt es Fanta Orange und Fanta Zero ohne künstliche Aromen und Farbstoffe – der bewährte typische Fanta-Geschmack bleibt dabei selbstverständlich unverändert.
Fanta Orange und Fanta Zero erhalten ihre orangene Farbe weiterhin durch den Farbstoff Carotin (E 160a) – als Träger für den Farbstoff wird jedoch keine Fischgelatine mehr verwendet, sondern Stärke. Alle Produkte des Hauses Coca-Cola werden selbstverständlich in Übereinstimmung mit den lokalen und europäischen Lebensmittelgesetzen produziert.
Wir freuen uns, wenn wir Ihnen mit dieser Auskunft weiterhelfen konnten.
Mit erfrischenden Grüßen
Ihr Serviceline Team Coca-Cola Deutschland«[25]

»Herzlichen Dank! Und das Aroma, was ist das für eins?«

»Wenn auf dem Etikett unserer Produkte unter Zutaten ›natürliches Aroma‹ genannt wird, bedeutet dies, dass Aromastoffe verwendet werden, die aus natürlichen Ausgangsprodukten gewonnen wurden. ›Naturidentische Aromastoffe‹ sind mit der im Naturprodukt vorkommenden Substanz chemisch identisch, werden jedoch durch chemische Synthese oder durch Isolierung mit chemischen Verfahren erzeugt.«

»Auf dem Etikett stand aber nur ›Aroma‹, bedeutet das also: ›natürliches Aroma‹? Und aus welchem natürlichen Ausgangsprodukt wird das gewonnen? Und was ist dann der Unterschied zu Orangenextrakt – das steht ja auch auf der Dose? Könnten Sie das noch einmal genauer erklären?«

»Fanta Orange, Fanta Zero und Fanta World verzichten seit Mai 2009 auf künstliche Aromen und Farbstoffe, der bewährte typische Fanta-Geschmack bleibt dabei selbstverständlich unverändert. Die Umstellung erfolgt immer erst für die Hauptpackungen, das heißt die PET-Flaschen, Dosen und Glasware folgt danach. Vermutlich haben Sie noch eine Dose aus einem Zeitraum vor der Umstellung, andernfalls würden Sie einen Hinweis ›Ohne künstliche Aromen und Farbstoffe‹ auf der Dose finden.
Wir verwenden für unsere Produkte in der Regel natürliches Aroma. Dies bedeutet, dass Aromastoffe verwendet werden, die aus natürlichen Ausgangsprodukten gewonnen wurden. Fanta erhält unter anderem durch den zugesetzten Fruchtsaft oder Fruchtsäfte und das natürliche Aroma ihren erfrischend fruchtigen Geschmack.«

»Sie schreiben, Fanta enthält ihren Geschmack *unter anderem* durch den Fruchtsaft. Woraus denn noch? Und aus welchem Grundstoff genau wird das natürliche Fanta-Aroma gewonnen?«

»Guten Tag Frau Busse,
die Rezeptur von Fanta Orange ist nur geringfügig geändert worden, die Zutaten sind alle gleich geblieben, nur der Stabilisator ist ausgetauscht worden.
Die Zutaten sind: Wasser, Zucker, Orangensaft aus Orangensaftkonzentrat, Kohlensäure, Säuerungsmittel aus Zitronensäure, Orangenextrakt, natürliches Aroma, Antioxidationsmittel Ascorbinsäure, Farbstoff Carotin, Stabilisator Guarnkernmehl.
Die Aromastoffe werden aus natürlichen Ausgangsstoffen gewonnen, es handelt sich um eine spezielle Aromenkomposition von mehreren Aromastoffen. Weitere Details geben wir hierzu nicht heraus. Bitte haben Sie Verständnis.«

»Eigentlich habe ich dafür kein Verständnis, dass Sie die Grundstoffe nicht nennen wollen. Ist es denn so etwas Gruseliges, dass Sie das lieber verschweigen?«

»Das wirklich nicht, aber die Aromenkomposition für Fanta Orange ist eine Information, die unter anderem zum typischen Fanta-Geschmack beiträgt. Diese Information möchten wir nicht veröffentlichen.«

Also, ich fasse zusammen: Die Werbung für die neue Fanta hängt schon, doch in den Dosen ist noch die alte Fanta. Die schmeckt wie früher, sagt Coca-Cola, aber sie enthält keine künstlichen Aromen und Farbstoffe mehr. Die Rezeptur ist aber gar nicht geändert worden – mit Ausnahme des Stabilisators. Die einzige halbwegs konkrete Information: Stärke statt Fischgelatine. Aber wenn nur das geändert wurde, warum ist die neue Fanta dann »ohne künstliches Aroma«? Dafür aber mit »natürlichem Aroma«, das aber offenbar nicht aus Orangen stammt, sondern aus geheimnisvollen Zutaten, die nicht genannt werden dürfen. Verstehen Sie das? Ich nicht.

Das Bundesministerium für Ernährung, Landwirtschaft und Verbraucherschutz klärt im Internet darüber auf, dass es verboten sei, Lebensmittel unter irreführender Bezeichnung, Angabe oder Aufmachung gewerbsmäßig in den Verkehr zu bringen.[26] Fanta Orange ohne künstliche Farbstoffe und Aromen wäre das nicht so ein Fall?

Natürliches Aroma im Orangensaft heißt nämlich nicht, was jeder vermutet, der nicht Lebensmittelchemie studiert hat, Aroma aus Orangen, sondern es heißt: ein Aroma, das aus irgendeinem natürlichen Stoffen gewonnen wurde. Natürliches Himbeeraroma lässt sich zum Beispiel aus Zedernholzspänen gewinnen, während bestimmte Schimmelpilze, die auf den Sägespänen einer australischen Holzart gewachsen sind, nach Erdbeeren schmecken und deshalb als »Aroma« im Erdbeerjoghurt auftauchen dürfen.[27] Doch »Aroma« ist eben nicht Aroma, erklärt die Wissenschaftsjournalistin Marita Vollborn, Co-Autorin des Buches *Die Joghurtlüge*: »Das Aroma der echten Erdbeere ist ein olfaktorisches Sammelsurium aus rund 200 Einzelaromen, das naturidentische dagegen besteht lediglich aus fünfzehn verschiedenen – und es ist noch nicht gelungen, ein Erdbeeraroma im Labor nachzubauen, das so schmeckt wie frische Erdbeeren.«[28]

Und woraus wird nun das »natürliche« Aroma für die Fanta gewonnen? Das bleibt Betriebsgeheimnis. Coca-Cola schweigt, und das ist sein gutes Recht, weil es in Deutschland kein starkes Verbraucherinformationsgesetz gibt, das dem Verbraucher das Recht auf Auskunft gegenüber Unternehmen zugestehen würde. Damit dürfte die Werbung für Fanta ohne künstliche Aromen juristisch korrekt sein – bleibt nur das Problem, dass nicht nur auf Lebensmittelrecht spezialisierte Juristen Fanta trinken.

Gibt es so etwas öfter? Die juristisch kluge Umschiffung des gewöhnlichen Sprachverständnisses? Ein Blick in einen Mittelklassekühlschrank eines älteren Ehepaars, das oft sogar bio kauft und eigene Äpfel und Haselnüsse erntet, bestätigt diesen Verdacht: Griffbereit in der Tür steht eine weizengelbe Plastikflasche mit olivgrünem Deckel, bedruckt mit einem Toskana-Bauernhaus mit Zypressen und dem Zweig eines Olivenbaums. Ein breites rotes Logo: »Bertolli dal 1865«. Eine italienische Traditionsfirma, vermutet man. In Großbuchstaben: »Zum Braten und Kochen. Genießen Sie das Gute des Olivenöls jeden Tag.« Wenn man so mit seinem Einkaufswagen im Supermarkt an dieser Flasche vorbeifährt, könnte man auf die Idee kommen, dass es sich um Olivenöl handelt? Könnte man.

Aber unten klein gedruckt steht, dass es sich um »Pflanzencreme« handelt, um eine »flüssige Pflanzenfettzubereitung (mit 20 % Olivenöl im Fettanteil)« und einer Reihe von Zusatzstoffen und Aroma. Außerdem steht da: »Bertolli Pflanzencreme enthält mildes Olivenöl und einen hohen Anteil einfach ungesättigter Fettsäuren. Dies sind wichtige Elemente der traditionellen mediterranen Ernährung, die zu den gesündesten Ernährungsformen der Welt zählt.«

Das klingt gut, doch: Wenn Olivenöl so gesund ist, warum enthält Bertolli-Pflanzencreme so wenig davon und stattdessen zu fast vier Fünfteln pflanzliches Öl nicht näher definierter Herkunft? Und gehören Emulgatoren, Säuerungsmittel, Aromen und Farbstoffe auch zur traditionellen mediterranen Ernährung? Das steht da ja auch nicht. Trotzdem habe ich Mitleid mit der Hausfrau, die gutgläubig »das Gute des Olivenöls« aus der gelben Plastikflasche genießen will.

»Liebe Mitarbeiter von Bertolli,
auf der Zutatenliste der Bertolli-Pflanzencreme steht Aroma. Was ist damit gemeint? Und warum ist die Pflanzencreme aromatisiert – hat das Olivenöl keinen guten Geschmack?«

Die Mail sei eingetroffen, schreibt Bertolli und bittet um Geduld. Nach vier Wochen frage ich nach, ob die Antwort denn so kompliziert sei, dass Bertolli so lange dafür brauche.

Die Antwort drei Tage später:

»Bitte entschuldigen Sie die Verzögerung. In der BERTOLLI Pflanzencreme setzen wir ein Olivenölaroma ein. Da dieses Produkt besonderen Ansprüchen genügen muss (hoch erhitzbar, nicht spritzend, keine geschmacklichen Veränderungen beim Erhitzen) und wir dem Verbraucher alle Vorzüge eines Olivenöls ohne dessen Nachteile geben wollen, setzen wir in der Pflanzencreme raffiniertes Olivenöl ein. Durch die Raffination geht leider das natürliche Aroma zum Teil verloren.«

Ich sehe was, was du nicht schmeckst! Die mit Olivenzweigen verzierte Pflanzencremeflasche verspricht »das Gute des Olivenöls«, doch Geschmack der Oliven scheint nach Bertolli-Auffassung nicht dazuzugehören. Oder anders: Ohne zugesetztes Aroma würde die Pflanzencreme gar nicht nach Oliven schmecken.

Im gleichen Kühlschrank neben der Bertolli-Pflanzencreme steht noch eines dieser merkwürdigen Pseudoprodukte: »Rama Cremefine zum Schlagen.« Auf der Packung fließt eine weiße Creme, die wie Sahne aussieht, in einen Topf mit Schneebesen, dahinter liegen zwei Erdbeeren. Das Ganze sieht lecker aus. Aber was ist es? Eben keine Sahne, sondern eine »Mischung aus pflanzlichen Fetten und Milch«, »eine moderne, weniger fetthaltige Alternative für die leichte Küche«. »Zu verwenden wie Schlagsahne«, nur noch besser: »Bleibt länger steif.« Und dreimal darf man raten, woher der »leichte, frische und cremige Geschmack« stammt! Richtig, auch auf dieser Zutatenliste findet sich das unscheinbare Wort »Aroma«.

Außerdem entdecke ich in der Küche aromatisierten Kartoffelsalat der Firma Homann mit dem Hinweis: »Hooomann-omann, auf die Kartoffeln kommt es an.« Wenn das so wäre, wozu braucht der Salat dann Aroma? Weitere Funde: ein Salatgewürzpulver mit Aufdruck »Die ganze Welt der Frische«, das Geschmacksverstärker, Glutamat und Aroma enthält, und Frühstücksflocken von Kellogg's mit dem lautmalerischen Namen »Smacks«.

Die werden so angepriesen: »Smacks, das ist knusprig gerösteter Weizen verfeinert mit leckerem Honig und natürlich mit vielen Vitaminen, Calcium und Eisen.« *Natürlich* mit vielen Vitaminen? Ist es möglich, dass diese Formulierung den Eindruck erwecken soll, dass Weizen natürlicherweise, also von Natur aus, viele Vitamine enthalte, die die »Smacks«

zu einem gesunden Frühstück machen? So verstehe ich das zumindest. Ein Blick auf die klein gedruckte Zutatenliste zeigt aber, dass Kellogg's die Vitamine künstlich hinzugefügt hat.

»Sehr geehrte Mitarbeiter von Kellogg's,
warum fügen Sie Smacks und anderen Cerealien Vitamine und Eisen hinzu? Enthalten die Grundzutaten nicht genug Vitamine?«

»Sehr geehrte Frau Busse,
die Mehrzahl unserer Cerealien wird mit Vitaminen und Mineralstoffen angereichert, da ein großer Teil der natürlichen Vitamine und Mineralstoffe des Getreides während des Verarbeitungsprozesses durch Hitze verloren geht.
Zu Ihrer Frage Kellogg's Smacks betreffend – nachstehend eine Beschreibung des Produktionsprozesses:
Der polierte Weizen wird in einer Expansionsanlage unter ständiger Bewegung erwärmt und anschließend bei hohem Druck erhitzt. Durch eine plötzliche Druckentlastung setzt der gewünschte Expansionsprozess (Aufpuffungsvorgang) ein, und die einzelnen Kellogg's Smacks erhalten ihre charakteristische Form. Die aufgepufften Weizenkörner erhalten einen Überzug aus verflüssigtem Kristallzucker, Honig und weiteren Geschmackskomponenten.«

Danke, damit lässt sich etwas anfangen: Weizen enthält natürlicherweise viele Vitamine, die bei der Verarbeitung natürlich zerstört werden und deshalb nach dem Abkühlen wieder hinzugefügt werden müssen, künstlich natürlich. Das versteht man, wenn man Kellogg's ausdrücklich danach fragt. Aber man versteht es nicht, wenn man nur die Produktbeschreibung liest: »Weizen natürlich mit vielen Vitaminen.«

Die Zutatenliste zeigt: Smacks enthalten 55 % Weizen, Zucker, Glukosesirup und 1 % Honig, Pflanzenöl, Calciumcarbonat – besser bekannt als Kreide – und eben die Vitamine. Die Zutaten müssen laut Lebensmittelrecht der Menge nach aufgelistet werden, daraus folgt: Wenn die »Smacks« nur 1 % Honig enthalten, müssen weniger als 1 % Pflanzenöl darin sein und noch weniger Vitamine. Das wiederum bedeutet, dass die »Smacks« zu mehr als 40 % aus Zucker und dem zuckerähnlichen Glukosesirup bestehen – also genau zu der Nahrung mit hoher Energiedichte gehören, vor der Ernährungsmediziner wie Hans Hauner warnen. Stellen Sie sich ein Kind beim Frühstück vor, dass sich auf fünf Esslöffel Weizenflocken vier Esslöffel Zucker schaufelt. Würden Sie es bremsen? Sicherlich würden Sie ihm widersprechen, wenn es behaupten würde, das sei gesund so.

Genau das aber tut Kellogg's: »Über gesunde Ernährung aufklären – das ist als wichtigste Aufgabe in der Firmenphilosophie fest verankert«, behauptet der »weltweite Marktführer« von sich. Bis heute fühle sich das Unternehmen weltweit den Gedanken seines Gründers verpflichtet, der über die Bedeutung eines ausgewogenen Frühstücks und über eine gesunde Lebensweise allgemein aufklären wollte.[29]

Ist das nicht eine Irreführung? Nein, die zuckrigen Cerealien aus dem Haus des Gesundheitsaufklärers erfüllen diesen Tatbestand wohl nicht, denn auf den Packungen selbst steht schließlich nichts von »gesund«, das Wort fällt nur dort, wo das Unternehmen Imagewerbung betreibt. Aber darf man das: Honigweizen anpreisen und Zuckerweizen mit ein klein wenig Honig verkaufen?

Geahndet wird es jedenfalls nicht. Ebenso wenig wie die Etikettierung eines Desserts als Rote Grütze, die keine ist, hergestellt von Campina (Landliebe, Tuffi, Mark Brandenburg), einer Tochter des niederländischen Konzerns FrieslandCampina, einem der größten Milchverarbeiter der Welt. Der Becher mit dem roten Glibber war einem Experten für Lebensmittelrecht im Krankenhaus als Nachtisch vorgesetzt worden. Der wunderte sich, dass dieser Rote Grütze hieß, obwohl er keine einzige Frucht enthielt, konsultierte noch vom Krankenbett aus das Deutsche Lebensmittelbuch und fand seine Vermutung bestätigt: Rote Grütze muss Früchte enthalten.[30] Er beschwerte sich bei der zuständigen Behörde und bekam die überraschende Antwort, dass mit der fruchtlosen Roten Grütze aus dem Hause Campina trotzdem alles in bester Ordnung sei. Unter dem Schriftzug »Rote Grütze« stehe nämlich noch »Dessert«, und das sei die eigentliche Verkehrsbezeichnung.

Solch eine fantasievolle Rechtsverdrehung erschien mir in einem Rechtsstaat mit institutionalisiertem Verbraucherschutz – bei aller inzwischen erworbenen Skepsis – unmöglich. Ich fragte also nach und bekam folgende Antwort vom leitenden Kreisveterinärdirektor des Kreises Gütersloh: Er habe eine Probe des Produktes dem Chemischen Veterinäruntersuchungsamt Ostwestfalen-Lippe vorgelegt, die Probe sei *nicht* beanstandet worden. »Die genaue Verkehrsbezeichnung des Produktes lautet: ›Feine Dessertcreme Himbeergeschmack mit geschlagener Sahne‹. Der Zusatz ›Rote Grütze‹ ist als Hinweis auf eine fruchtige Geschmacksrichtung zu sehen.«[31]

Mit anderen Worten: Es steht zwar Rote Grütze auf dem Becher, aber das ist gar nicht als Name gemeint. Sondern nur als Hinweis. Und zwar konkret als Hinweis auf etwas, das eigentlich mit Roter Grütze zu tun hat, aber hier gar nicht enthalten ist, nämlich auf Früchte. Rote Grütze oder Rote Pfütze – behördlicherseits ist da kein Unterschied. Alles klar?

Nein, also noch ein Versuch: Man denkt zwar, wenn Rote Grütze drauf steht, ist auch Rote Grütze drin, aber das muss nicht stimmen, weil ja noch was anderes auf dem Becher steht.

Wie war das noch mit der Verbrauchertäuschung? Das Bundesministerium versichert doch, dass es verboten ist, Lebensmittel unter irreführender Bezeichnung in den Verkehr zu bringen. Aber einen mündigen Verbraucher kann man offensichtlich nicht so leicht in die Irre führen, meint der Kreisveterinärdirektor, der hier zu entscheiden hat: »Der mündige Verbraucher kann nämlich durch die Aufmachung (durchsichtige Verpackung, Zutatenliste) leicht erkennen, dass es sich um ein Dessert handelt.«

Es liege daher keine beanstandungswürdige Irreführung des Verbrauchers vor.

Ich frage nach: »Herzlichen Dank für Ihre Antwort. Ihre Argumentation hat mich jedoch verwirrt: Wieso kann denn der konkrete und im Lebensmittelbuch fest definierte Begriff »Rote Grütze« ein Hinweis auf eine fruchtige Geschmacksrichtung sein?

Und wie kann ich als mündige Verbraucherin wissen, wann ›Rote Grütze‹ auf einem Etikett ein Hinweis auf definitionsgerechte Rote Grütze ist und wann damit nur ein Hinweis auf etwas anderes gemeint ist?

Und wenn der mündige Verbraucher durch die Aufmachung leicht erkennen kann, dass es sich gar nicht um Rote Grütze handelt, und deshalb aber Rote Grütze auf dem Becher stehen darf, in dem keine Rote Grütze enthalten ist: Kann ich daraus schließen, dass ich generell dem, was auf Lebensmitteln steht, nicht glauben sollte, wenn es dem Augenschein der Aufmachung widerspricht? Das würde mich aber sehr verunsichern. Ich würde mich sehr freuen, wenn Sie mir helfen würden, das zu verstehen!«

Einen Monat Schweigen, ich frage nach, werde vertröstet, hake nochmal nach, ohne große Hoffnung – und werde Anfang Januar überrascht: »In Zusammenarbeit mit dem Chemischen- und Veterinäruntersuchungsamt bin ich nach nochmaliger Prüfung des Produktes ›Rote Grütze Feine Dessertcreme Himbeergeschmack mit geschlagener Sahne‹ zu dem Ergebnis gekommen, dass die Verkehrsbezeichnung nicht mehr den aktuellen Verbrauchererwartungen entspricht«, schreibt die Mitarbeiterin des Kreises Gütersloh.

Da hat sich also über die Feiertage etwas getan mit der Verbrauchererwartung. Haben alle ganz viele über Weihnachten selbst Rote Grütze gekocht und dabei erst gemerkt, was das eigentlich ist? Oha! Da gehören ja Früchte rein!

Wie sich diese wundersame Veränderung der Verbrauchererwartung vollzogen hat und wie der Kreis Gütersloh davon Kenntnis genommen hat, teilt die Mitarbeiterin leider nicht mit. In der Mail steht nur dieses: »Die Definition und damit die Normierung des Erzeugnisses ›Rote Grütze‹ erfolgte erst kürzlich, so dass die normierte Verkehrsauffassung und damit auch die Verbrauchererwartung sehr aktuell ist.«

Aber die Leitsätze für Obsterzeugnisse im Lebensmittelbuch stammen doch vom Januar 2008. Kürzlich vor zwei Jahren also?

Die Abteilung Veterinärwesen und Lebensmittelüberwachung habe zwischenzeitlich die Firma FrieslandCampina aufgefordert, die Verkehrsbezeichnung zu ändern. »Die neue Etikettierung wird in Kürze vorgelegt, allerdings hat man sich eine Verbrauchsfrist für die Verpackung erbeten, die von hier auch gewährt wird.«[32]

Ist das nun Grund zur Freude – oder zum Ärgern? Campina darf nicht länger Roten Glibber als Rote Grütze verkaufen, das ist gut so. Genau so gut wie die Erfahrung, dass ein paar E-Mails offenbar ausreichen, die Behörden zum Nachdenken und Korrigieren ihre industriefreundlichen Positionen zu bringen. Wenn wir protestieren, können wir die Behörden zwingen, die Verbrauchertäuschungen zu verbieten! Jeder sollte das ausnutzen, wann immer er sich von einem Produkt betrogen fühlt! Man muss ein bisschen suchen, bis man die zuständige Behörde gefunden hat, weil die Lebensmittelkontrollen von Bundesland zu Bundesland etwas anders organisiert sind, und dann hartnäckig immer weiter fragen – und das kann lohnen. Immerhin muss sich der Weltkonzern FrieslandCampina jetzt einen neuen Deckel für den Dessertbecher ausdenken.

Aber die gewährte »Aufbruchsfrist« ist eine Unverschämtheit: Die Behörde stellt fest, dass das Produkt »Rote Grütze Feine Dessertcreme Himbeergeschmack« offenbar die Erwartung der Verbraucher enttäuscht, dass das eigentlich nicht geht, aber der Milchgigant FrieslandCampina das gerne noch ein bisschen weitermachen darf. Wo die Deckel doch nun einmal bedruckt sind.

FrieslandCampina hat von der laxen Auslegung Monate, wenn nicht Jahre profitiert, denn ein Dessert ohne Früchte dürfte wesentlich günstiger herzustellen sein als eine richtige Rote Grütze. Müsste FrieslandCampina die Differenz nicht eigentlich an die getäuschten Verbraucher zurückzahlen? Fair wäre das. Stattdessen darf die Molkerei ihre täuschenden Deckel aufbrauchen und weitermachen mit der Verbrauchertäuschung. Ist ja nur ein bisschen Rote Grütze, wird sich der Abteilungsleiter gedacht haben, da wird keiner dran sterben. Doch es geht um viel mehr! Um die Pflicht der Lebensmittelindustrie, die Konsumenten ernst zu nehmen und sie nicht zu betrügen. Und um unser Recht, das einzufordern! Und es geht um die Gefahr, dass die Gewöhnung der Konsumenten an täuschende Produktbezeichnungen zu einer anderen Verbrauchererwartung führt. Haben wir doch schon immer so gemacht, könnte die Industrie argumentieren, der Kunde weiß doch, dass er das nicht so genau nehmen darf. Genau das aber müssen wir verhindern!

Das Irreführungsverbot wird also nicht besonders eng ausgelegt, schöne Bildchen auf der Verpackung, die nichts mit dem, was drin ist, zu tun haben, werden nicht geahndet, ebenso wenig missverständliche Botschaften.[33] Warum nicht? Vielleicht weil es keine Grenzwerte gibt, keine Zahlen, mit denen die Lebensmittelüberwachungsämter einwandfrei Irreführung nachweisen könnten. Der Maßstab ist vielmehr etwas Weiches und Biegsames: die Verbrauchererwartung. Was Irreführung ist, misst sich nämlich an der Erwartung der Verbraucher, und die ist – mit den Worten eines Experten aus dem Bundesministerium für Verbraucherschutz – »dynamisch«. Ein Lebensmittel werde nicht »an der traditionellen Produktionsweise von vor fünfzig Jahren« gemessen, sondern an dem, was »der durchschnittlich gebildete mündige Verbraucher« heute erwarte. Und das dürfte vor allem dadurch geprägt sein, was die Lebensmittelindustrie ihm anbietet. Mit anderen Worten: Schinken ist nicht mehr das, was Schinken vor fünfzig Jahren war, aber man gewöhnt sich daran. Und wer etwas anderes erwartet, der ist eben nicht durchschnittlich.

Noch erstaunlicher aber als die Duldung solcher Schummeleien auf den Verpackungen sind die Kennzeichnungsvorschriften selbst, die vollständige Zutatenlisten vorschreiben, aber großzügig Ausnahmen zulassen, ohne dass die Käufer davon informiert würden.

Als kritische Konsumentin dachte ich immer: Ich brauche mich von den Sprüchen und bunten Bildern auf den Verpackungen nicht ablenken zu lassen, ich lese lieber das Kleingedruckte. Die Hersteller sind ja schließlich verpflichtet, alle Zutaten aufzulisten. Doch die Vollständigkeit ist nur vorgegaukelt.

Paragraph 5 der Verordnung zur Kennzeichnung von Lebensmitteln definiert klar und deutlich: »Zutat ist jeder Stoff, einschließlich der Zusatzstoffe, der bei der Herstellung eines Lebensmittels verwendet wird und unverändert oder verändert im Enderzeugnis vorhanden ist.«[34] Aber dann werden die Ausnahmen aufgelistet: Stoffe nämlich, die zwar im verpackten Fertiggericht enthalten sind, aber nicht als Zutaten gelten. Denn das ist der Trick: Die Zutatenliste muss zwar vollständig sein, aber es gibt Zutaten, die keine sind.

Zum Beispiel Lösungsmittel, Trägerstoffe, technische Hilfsstoffe und Zusatzstoffe, die im Enderzeugnis keine technologische Wirkung mehr haben. Eine Fruchtzubereitung, die mit Sorbinsäure (E 200) konserviert wurde, taucht auf der Zutatenliste eines Joghurts kurz und bündig als Fruchtzubereitung auf – der Konservierungsstoff muss im Endprodukt nicht mehr genannt werden, weil er nur die Fruchtzubereitung konserviert und nicht den ganzen Joghurt. Ist das nicht irreführend? Ja, aber »legale Irreführung«, erklärt Armin Valet von der Hamburger Verbraucherzentrale, der zusammen mit seiner Kollegin Silke Schwartau ein ganzes Buch über ähnliche Fälle geschrieben hat (*Vorsicht Supermarkt!*).[35] »Nur wenn der Zusatz ›ohne Konservierungsstoffe‹ auf dem Etikett steht, kann man sicher sein, dass auch keine geringe Menge Konservierungsstoffe vorhanden ist – vorausgesetzt der Hersteller ist ehrlich.«

Auch der Lebensmittelkritiker Udo Pollmer hat nicht viel übrig für Gesetze, die vollständige Zutatenlisten suggerieren, aber Ausnahmen erlauben, wenn es um »die technologische Wirksamkeit im Enderzeugnis« geht, als komme es mehr auf die Maschinen an als auf die Menschen.

»Sind Sie eine Maschine?«, fragt Pollmer spöttisch. »Nein? Na also, dann muss der Stoff nicht genannt werden. Denn es geht nicht um das, was drin ist und wie das auf Sie wirken könnte, sondern ob es auf Maschinen wirkt. Stoffe, die die Maschinenfreundlichkeit erhöhen, sind nicht deklarationspflichtig. Der Maßstab ist nicht der Konsument, sondern die Maschinabilität.«

In seinem Buch *Food-Design. Panschen erlaubt* beschreibt er die sogenannten funktionalen Additive: Stoffe, die aus unverdächtig klingenden Rohstoffen wie etwa Milch gewonnen werden und zu Hilfsstoffen mit besonderen Funktionen weiterverarbeitet werden – als Naturprodukte getarnte Zusatzstoffe sozusagen. Aus Milch lassen sich durch umfangreiche Prozeduren Emulgatoren, Stabilisatoren, Schaumbildner, Fettbinder oder Geschmacksverstärker produzieren – die Vorgänge, die Pollmer beschreibt, erinnern an einen brodelnden Hexenkessel, in den Alchimisten dubiose Pulver und Säuren gießen.

Savorlac ist so ein Produkt aus Milch, das als funktionales Additiv Verwendung findet, als Ersatz für den umstrittenen Geschmacksverstärker Glutamat nämlich. Der Witz aber ist: Savorlac besteht zu einem erheblichen Teil aus Glutamat. »Durch ein paar Kunstgriffe wird die Glutaminsäure aus dem Eiweiß freigesetzt, geradeso wie bei der Herstellung von ›Würze‹, sodass im Endeffekt wieder Glutamat entsteht«, schreibt Pollmer.[36] Auf der Packung aber steht Trockenmilcherzeugnis, und das klingt gleich viel besser als E 621 oder Glutamat. Wer empfindlich oder allergisch ist, hat keine Chance auf Glutamatvermeidung, nur Grund zu generellem Misstrauen. Udo Pollmer bringt das so auf den Punkt: »Milcheiweißerzeugnis oder Molkeneiweißerzeugnis auf einer Zutatenliste heißt: Wir wollen ums Verrecken nicht verraten, was wir da reingetan haben. Nicht einmal ein Fachmann ist in der Lage, aufgrund einer Zutatenliste zu erkennen, um was es sich handelt.«[37]

Seit mehr als zwanzig Jahren schreibt der Lebensmittelchemiker Bestseller über die Praktiken der Nahrungsmittelindustrie, und er war es auch, der vor zwanzig Jahren herausgefunden hat, dass Backmittelhersteller in Deutschland einen Zusatzstoff mit dem Namen Cystein verwendeten, der aus asiatischem Menschenhaar gewonnen wurde. Der Stoff ist gesundheitlich unbedenklich – aber ein gutes Beispiel für die Forderung nach ausführlichen Verbraucherinformationen nicht nur über sämtliche Inhaltsstoffe, sondern auch über deren Herstellung und Verarbeitung.

Viele Menschen wollen einfach keine menschlichen Haare in ihren Frühstücksbrötchen, auch dann nicht, wenn sie zu Cystein verarbeitet und damit unsichtbar und beim Essen weder zu fühlen noch zu schmecken sind. Sie sind aber nicht gefragt worden, ob sie etwas dagegen hätten, wenn ihr Bäcker oder der Backmittelhersteller Menschenhaarcystein in den Brötchenteig rührt, sondern sie haben die Brötchen ahnungslos verzehrt, bis Udo Pollmer sie darüber aufgeklärt hat. 2001 hat die EU die Verwendung von Menschenhaar für Lebensmittel verboten. »Nun wird Cystein von gentechnisch veränderten Bazillen erzeugt, genauer gesagt von E. coli, einem bekannten Darmbewohner des Menschen.«

Auch das ist ein Manko: Das Lebensmittelrecht verpflichtet die Hersteller nicht, über ihre Verfahrensweisen zu informieren. Steht zum Beispiel Milch auf einer Zutatenliste, dann kann es sich um Originalmilch aus dem Kuheuter handeln (pasteurisiert natürlich) oder aber um eine weiße Flüssigkeit, die nach dem Legosteinprinzip auseinandergebaut und wieder neu zusammengesetzt wurde. In vielen Molkereien wird Milch so behandelt: Eine Zentrifuge trennt Magermilch und Rahm, die aber gleich darauf vereinigt werden, allerdings genau nach Fettstufe dosiert. So entstehen standardisierte Produkte – Vollmilch, teilentrahmte oder fettarme Trinkmilch –, ganz gleich, wie fettreich die Milch war, die die Bauern geliefert haben. Eine feine Sache, findet der Geschäftsführer des Milchindustrieverbands MIV, Eberhard Hetzner: »Das Schöne an der Milch ist: Man kann sie problemlos zerlegen und wieder zusammensetzen.«[38] Und erhitzen und wieder abkühlen.

Gesundheitlich bedenklich scheint das nicht zu sein, wobei unbestritten ist, dass Milch mit jedem Verarbeitungsschritt mehr Nährstoffe verliert. Unklar ist die Frage nach dem Allergiepotenzial der verarbeiteten Milch. Ton Baars, Professor für biologisch-dynamische Tierhaltung an der Universität Kassel-Witzenhausen, berichtet von vielen Konsumenten, die pasteurisierte Milch nicht vertragen – wohl aber Rohmilch. Wie das genau kommt, ist schwer zu erklären, sagt der Lebensmittelchemiker Professor Georg Schwedt. »Jeder Schritt der Milchverarbeitung setzt Stoffe frei, die im Körper Unverträglichkeitsreaktionen auslösen können, ebenso wie die Milcheiweiße, die sich bei Erhitzung verändern. Diese technischen Vorgänge müssen auf den Verpackungen nicht deklariert werden, deshalb ist es für Allergologen schwierig, wenn nicht unmöglich, herauszufinden, welches veränderte Eiweiß bei einem Patienten Beschwerden verursacht.«

Im Januar 2009 inspizierte Silke Schwartau, Leiterin der Ernährungsabteilung der Hamburger Verbraucherzentrale, die Kühlregale einiger Supermärkte. »Wir waren bass erstaunt, dass es kaum noch frische Milch gab«, erzählt sie. »Aldi, Lidl und Penny hatten gar keine Frischmilch mehr im Angebot, aber das stand nicht auf den Verpackungen.«[39]

Die Handelsketten hatten eine Gesetzeslücke gefunden – und sofort genutzt: Es gibt nämlich ein neues Verfahren, mit dem man Milch bis zu zwei Wochen länger haltbar machen kann als frische Milch. Dazu wird die sogenannte ESL-Milch höher erhitzt als die Frischmilch beim Pasteurisieren, aber weniger heiß als die H-Milch. So ähnlich schmeckt sie danach auch und nicht mehr wie frische Milch, denn beim Erhitzen denaturieren die Eiweiße.[40] ESL steht für *Extended Shelf Life*, wörtlich »längeres Leben im Regal«, doch dieser Begriff muss eben nicht auf den Milchtüten stehen.

»Man erkennt es nur am Mindesthaltbarkeitsdatum«, erklärt Silke Schwartau. »Wenn sie Ende Januar in den Supermarkt gehen und eine Milch finden, die bis zum 11. Februar haltbar ist, dann ist es ESL-Milch.« Die Verbraucherzentrale Hamburg deckte das auf, und löste einen Sturm der Beschwerden aus. Etwa 2000 Protestmails gingen in den folgenden Monaten bei der Verbraucherzentrale ein. »Die Leute mögen den Geschmack nicht«, vermutet Silke Schwartau. »Und sie haben das Gefühl, ihnen wird ein Lebensmittel klammheimlich weggenommen – obwohl noch das Gleiche drauf steht wie früher.«

Im Frühjahr 2009 haben die Molkereien auf den Protest reagiert und sich auf eine freiwillige Selbstverpflichtung geeinigt, nach der die Verbraucher nicht mehr über die Behandlungsart der Milch getäuscht werden sollen. ESL-Milch darf zwar weiterhin als Frischmilch bezeichnet werden, aber ergänzt durch den Hinweis »länger haltbar«. Doch ein Marktcheck der Verbraucherzentralen ein halbes Jahr später zeigt: Nur ein Drittel der Milch ist korrekt gekennzeichnet.[41] »Die machen das einfach nicht«, schimpft Silke Schwartau, »selbst diese schlaffe Selbstverpflichtung halten die Molkereien nicht ein.«

Mit der Milch ist es also wie mit der Fanta, nur umgekehrt: Bei Fanta ist das Gleiche drin, aber es steht etwas anderes drauf. Bei der Milch ist was anderes drin, aber es steht das Gleiche drauf.

Warum also kein Gesetz, das für Klarheit sorgt? Warum umständlich, wenn es einfach ginge?

»Wenn Milch bis zu 24 Tage haltbar gemacht und zu diesem Zweck entsprechend behandelt wird, dann kann sie nicht mehr frisch sein und darf nicht so bezeichnet werden«, fordert Silke Schwartau und klagt: »Dieser einfachen Logik wollten das Bundesministerium, die Milchindustrie und der Handel nicht folgen.«

»Aber«, sagt ihr Kollege Armin Valet, »der richtige Betrug geht erst da los, wo keine Zutatenliste mehr vorhanden ist.«[42] In Restaurants zum Beispiel oder in Bäckereien. Unverpackte Backwaren zum Beispiel dürfen in Deutschland ohne Zutatenliste verkauft werden, daher erfährt der Kunde gar nicht, was er gerade gekauft hat. Nur auf Nachfrage muss der Bäcker die Zutaten verraten. Vor allem für kleine Bäckereien ist das eine Arbeitserleichterung, denn die Brötchenrezepturen ändern sich oft, je nach Qualität des Mehls zum Beispiel, und es wäre aufwendig für die kleinen Betriebe, die Zutatenlisten anzupassen, auszudrucken und in die vielen Brötchentüten zu stecken. Andererseits schafft diese Ausnahme die wunderbare Möglichkeit, Zusatzstoffe in Brötchen zu verstecken. Zum Beispiel diese: Mono- und Diacetylweinsäureester von Mono- und Diglyceriden von Speisefettsäuren E 472e, Guarkernmehl, Diphosphat, Calciumphosphat, gehärtetes pflanzliches Öl, Ascorbinsäure, Enzyme. Es ist gut möglich, dass sie all dies in ihrem Magen haben, falls sie heute Morgen ein Brötchen gegessen haben, denn sie sind Bestandteile eines Brötchenbackmittels.

Brötchen mit diesem Chemiecocktail werden gern gekauft, weil sie so schön leicht und luftig sind. »Die Mono- und Diacetylweinsäureester machen die Brötchen groß und hohl, dafür schmecken sie dann nach nichts«, spottet Udo Pollmer. »Ein schönes Beispiel, wie man mit Zusatzstoffen Lebensmittel pervertieren kann: Man fügt einen Stoff hinzu, um ein Produkt schlechter zu machen.« Und steigert damit noch den Absatz, weil die Kunden gerne mehr Geld für große Brötchen ausgeben – auch wenn es nur Luft ist, die sie da kaufen. Das ganze Aufblähverfahren macht gleichzeitig den traditionellen Bäckern das Leben schwer, weil deren Brötchen plötzlich ziemlich mickrig aussehen – ohne Mono- und Diacetylweinsäureester oder ähnliche Laborprodukte. Und fast könnte man vermuten, das sei Absicht.

Kapitel 4

Haben wir unseren Geschmack verloren?

Essen nach dem Legosteinprinzip

Der Hauptgeschäftsführer des Verbands Deutscher Großbäckereien nimmt sich viel Zeit für meine Fragen. Ich recherchiere für das *Greenpeace Magazin* über etwas, was wir in der Redaktion Industriefraß genannt haben.[43] Danach frage ich Helmut Martell aber nicht, jedenfalls nicht wörtlich, sondern etwas zurückhaltender nach Zusatzstoffen und Backmitteln. Was eigentlich noch so drin ist im Brötchen außer Mehl und warum das nicht auf der Brötchentüte steht.

Helmut Martell antwortet kundig und verständnisvoll, er leugnet nicht die Informationslücken beim Verkauf von losen Backwaren, aber erklärt auch, warum es für kleine Backstuben durchaus kompliziert sei, nach jeder Rezepturänderung und für einzelne Brötchensorten neue Zutatenlisten zu drucken. Meine Einwände weist er nicht zurück, wie ich das von einem Lobbyisten der deutschen und europäischen Großbäckereien eigentlich erwartet hatte, stattdessen sagt er irgendwann den schönen Satz: »Das Lebensmittelrecht ist ohnehin nicht der Ausfluss des Weltgeistes.« Gegen Kritik an bestimmten Zusatzstoffen hat er jedenfalls nichts, im Gegenteil, der Legitimationsdruck von außen sei gut, er sporne seine Leute zu besserer Arbeit an.

Bloß, sagt Martell dann entschieden: Die Leute interessieren sich nicht für solche Sachen. Mit Ausnahme von einigen professionellen Verbrauchern wie Greenpeace, Foodwatch oder den Mitarbeitern der Verbraucherzentralen und vielleicht noch jungen Müttern mit kleinen Kindern.

Sonst aber gucke kaum ein Verbraucher auf die Zutatenlisten, die seien ihm »völlig wurscht«. Studien hätten ergeben, dass sich Verbraucher eigentlich nur für das Mindesthaltbarkeitsdatum bei Frischwaren interessierten. Ansonsten hätten sie ein generelles Vertrauen in die »lebensmittelrechtliche Konformität« der Produkte, vor allem bei Markenware.[44]

Ich bin ein bisschen erstaunt, immerhin lässt Martell ja gerade sämtliche ernährungskritischen Bewegungen von Ökos, Lohas, Slowfood-Anhängern bis zu Vegetariern und Veganern und natürlich die Allergiker großzügig unter den Tisch fallen. Doch er beruft sich gleich auf mehrere Studien, die das deutlich gezeigt hätten.

Dann wäre ja alles in Butter: Wir wissen zwar nicht so ganz genau, was uns die Lebensmittelindustrie eigentlich auftischt, aber den meisten schmeckt es eigentlich ganz gut, außerdem ist es billig. Giftig ist es wohl auch nicht, sonst wäre es wohl verboten, wir haben schließlich Lebensmittelkontrollen. Oder wir hätten öfter Bauchschmerzen.

Woher aber dann das große Unbehagen am Essen? Warum bricht der Server der Hamburger Verbraucherzentrale zusammen, wenn Silke Schwartau und Armin Valet eine Liste mit Lebensmittelimitaten ins Netz stellen?[45] Warum ist in einem Bonner Bioladen plötzlich die frische Milch ausverkauft, wenn die Hamburger Wochenzeitung *Die Zeit* einen Bericht über ESL-Milch bringt?[46] Waren das alles Eltern mit kleinen Kindern?

Nein, es ist komplizierter, Helmut Martell vom Großbäckerverband hat noch etwas zu ergänzen. Der Verbraucher hat nämlich zwei Bewusstseinsebenen, sagt er: Bei genussbezogenen Produkten ist ihm völlig wurscht, was drin ist, aber bei Produkten, die mit Gesundheit assoziiert werden, verzeiht er manche Stoffe nicht.

Ich hätte diese These vermutlich sofort verworfen, wenn ich nicht gleich danach bei der nächsten Bäckerei eine Bestätigung dafür gefunden hätte: Die Harry-Brot GmbH in Schenefeld bei Hamburg backt Brote ohne Zusatzstoffe: »Schon gewusst? Das Harry-›1688‹-Steinofenbrot trägt seinen Namen mit Recht: Denn es wird auch heute noch, wie früher, traditionell im Steinofen gebacken.«[47] – »1688 Steinofen« enthält »Mehl, Wasser, Salz, Hefe und sonst nichts«, auch die anderen Brote haben *clean labels*, also saubere Zutatenlisten, wie man in der Branche sagt. Erst bei den Genussmitteln unter den Backwaren – Croissants, Toast und Brötchen – purzeln die E-Nummern: Die Weizentoastbrötchen (»in Topqualität«) etwa enthalten neben Weizenmehl, Wasser, Hefe und Maisgrieß auch noch Traubenzucker, Salz, Säuerungsmittel (E 262, E 330, E 333), Stabilisator (E 412), Emulgatoren (E 481, E 471), Backtriebmittel (E 450, E 500). Dafür wirbt Harry mit der »typisch großporigen Krume«. Typisch Backmittel eben. Aber das muss man dem Kunden ja nicht ausdrücklich auf die Nase binden.

Das hieße also, unser tägliches Brot hätten wir gerne so gesund und ursprünglich wie möglich, aber Brötchen und Croissants für das gemütliche Sonntagsfrühstück wollen wir in Ruhe genießen – ohne lästige Gedanken an Gesundheit oder Gewichtszunahme? Als hätten wir nicht nur zwei Bewusstseinsebenen, sondern auch zwei Verdauungssysteme, eines zum Groß- und Starkwerden und das andere für die guten Gefühle? Wer sind wir nur – und wenn ja wie viele?

Es war eine abgebrochene kleine Möhre im Stall eines Biobauernhofes, die mir gezeigt hat, dass etwas nicht stimmt mit unserem Verhältnis zum Essen. Eine Möhre im Stall meines Vorbildbauern Josef Jacobi, der in der Ökoszene legendär ist, weil er gegen den allgemeinen Fusions- und Vergrößerungstrend eine kleine Bauernmolkerei gerettet hat.[48] Josef Jacobis Hof liegt ganz in der Nähe meines Heimatdorfs in Ostwestfalen, wo die Menschen nicht zu Utopien neigen und Biolandwirte lange Zeit als grüne Spinner galten – weshalb mich Jacobis Leistungen noch mehr beeindrucken.

Er hatte mich über seinen Hof im Warburger Bördeland geführt und mir gezeigt, wie er seine Kühe füttert: mit Bio-Kleegras von den eigenen Feldern, Rübenschnitzeln aus der Warburger Zuckerrübenfabrik, die er mit seinen Bio-Zuckerrüben beliefert, und mit Bio-Möhren.[49] Ein ganzer Haufen lag vor der langen Krippe. »Das sind Möhren von meinem Nachbarn, die aber zu groß oder zu klein sind, um im Naturkosthandel verkauft zu werden«, erklärte Jacobi. »Sie entsprechen nicht der EG-Norm, und das freut meine Kühe. Und mich auch, jedes Mal, wenn ich hier vorbeigehe, nehme ich mir selbst eine.«

Ich probierte und stopfte mir sofort die Taschen voll, so gut schmeckten die Möhren. Lecker, wie ich sie in ganz Hamburg noch nicht gefunden hatte, obwohl es auch dort gute Biomöhren gibt.

Die abgebrochene Möhre auf dem großen Möhrenhaufen im Stall von Josef Jacobis Milchkühen hat mich etwas gelehrt, das ich fast vergessen hatte. Dass es mehr Kriterien gibt, nach denen man Lebensmittel beurteilen kann, als Markennamen, Zutatenlisten, Herkunftsnachweise, Siegel und Label.

Die eigenen Sinne nämlich. Den Geschmack.

Seitdem mache ich Möhrenproben wie Weinproben: Immer, wenn ich einen Biohof oder einen Gemüsegarten besuche, probiere ich in aller Ruhe die Möhren aus, um herauszufinden, wie sie schmecken.

Kurz nach Jacobi habe ich einen Wasserbüffelbauern besucht, den Bioland-Pionier Josef Schäfers vom Heggehof bei Paderborn. Er hat schon in den siebziger Jahren mit ökologischer Landwirtschaft experimentiert, als er das Wort »bio« noch gar nicht kannte. Pestizide und Kunstdünger waren ihm unheimlich, also versuchte er, ob es nicht auch ohne gehen könnte – bis Naturkosthändler aus Bielefeld davon erfuhren und ihn fragten, ob es nicht biologische Landwirtschaft sei, was er da mache.

Ja, wenn du so willst, kannst du das so nennen.

Ob er auch Grünkern für sie anbauen würde?

Kerr, wat isn Grünkern?

Dass man vor der Reife geernteten Dinkel Grünkern nannte und dass man ihn dann rösten und daraus Bratlinge machen konnte, das wusste er damals noch nicht. Die Siebziger waren die Zeit des »Fortschritts« auf den Bauernhöfen, die Landwirte lernten neue Pestizide kennen, die von den Industrievertretern beharrlich als »Pflanzenschutzmittel« angepriesen wurden, und neue Arbeitsgeräte. Nur von alten Getreidesorten redete niemand. Heute sind Dinkel, Grünkern und Einkorn auf den Biohöfen längst wieder eingeführt, und auf dem Heggehof von Josef Schäfers gibt es sogar Büffel.

Schäfer zeigte mir seine jungen Wasserbüffel, schöne Tiere mit lustiger Frisur: Ihr dichtes, schwarzes Stirnhaar wächst, als hätte es jemand gescheitelt und mit Gel nach hinten gekämmt. Die jungen Bullen schauen mir lange und aufmerksam in die Augen, weichen aber zurück, wenn ich ihnen näher komme, und lassen sich nur von Schäfers streicheln. Dabei schwärmt er von seinen Tieren: Sie sind genügsam, aber wählerisch. Wasserbüffel haben ihren eigenen Geschmack. »Mästen kann man sie gar nicht«, sagt Schäfers, »sie fressen nur Gras und Heu.« Maissilage und sojahaltiges Kraftfutter, was gewöhnliche Mastbullen besonders gern herunterschlingen und wovon sie schnell zunehmen, verschmähen die Wasserbüffel. Als kämen sie geradewegs aus den Sümpfen und dächten sich: »Was der Büffel nicht kennt, das frisst er nicht.«

Das wirkt, als ob sie sich weigerten, an der Industrialisierung der Landwirtschaft mitzuwirken. Denn Weizen, Mais und Soja wachsen so schnell wie kaum eine andere Pflanze, deshalb gehören sie zu den meistangebauten Pflanzen der Welt, und deshalb ist es so effizient, Rinder damit zu mästen. Obwohl die eigentlich Grasfresser sind und keine Körnerfresser. Weizen, Mais und Soja sind wie Fast Food für sie.

Schäfers' Wasserbüffel jedenfalls machen da nicht mit, deshalb verfüttert Schäfers sein Getreide nicht, sondern verkauft es. Dazu lagert er es in Silos auf dem Hof, und vor diesen Silos habe ich meine zweite Lektion in Geschmacksbildung bekommen. »Wir reinigen das Korn nicht vor dem Lagern, sondern erst kurz vorm Mahlen«, erklärt Schäfers. »Die Unkrautsamen sind nämlich ölhaltig und verbreiten ätherische Öle, und wenn das Korn dann kurz vor dem Mahlen gereinigt wird, dann duftet es ganz wunderbar.« Deswegen seien sauber gespritzte Äcker ohne jedes Unkraut oder Beikraut – wie es in der Sprache der Biobauern heißt – auch gar nicht gut.

»Und noch was schmeckt wie verrückt«, sagte der Biobauer, als wir von den Silos über den Rasen zum Haus gehen, »Gänseblümchen und Rotkleeköpfe.« Seit ich denken kann, bin ich über die runden, dunkelrosa Kleeblüten einfach hinweg gelaufen, ohne sie je probiert zu haben, und nun traue ich mich erst gar nicht, sie in den Mund zu stecken. Ich drehe die kleine Blüte, als suche ich ein Etikett, auf dem steht, dass sie essbar ist und was in ihr enthalten ist, finde keins und probiere sie trotzdem.

Wie eine Mischung aus Gewürz und Gras schmeckt sie, und ich bin mir nicht sicher, ob ich das lecker finde. »Sie enthält Flavonoide«, sagt Schäfers, als er meinen zweifelnden Gesichtsausdruck bemerkt – als bräuchte ich erst einen wissenschaftlichen Fachausdruck, um ihm zu glauben.

Aber ich habe die Lektion auch so verstanden: Es geht gar nicht so sehr um die in großen Teilen noch unerforschte, aber vermutete positive gesundheitliche Wirkung sekundärer Pflanzenstoffe, sondern es geht um die Rückkehr der Sinne. Um das Vertrauen in das, was wir fühlen, riechen und schmecken.

Genau das ist uns im Supermarkt verloren gegangen. Wir haben uns so daran gewöhnt, auf Markennamen, Mindesthaltbarkeitsdaten und Zutatenlisten zu gucken, dass uns die Fähigkeit, Lebensmittel mit unseren Sinnen zu beurteilen, abhanden gekommen ist. Wir kaufen Tomaten, weil darüber

»Herkunftsland Italien« steht, ohne sie vorher in die Hand genommen und vor die Nase gehalten zu haben. Wir bekommen Appetit, weil auf der Packung einer Tütensuppe in adrett geschwungener Schrift »Feinschmecker« steht. Und wir riechen nicht an der Milch, ob sie sauer oder verdorben ist, sondern wir gucken auf das Mindesthaltbarkeitsdatum. Das ist nicht alles verkehrt, aber einseitig. Und es verrät viel über unser Verhältnis zum Essen.

Wir haben uns von dem, was wir essen, also unmittelbar zu uns nehmen und in uns hinein geben, entfremdet. Unsere Verbindung zur Herkunft unseres Essens ist abgeschnitten.

Die Beziehung zwischen Anbau, Produktion und Konsum ist gekappt, und so wissen wir nicht mehr, woher unsere Nahrung kommt.

Wer selber Kühe melkt, weiß, wie die Milch schmeckt und wann sie verdorben ist. Wer Äpfel von der eigenen Wiese pflückt und in die Mosterei bringt, weiß, welcher Baum die leckersten Äpfel trägt. Bei allen anderen sind Marketing und Werbung an die Stelle der unmittelbaren Erfahrung getreten. Die Konsumenten in den reichen Industrieländern berühren nicht die Erde, in der die Kartoffeln gewachsen sind, die sie in den Einkaufswagen legen. Sie streicheln nicht die Kühe, deren Milch sie trinken, und sie wissen nicht, wie die Hühner leben, deren Eier sie essen. Das zu wissen und zu erfahren, ist im System der Lebensmittelindustrie nicht vorgesehen. (Natürlich gibt es Ausnahmen: eine Ernährungsavantgarde, die längst zurück zu den Traditionen des Essens aufgebrochen ist, dazu später mehr.)

Ich habe lange nicht verstanden, was das bedeutet, weil mir diese Zusammenhänge als Dorfkind so selbstverständlich waren. Erst als ich vor einigen Jahren einen Kinderbauernhof besucht habe, wurde mir klar, was das bedeutet: eine gekappte Verbindung zwischen Herstellung und Konsum. Die Bauernhofpädagogin Silke Gorgas, die auf dem Ringstedtenhof am Rande von Lübeck Schulkindern vermittelt, was Landwirtschaft ist, ließ mich zuschauen, wie sie Kinder über durch die Ställe und den Gemüsegarten führte. Sie erzählte von einer gemeinsamen Kartoffelernte: Ein Junge aus der dritten Klasse, der mit viel Eifer in der Erde gebuddelt hatte, rief, als er die ersten Kartoffeln in der Erde entdeckte: »Die sehen ja aus wie echte.«[50]

Ich hätte den Jungen gerne gefragt, woher denn die echten Kartoffeln kommen. Vielleicht hätte er auf eine Fabrik getippt, und das wäre für einen großen Teil unserer Nahrung auch gar nicht falsch gewesen. Vieles von dem, was wir essen, ist Fabrikessen, nicht Bauernhofessen. Und vieles von dem, was wir über unsere Ernährung wissen, ist medial vermittelt und nicht selbst erfahren.

Natürlich hat es entscheidende Vorteile, Kartoffeln essen zu können, die man nicht selbst ausgraben musste, und Brot zu essen, das andere für einen gebacken haben. Eine arbeitsteilige Gesellschaft ermöglicht uns ja erst, etwas anderes zu tun als zu jagen, zu jäten und Kühe zu melken. Wenn ich die Entfremdung der Konsumenten von ihren Lebensmitteln kritisiere, dann nicht, um für die Rückkehr zur Selbstversorgungswirtschaft zu plädieren. Sondern weil ich glaube, dass die gekappte Verbindung zur Herkunft unserer Nahrung geflickt werden muss.

Im Sommer 2009 hatte mich die Redaktion des *Zeit-Wissen*-Magazins gebeten, ein Bio-Menü zu beschreiben: Wurst, Brot und Möhre, vom Feld bis auf den Teller, wie es angebaut und produziert werde, wo genau der Unterschied zum konventionellen (oder weniger beschönigend: industriellen) Anbau liege und – das war der Redaktion besonders wichtig – ob das Biomenü gesünder sei?

Kurz darauf stehe ich auf einem Stoppelfeld ganz in der Nähe des lippischen Schlosses Wendlinghausen, das Verwandte des Lügenbarons Münchhausen vor vierhundert Jahren gebaut haben. Das Land dort ist fruchtbar, schwerer Lehmboden, der guten Ernten liefert, auf sanft geschwungenen Hügeln, mit üppigen Holunder- und Haselnussbüschen am Feldsaum und Wäldern auf den Höhenzügen. Auf dem Feld war am Tag zuvor Dinkel gedroschen worden, nebenan steht noch der Weizen des Nachbarlandwirts, der nicht ökologisch wirtschaftet. Der Gutsverwalter Klaus Rauhaus, braungebrannt, sportlich in Jeans und T-Shirt, zeigte mir, um wie viel dichter der Weizen auf dem Nachbarfeld steht. Konventionelle Landwirte ernten hier etwa doppelt so viel, doch das Getreide wächst zu dicht, um leicht vom Wind getrocknet zu werden. Deshalb ist es anfällig für Pilzbefall, den der Landwirt mit chemischen Spritzmitteln bekämpfen muss. Das war ein guter Moment für die Frage, ob sein Öko-Anbau nun gesünder sei, und ich war mir sicher, dass er mit einem überzeugten »Ja, natürlich« antworten würde.

Aber das tat er nicht. Stattdessen lachte er.

Als er mein irritiertes Gesicht sah, erklärte er, dass die Frage nach der Gesundheit nicht an einem einzelnen Produkt zu beantworten sei und dass es bei der Frage nach gesunder Ernährung natürlich auf die gesamte Auswahl ankäme. Spritzmittel seien zwar noch immer Gift, doch im reifen Korn auf dem Feld des Nachbarbauern seien sie nicht mehr nachweisbar. Bei Gemüse aus konventionellem Anbau sei das anders, da gebe es öfter Rückstände, sagte Rauhaus, aber das Getreide sei in Ordnung, er esse auch die Körner vom Nachbarfeld und die schmeckten auch. Wenn das Biobrötchen im Laden gesünder sei, so liege dies an den Zutaten, die in der Backstube hinzugegeben werden oder eben nicht.

Ob er sich nicht damit als Biobauer selbst in den Rücken falle?

Nein, sagte er, aber man dürfe nicht nur ein einzelnes Produkt betrachten, sondern die gesamte Produktionsweise. Und da sei die ökologische Landwirtschaft nachhaltiger und gesünder.

Genau zu dieser Zeit, im Juli 2009, hatte die britische Food Standards Agency FSA eine Studie veröffentlicht, die behauptete, es gebe keine Hinweise dafür, dass Bioprodukte gesünder als konventionelle seien.[51] Das hatte für einige Schlagzeilen gesorgt, und auch ich fand das Ergebnis verwunderlich, doch die Biobauern kümmerte diese Studie überhaupt nicht. So, wie wir wirtschaften, ist es der richtige Weg, sagten sie, ein System, das ohne giftige Chemikalien auskommt, ist besser als eines, das die Landwirte von den Fortschritten der Agrochemie abhängig macht. Und dabei verließen sie sich auf das, was auf ihren Feldern wuchs, was sie sehen und schmecken konnten.

Wenige Wochen nach der Veröffentlichung widersprach das Forschungsinstitut für biologischen Landbau (FibL) der britischen Bio-ist-nicht-besser-Studie. Das FibL legte Ergebnisse aus fünf Jahren Feldforschung vor und zeigte damit, dass Bioprodukte doch gesünder seien.[52] »Die Briten haben eine Meta-Analyse gemacht, sie haben also andere Studien, die zu diesem Thema veröffentlicht wurden, ausgewertet und gewichtet«, erklärt Urs Niggli, der Direktor des FibL. »Doch dabei haben sie viele relevante Studien gar nicht berücksichtigt – unsere zum Beispiel, die europäische Großstudie QLIF, an der mehr als 30 Forschungsorganisationen beteiligt waren. Außerdem haben die Briten nur den Nährstoffgehalt der Lebensmittel untersucht, nicht aber Rückstände von Schadstoffen. Dabei zeigen alle Untersuchungen, auch von staatlichen Kontrollbehörden, dass ökologisch erzeugte Produkte weniger Pestizidrückstände haben.«[53]

In der Regel lagen die Rückstände bei den konventionellen Produkten unter dem Grenzwert, damit gelten sie gleichfalls als unbedenklich, gibt Niggli zu Bedenken. Langzeitrisiken aber würden in diesem Konzept der Grenzwerte zu wenig beachtet. Sie bezögen sich auf die akute Toxizität, also auf die Frage, ob sie im Moment der Verzehrs giftig sind. »Was fehlt, sind Studien über die chronische Toxizität. Manche Mediziner warnen davor, dass vor allem Kleinkinder und Schwangere gefährdet sind, die über eine längere Zeit Pestizidrückstände durch die Nahrung aufnehmen.« Solche langfristigen Wirkungen sind aber sehr schwer kausal nachzuweisen – im Zweifel sollte man belastetes Gemüse also besser vermeiden.

Niggli und die anderen Forscher des QLIF-Projektes haben nun herausgefunden, dass Kohl, Salat, Tomaten und Kartoffeln aus biologischem Anbau mehr Vitamine, bioaktive Stoffe und Antioxidantien enthalten als die aus konventionellem Anbau. In der Biomilch haben sie 30 bis 70 % mehr Omega-3-Fettsäuren gefunden.

Das ist ein wissenschaftlicher Beleg für den höheren Nährwert der Biolebensmittel, doch den Biobauern scheint es auf diese Beweise gar nicht anzukommen. Alle, die ich im Verlauf der Recherche gefragt habe, ob bio gesünder sei, haben mir ähnlich geantwortet wie der Wendlinghauser Gutsverwalter: Ein System ohne Gifteinsatz ist das bessere. Sie sind von ihrer Art und Weise zu wirtschaften überzeugt und brauchen dazu weder Messwerte noch Studien. Sie sehen ihre Tiere und die Ackerkrume auf ihren Feldern, sie essen die Früchte ihrer Arbeit.

Mit anderen Worten: Es geht ums Ganze. Und um die eigene Erfahrung.

Was aber überzeugt die anderen, die nicht Biobauern sind, keine Apfelbäume im Garten haben und keine eigenen Kühe melken? Das Vertrauen in die »lebensmittelrechtliche Konformität« der Produkte im Laden? Die schöne Verpackung? Der sinnliche Werbespot? Die Zutatenliste?

Nein, es ist die Wissenschaft, sagt Michael Pollan, der Autor von *Das Dilemma des Allesfressers*. Oder deutlicher (auch wenn es ein bisschen verschwörungstheoretisch klingt): der ernährungswissenschaftlich-lebensmittelindustrielle Komplex.[54]

Wir sind, was unser Essen angeht, wissenschaftsgläubig geworden, schreibt der amerikanische Autor in seinem großartigen Manifest *In Defense of Food*[55]. Und das hat uns krank gemacht, manche sogar sterbenskrank. Pollan nennt es das Dilemma der Allesfresser[56]: Anders als Koalabären oder Pferde sind wir Menschen genetisch nicht auf eine bestimmte Nahrung festgelegt. Das eröffnet uns Tausende verschiedener Nahrungsquellen, aber es zwingt uns auch zur Auswahl und führt in Zeiten des Überflusses offenbar zu Verwirrung. Und zu einer gefährlichen Haltung, die er *Nutritionismus* nennt: eine reduktionistische Fixierung auf Nährstoffe statt auf ganze

Lebensmittel, geleitet von lückenhaften und oft nicht gesicherten wissenschaftlichen Erkenntnissen, die mehr und mehr unser Essverhalten beeinflussen.

Michael Pollan beschreibt, wie sich die Esskultur in den Vereinigten Staaten geändert hat, wie die traditionellen Gerichte der jeweiligen Einwanderergruppen verschwunden sind und etwas an ihre Stelle getreten ist, das er die *American Diet* nennt. Oder auch die *Western Diet*. Denn diese Art zu essen verbreitet sich überall auf der Welt, ausgehend von den USA und den reichen westlichen Industrieländern. Sie basiert auf der Industrialisierung unserer Nahrung: Tier- und Pflanzenproduktion in Monokulturen und großen Strukturen unter Einsatz von Chemikalien, Konzentration auf wenige ertragreiche Sorten (Weizen, Mais, Soja), Verarbeitung von frischen Rohstoffen zu Fertigprodukten, und in Folge davon ein Überangebot von billigen Kalorien.[57]

Die *Western Diet* ist süß und fettig. Und schnell und billig.

Und sie ist ungesund.

Auch in Europa haben wir ihren Durchbruch erlebt, deshalb erscheint uns das beinahe banal, was Pollan schreibt: »In den letzten Jahrzehnten hat Mama viel von ihrer Autorität über das Mittagsessen eingebüßt.«[58] An ihre Stelle sind Wissenschaftler und die Experten für Lebensmittelmarketing getreten, und auch der Staat mit seinen Ernährungspyramiden und Empfehlungen. Aber das ist nicht banal, sondern historisch absolut außergewöhnlich: Wir essen nicht mehr, was unsere Mütter gegessen und für uns gekocht haben. Sondern wir müssen erst Journalisten, Ärzte, Ernährungswissenschaftler oder staatliche Ernährungsempfehlungen konsultieren, bevor wir einkaufen gehen.

Ein Ausdruck unserer gegenwärtigen Verwirrung, meint Michael Pollan. »Ich behaupte, dass das meiste von dem, was wir heute essen, genau genommen überhaupt keine Lebensmittel mehr sind, und dass die Art, wie wir sie zu uns nehmen – im Auto, vor dem Fernseher, zunehmend allein –, eigentlich nicht mehr als Essen bezeichnet werden kann, zumindest nicht in dem Sinne, in dem die Kultur den Begriff lange verstanden hat.«[59]

Das meiste von dem, was im Supermarkt zu kaufen ist, seien keine Lebensmittel, sondern bestenfalls essbare nahrungsmittelähnliche Substanzen.[60]

Und diese Art zu essen macht uns krank, sagt Pollan und beruft sich dabei auf die Untersuchungen von Tropenmedizinern wie Denis Burkitt, die festgestellt haben, dass Menschen, die ihren ursprünglichen Esskulturen folgten, nicht an Wohlstandskrankheiten wie Herzproblemen oder Diabetes litten. Eben jenen Krankheiten, die uns wiederum anfällig für die Versprechen der Ernährungswissenschaft machen.

Pollan bringt es so auf den Punkt: »Alle Unsicherheiten in Bezug auf die Ernährung sollten nicht die eindeutige Tatsache vernebeln, dass die Spur jener chronischen Krankheiten, die heute die meisten von uns umbringen, sich direkt auf die Industrialisierung unserer Nahrung zurückführen lässt.«[61] Ernährungsmediziner wie Hans Hauner von der TU München sind skeptisch, ob man das so einfach sagen kann. Beweise für diese Behauptung wären nur schwer zu erbringen, weil unsere Gesundheit ja nicht allein eine Folge von Ernährung, sondern auch von Lebensstil, Umwelteinflüssen, individueller Veranlagung und Vererbung ist. Dennoch sagt Hauner über Pollans Zuspitzung: »Da ist einiges dran.«[62]

1977 warnte die American Heart Association – aufgeschreckt durch die steigenden Zahlen von Herzerkrankungen – die Amerikaner vor zu viel rotem Fleisch und Milchprodukten (obwohl die Erkenntnisse für diese Warnung sehr dünn waren und sich später gar nicht als richtig herausstellten). Ein Sturm des Protestes brach aus, die Fleisch- und Milchindustrie forderte die sofortige Zurücknahme dieser für sie geschäftsschädigenden Empfehlungen. Dies war der Moment, in dem Lebensmittel durch Nährstoffe ersetzt wurden: die Geburtsstunde des *Nutritionismus*, der Glaubenslehre von den isolierbaren Nährstoffen und ihrer Wirkung auf unsere Gesundheit, Essen nach dem Legosteinprinzip. Vielleicht kann man es der Einfachheit halber mit Nährstoffversessenheit übersetzen. »Esst weniger rotes Fleisch, Käse und Butter!« wurde gestrichen und durch eine Umschreibung ersetzt: »Wählen Sie solche Fleisch-, Geflügel- und Fischarten, die die Aufnahme von gesättigten Fetten reduzieren!«[63]

Damit begann der Einzug der Nährstoffe in den Supermarkt und in die Küche. Reden Sie nicht länger über Milch, Fleisch und Eier, reden Sie über Cholesterin, Vitamine und Ballaststoffe! Vergessen Sie, was im Kühlschrank liegt! Werden Sie Ernährungswissenschaftler! Komponieren Sie Ihren persönlichen Nährstoffcocktail! Misstrauen Sie der Küche Ihrer Eltern und Großeltern, misstrauen Sie Ihrem Appetit und Ihrem Wohlbefinden, folgen Sie stattdessen Ernährungsanleitungen und Diätvorschriften!

Die Sache klang zunächst gut, doch sie hat einen Haken: Die menschliche Ernährung ist zu komplex für kleine Nährstofftabellen. Die Ernährungswissenschaftler sind weit davon entfernt, die Wirkung von Tausenden und Abertausenden von Nährstoffen auf den Menschen vollkommen zu verstehen.

Ebenso wenig ist genau erforscht, wie künstliche Aromen und verarbeitete Lebensmittel auf den Organismus wirken. Was das alles noch komplizierter macht: All diese Einflüsse können je nach Ernährungstradition und individueller Veranlagung von Mensch zu Mensch verschieden sein.

Pollan bringt das so auf den Punkt: Menschen essen keine Nährstoffe, sondern Lebensmittel.[64] Das Ganze ist mehr als die Summe seiner Teile, ein Glas Milch ist wertvoller als alle ihre Bestandteile addiert und zusammengerührt.

Die Geschichte der Erforschung der Nährstoffe aber ist die einer unterschätzten Komplexität. Justus von Liebig etwa entdeckte Mitte des 19. Jahrhunderts die Hauptbestandteile von Pflanzendünger: Stickstoff, Phosphor und Kali. Und der Erfolg gab Liebig Recht: Wenn auf einem Feld ein Mangel an diesen Stoffen bemerkt und durch Dünger ausgeglichen wurde, ernteten die Landwirte wesentlich mehr. Der Biobauer Josef Schäfers erinnert sich an Justus von Liebig als den Wohltäter der Landwirte der Generation seines Vaters. Der, so erzählt er, hatte an der Landwirtschaftsschule diesen Spruch gelernt: »Stickstoff, Phosphor, Kali, Kalk / ist des Bodens Schelm und Schalk.«

Liebig entwickelte auch eine »Suppe für Säuglinge«, einen Vorläufer der heutigen Babynahrung, und einen Fleischextrakt. Im 19. Jahrhundert, als noch viele Menschen hungerten und Säuglinge, die nicht gestillt werden konnten, starben, waren das wertvolle Entdeckungen – doch die von Liebig entdeckten Nährstoffe waren eben nicht komplett. Babies, die allein mit Liebigs Säuglingssuppe ernährt wurden, gediehen nicht, was kein Wunder war, denn Liebig hatte keine Vitamine in seine Kunstnahrung gegeben – die wurden erst Jahrzehnte später entdeckt. Die Geschichte der künstlichen Babynahrung sei die

Geschichte eines übersehenen Nährstoffes nach dem anderen, bemerkt Pollan.[65] Heute ist die Liste aller für die Ernährung des Menschen wichtigen Stoffe sehr lang, aber noch lange nicht komplett.

Michael Pollan nimmt einen Stängel Thymian, um das zu demonstrieren: 35 Antioxidantien zählt er auf, die in dem Küchenkräutlein nachgewiesen wurden und von denen keiner genau weiß, was sie im Körper bewirken. Wäre schön, das alles zu wissen, meint Pollan, aber in der Zwischenzeit könne man den Thymian einfach weiter genießen, in der Hoffnung, dass er nicht schade (weil er schon immer gegessen wurde) oder dass er sogar etwas Gutes bewirke (weil er schon immer gegessen wurde).[66]

Die Erforschung der biologischen Landwirtschaft bestätigt diese Komplexität – und zugleich auch die Begrenztheit der ernährungstheoretischen Kenntnisse: Urs Niggli, der Direktor des Forschungsinstituts für den biologischen Landbau, FibL, und Koordinator eines europäischen Forschungsprojekts QLIF (für Quality Low Input Food) schreibt: »Das Projekt QLIF und eine Studie der Davis-Universität in Kalifornien haben herausgefunden, dass die erhöhte Bodenfruchtbarkeit auf Biobetrieben (mehr organische Düngung, mehr Boden-lebewesen, welche die organische Masse umbauen und ver-dauen, andere mikrobiologische Zusammensetzung) bei den Pflanzen die Bildung dieser sekundären Pflanzenstoffe stärker anregt.« Das hört sich gut an – für alle, die gerne bio anbauen oder essen –, doch welche Rolle diese sekundären Stoffe bei unserer Ernährung genau spielen (oder vielleicht ja auch nicht), weiß niemand genau. Bauern wie Rauhaus oder Schä-fers, die ihr System für das richtige halten, ohne sich groß um Studien zu kümmern, dürften sich dadurch bestätigt fühlen.

Die Wissenschaft hat inzwischen herausgefunden, dass ihre Erzeugnisse auf eine geheimnisvolle Weise lebendiger sind, aber es wird noch Jahrzehnte dauern, bis sie erklären kann, was genau da passiert. In der Zwischenzeit säen und ernten und mästen und schlachten Rauhaus und Schäfers erst einmal weiter.

Das soll nun überhaupt nicht heißen, dass die Erforschung unserer Ernährung überflüssig wäre, ganz im Gegenteil, doch es erfordert mehr Respekt vor der Komplexität – und damit mehr Zweifel an verdächtig einfachen Ernährungsempfehlungen. Wenn nämlich nicht einmal die Forscher genau verstehen, was da alles wie wirkt, wenn man ein Salatblatt gegessen hat, wie soll es dann der Konsument im Supermarkt? Wir haben ein bisschen mehr Folsäure ins Müsli gegossen, kaufen Sie es, davon werden Sie gesünder! So geht es jedenfalls nicht.

Reduktionistisch nennt Michael Pollan dieses Vorgehen. Die Forscher können nur messen, was sie messen können. Was sie noch nicht entdeckt haben oder nicht nachweisen können, darüber können sie auch keine Angaben machen. Daher unsere Fixierung auf Cholesterin, schreibt Pollan, und man spürt beim Lesen einen leicht spöttischen Unterton: Cholesterin war lange Zeit der einzige nachweisbare Faktor im Zusammenhang mit Herzerkrankungen.[67] Also auch der Einzige, vor dem gewarnt werden konnte.

Über der Fixierung auf einzelne Nährstoffe verliert man leicht den großen und komplexen Zusammenhang der Ernährung aus den Augen. Und das kann gefährliche Folgen haben, wie Pollan am Beispiel der Margarine zeigt: Die war ursprünglich ein billiger und minderwertiger Butterersatz. In den fünfziger Jahren aber wurde sie plötzlich als der bessere und gesündere Brotaufstrich vermarktet. Denn Margarine enthielt keine gesättigten Fettsäuren und kein Cholesterin, was die Mediziner damals für unbedingt vermeidenswert hielten, dafür aber mehrfach ungesättigte Fettsäuren und Vitamine. Und das Kunstprodukt Margarine ließ sich leicht immer weiter verbessern: Wann immer ein weiterer guter Nährstoff entdeckt wurde, rührte man ihn einfach in die Margarine hinein.[68]

Doch dummerweise entstanden bei der Herstellung der streichfesten Margarine auch sogenannte Transfette, die man zunächst nicht bemerkte, von denen man heute aber weiß, dass sie noch viel schädlicher sind als die gesättigten Fettsäuren, die sie eigentlich ersetzen sollten.

Mit dieser Art reduktionistischer Nährwertgläubigkeit lässt sich sogar Junk Food heiligen: Während er an seinem Manifest schrieb, sagt Pollan, habe die Lebensmittelbehörde FDA[69] gerade einen *Health claim* für Chips zugelassen. Frito-Lay-Chips würden in mehrfach ungesättigtem Fett frittiert und seien deshalb gut für das Herz-Kreislauf-System.[70] Pollan beschreibt, dass sich die Studien, nach denen zu viel (schlechtes) Fett im Essen für den Anstieg der Herzerkrankungen verantwortlich ist, als nicht haltbar erwiesen haben. Es gäbe neue Erkenntnisse, nach denen gar nicht die Fette, sondern raffinierte Kohlenhydrate wie Zucker und Glukosesirup viel gefährlicher seien. Wenn das so wäre, schreibt Pollan, »kommen wir nicht um die Schlussfolgerung herum, dass die bisherigen US-Ernährungsempfehlungen (...) direkt für den schlechten Gesundheitszustand der Bevölkerung verantwortlich sind«.[71]

Die Geschichte der modernen Ernährungswissenschaft kommt Pollan vor wie die Geschichte eines Krieges: Eiweiß gegen Kohlenhydrate, Kohlenhydrate erst gegen Eiweiße und dann gegen Fette, Fette gegen Kohlenhydrate.[72] Aber mit welchem Ergebnis? Nach dreißig Jahren ernährungswissenschaftlicher Empfehlungen sind wir dicker, kränker und schlechter ernährt, schließt Pollan.

Es ist Zeit für eine ganz neue Art, über unser Essen nachzudenken.[73]

Pollan hat eine ganze Menge Vorschläge, wie diese neue Esskultur beschaffen sein könnte, und einer davon lautet: »Essen Sie nichts, was Ihre Urgroßmutter nicht als Lebensmittel erkannt hätte.«

Als ich das zum ersten Mal las, sehnte ich mich zurück an den Küchentisch meiner Großmutter. Ich erinnerte mich an die Selbstverständlichkeit, mit der sie säte, erntete und kochte, was ihre Großmütter auch schon gesät, geerntet und gekocht hatten. Ich sah sie plötzlich vor mir mit dunkelgrünen Blättchen in der Hand und hörte, wie sie mit Stolz und Freude in der Stimme sagte: »Guck, der erste Feldsalat ist reif!« Als Kind fand ich das nicht sehr beeindruckend, es wuchs schließlich immer irgendetwas auf den Feldern, mal war dieses reif und mal jenes. Das war schlicht selbstverständlich, und Ernährung war einfach.

Aber damit ist es heute vorbei. Auf der Suche nach einer neuen Esskultur können wir uns nicht einfach umdrehen und unsere Vorfahren befragen (auch wenn Pollans Urgroßmutterregel sicher hilfreich ist). Die Ernährungswirtschaft ist längst ebenso globalisiert wie der ganze Rest der Wirtschaft. Und die Frage, wie wir uns ernähren, hat unmittelbare Auswirkungen auf die Versorgung anderer Menschen in anderen Ländern.

Kapitel 5

Wir sitzen alle am globalen Mittagstisch

... und essen den Armen den Teller leer

Nehmen wir also Platz am Mittagstisch des Jahres 2010 und warten auf das Essen: nicht ganz hungrig, weil wir eben schon einen Schokoriegel vertilgt haben, ein bisschen skeptisch, weil wir nicht wissen, ob wir dem trauen sollen, was wir vorgesetzt bekommen (Sieht aus wie Käse, aber ist es auch welcher? Schmeckt nach Erdbeeren, aber woher kommt der Geschmack?), verärgert, weil wir aus der Zutatenliste nicht schlau werden (Milcheiweißprodukt, was ist das eigentlich? Gesund oder schädlich?) und vor allem sehr verunsichert, weil wir gar nicht mehr wissen, was nun eigentlich gut ist und was nicht.

Nicht so richtig glücklich jedenfalls mit dem, was auf den Tisch kommt.

Die persönliche Essensverunsicherung der Konsumenten in den reichen Industrienationen des Westens, die paradoxe Verarmung ihrer Mahlzeiten inmitten des Überflusses, ihre verlorene Verbindung zum Ursprung ihrer Lebensmittel – all das ist aber nur ein kleiner Teil der globalen Ernährungskatastrophe. Am anderen Ende des Mittagstisches sitzen Leute, die sich sorgen, überhaupt satt zu werden. Sie sind ziemlich viele, und es werden immer mehr.

Es waren drei Bücher, die mir die Augen für diesen einen globalen Mittagstisch geöffnet haben: *Die Geburt der Dritten Welt* des amerikanischen Soziologen Mike Davis und die beiden Bücher, die Jean Ziegler als UNO-Sonderberichterstatter für das Recht auf Nahrung geschrieben hat: *Das Imperium der Schande* und *Der Hass auf den Westen*.[74] Alle drei haben mir gezeigt, dass es nicht zu rechtfertigen ist, unsere Ernährungsindustrie getrennt vom Elend in den Ländern des Südens zu betrachten. Dass nicht Naturkatastrophen die Menschen verhungern lassen, sondern Verteilungskatastrophen, und zwar in einem System, von dem wir auf Kosten anderer profitieren. Dass wir also alle an einem Tisch sitzen. Bei der Lektüre habe ich gelernt, wie naiv es ist zu glauben, wir müssten den Armen im Süden nur besser helfen und ihnen mehr abgeben.

Die Wahrheit ist: Wir müssen vor allem damit aufhören, ihnen so viel wegzunehmen.

Wir essen den Hungernden die Teller leer: In *Die Geburt der Dritten Welt* beschreibt Mike Davis, wie diese unerträgliche Situation im imperialistischen 19. Jahrhundert entstanden ist, und schon die Fotos auf dem Einband reichen, um einem das Blut in den Adern gefrieren zu lassen. Eines zeigt Lord Lytton, den Generalgouverneur und Vizekönig von Indien, wie er sich selbstgefällig auf seinem gekrönten Thron fläzt, und das andere zeigt eine indische Familie. Vier Erwachsene und vier Kinder, vom Fotografen auf eine Bank und davor gesetzt, so wie ich es von den Hochzeitsfotos aus der Zeit meiner Urgroßeltern kenne. Doch die indische Familie ist … am

Verhungern. Die Männer tragen ein Tuch um die Hüften, die Frauen sind in Lumpen gewickelt, sie sehen aus wie mit Haut bespannte Gerippe, ihr Blick ist so ernst und tief und starr, dass man nicht anders kann, als ihn als Anklage zu verstehen, ihre Gesichter sind so eingefallen, dass sie gespenstisch wirken. Die Mutter stützt mit ihrem Knochenarm ein Baby, das dorthin aufschaut, wo einmal eine Brust gewesen sein muss. Vor der Bank liegt ein junger Mann mit angezogenen Beinen und geschlossenen Augen. Man weiß nicht, ob er noch lebt.

So also sieht Hunger aus.

»Opfer der Hungersnot, 1877«, steht dazu im Buch. »Der Untertitel dieser Fotografie eines Missionars lautete ursprünglich: Diejenigen, die sich in diesem Stadium befinden, erholen sich selten.«[75] Ich kann das Bild nicht länger als ein paar Augenblicke anschauen. Was man da sieht, ist lange her, versuche ich mich zu beruhigen. Doch das Leiden, das es darstellt, ist nicht vorbei.

Die ins Buch aufgenommenen zeitgenössischen Fotos seien nicht als Illustration zu verstehen, schreibt Davis im Vorwort, sondern als Anklage.[76] Und er belegt mit einer großen Zahl historischer Dokumente, wie die Politik des britischen Empires diesen entsetzlichen Hunger nicht nur nicht gelindert, sondern verstärkt und zum Teil überhaupt erst verursacht hat. »In den 1870er Jahren kam es zu einer fatalen Synergie extremer Entwicklungen im weltweiten Klimasystem und in der spätviktorianischen Weltwirtschaft«, schreibt Davis. »Die unheilvollen Wechselbeziehungen zwischen klimatischen und ökonomischen Prozessen«[77] führten zum qualvollen Hungertod von mehr als zehn Millionen Indern – eben nicht, weil es wegen des ausbleibenden Monsuns in Indien einfach nichts mehr zu essen gegeben hätte, sondern weil das britische Empire die alten Verteilungssysteme zerstört hatte und obendrein noch Nahrungsmittel aus Indien exportierte. »Millionen starben nicht außerhalb des ›modernen Weltsystems‹, sondern im Zuge des Prozesses, der sie zwang, sich den ökonomischen und politischen Strukturen anzupassen. Sie starben im goldenen Zeitalter des liberalen Kapitalismus.«[78]

Die britischen Herrscher ließen Baumwolle, Indigo, Weizen und Reis für den Export anpflanzen – auf Ackerflächen, auf denen die Inder zuvor Getreide und Gemüse für ihre eigene Versorgung angebaut hatten. Brunnen und Quellen wurden privatisiert, alte, dürreresistente Pflanzen verdrängt, Strafsteuern auf das Weideland der Nomaden erhoben. Sogar »Kuhmist wurde in eine Einnahmequelle für Königin Viktoria verwandelt.«[79]

»Zwischen 1875 und 1900, der schlimmsten Hungerperiode der Geschichte Indiens, stiegen die Getreideexporte pro Jahr von drei auf zehn Millionen Tonnen an.«[80] Wohlgemerkt: Exporte aus dem hungernden Indien in das reiche Großbritannien, nicht umgekehrt! Diese Lieferungen machten fast ein Fünftel des gesamten britischen Weizenbedarfs aus[81], schreibt Davis. Sie halfen den Briten, die Lebensmittelpreise im Mutterland niedrig zu halten. Und sie erfreuten die Getreidehändler in London, die mit den Schiffsladungen aus Indien bei Engpässen in Europa spekulierten, während in Indien ganze Dörfer vom Hunger dahingerafft wurden.

»Die Einbindung der Landwirtschaft in den Warenkreislauf zerstörte in den Dörfern das System gegenseitiger Unterstützung, das traditionell für das Wohl der Armen gesorgt hatte«, so fasst Mike Davis die imperialistische Agrarpolitik der Briten in Indien zusammen.[82] Eine brutale Form des Freihandels im ungezähmten Frühkapitalismus? Ja, aber sie wird immer noch praktiziert, wie wir sehen werden. Es ist genau diese Frage, was für wen angebaut wird, ob *cash crops* für den Export oder Lebensmittel für die lokale Bevölkerung, die heute noch in vielen Ländern über Leben und Tod entscheidet.

Davis hat nur bösen Spott über für Verteidiger der freien Märkte, die die Hungerkatastrophen im 19. Jahrhundert für ein unvermeidbares Übergangsproblem halten. Das sei, als würde man sagen: »Hoppla, ein Systemfehler: fünfzig Millionen Tode. Tut uns Leid. Das nächste Mal führen wir einen Hungerkodex ein.«

Hundertdreißig Jahre später gibt es diesen Hungerkodex: Artikel 11 des Sozialpakts der Vereinten Nationen garantiert das Recht eines jeden auf ausreichende Ernährung. Doch eben dieses Recht wurde 2009 eine Milliarde Mal verletzt. So viele Menschen hungerten, hinzu kommen noch etwa eine weitere Milliarde Fehlernährte. Der Weltagrarbericht gibt an, dass nur zwei Drittel der Menschen ausreichend mit Vitaminen und Mineralstoffen versorgt seien. Das sei eine Folge der Weizen-, Reis- und Mais-Monokulturen, die eine Reihe nährstoffreicherer Pflanzen verdrängt haben. Menschen, die am Mangel dieser Nährstoffe leiden, sind schwächer und anfällig für Krankheiten.[83]

Meist wird über den Hunger in einem Ton bedauernder Ratlosigkeit gesprochen, als sei der Hunger zwar schrecklich, aber doch irgendwie unabwendbar. Eine Plage der Menschheit sozusagen. Als müssten wir, die nicht betroffenen Reichen, zwar helfen, großzügig und gönnerhaft, aber als hätten wir mit dem Hunger der anderen ursächlich nichts weiter zu tun. Oder nur so wenig, dass für uns keine großen Änderungen notwendig sind.

Mir ist das bei einer Diskussion des ARD-Presseclubs klar geworden, zur Zeit der Preisexplosionen auf dem Weltmarkt und der Hungerrevolten in den armen Ländern im Frühjahr 2008.[84] »Hungersnot und volle Bäuche. Wer zahlt den Preis?« hieß das Thema. Eingeladen waren eine Hauptstadtredakteurin der Wochenzeitung *Die Zeit*, Petra Pinzler, zwei stellvertretende Chefredakteure, Michael Inacker von der *Wirtschaftswoche* und Matthias Gierth vom christlich orientierten *Rheinischen Merkur*, und ich als Autorin der *Einkaufsrevolution*.[85]

Der Moderator Jörg Schönenborn fragt nach den Ursachen, Petra Pinzler sagte, eine der Ursachen sei ja eigentlich erfreulich: In Indien und China gäbe es immer mehr Menschen, die sich jetzt auch Fleisch leisten könnten, was aber zur Verteuerung der Lebensmittel führe. Mein Einwand, die herrschende Weltwirtschaftsordnung verstärke doch den Hunger, stieß auf wenig Zustimmung. Immerhin gab es Konsens darüber, dass der Hunger nicht nur eine, sondern viele Ursachen habe, und dass der Anbau von Pflanzen für die Verwendung als Biosprit dazu gehöre. Aber der Mann von der *Wirtschaftswoche*, Michael Inacker, gab zu bedenken, dass man die Biokraftstoffe der ersten Generation sicherlich genauer anschauen müsse, doch dass es ja bald auch Biokraftstoffe der zweiten Generation geben, also Holzreste oder Pflanzen, die nicht zum Verzehr geeignet seien.

Und dann hob er an zum hohen Lied des technokratischen Optimismus: »Ich glaube, dass wir am Ende des Tages keinen Fortschrittspessimismus haben sollten, sondern dass wir daran glauben sollten, dass wir mit Technologie einige der Probleme, die wir im Moment haben, lösen können.«[86]

Fortschritt durch Technik! Wäre ja schön, wenn es so einfach wäre, wenn Hunger eine Folge schlecht genutzter Kapazitäten und noch nicht gemachter Erfindungen und die große Frage der Verteilung der Lebensmittel dagegen gelöst wäre. Inacker plädierte für bessere Agrartechnologie, warnte vor einer Verdammung der Grünen Gentechnik und sprach sich dafür aus, auch das Thema Entwicklungspolitik auf den Prüfstand zu stellen. Aber insgesamt gibt es für ihn keinen Grund zur Sorge: »Wenn wir mal die verschiedenen Faktoren nebeneinanderstellen, plus die Tatsache, dass die Weltwirtschaftsordnung, so wie sie ist, viele natürliche Einseitigkeiten hat, aber im großen und ganzen ja dazu geführt hat – Frau Pinzler hat es angesprochen –, dass viele Menschen in Indien und China sich auch aus der Armut befreien. Deshalb glaube ich, wenn wir ein bisschen Gehirnschmalz einsetzen, dann können wir dieses Problem, wie es sich im Moment darstellt, meistern.«[87]

So einfach ist das also, wenn die Technokraten sprechen. Inacker redet über den Hunger von einer Milliarde Menschen wie ein Elektromeister über ein Verkabelungsproblem auf einer Baustelle: Geht nicht gibt's nicht! Strengt euren Grips mal ein bisschen an, dann läuft die Sache schon. Das Schöne an solchen Vorschlägen ist vor allem, dass einem der Verweis auf so rationale Dinge wie Technologie eine Aura der Objektivität verleiht und dass man selber nichts ändern und infrage stellen muss: »Bevor wir darüber reden, dass wir uns auch einschränken müssen, ist der Punkt, wie können wir mit den Rahmenbedingungen, die wir vorfinden, einfach effizienter wirtschaften, und da ist eben noch nicht alles ausgeschöpft.« Und dann schimpft Inacker auf die Grünen, die angeblich immer so »schön einfache« Antworten gehabt hätten, nämlich: »Wir tanken ein bisschen Biosprit und haben dadurch ein besseres Gewissen.«

Die Argumentation des Wirtschaftsjournalisten, der inzwischen als Unternehmenssprecher der Metro AG arbeitet, ist typisch für viele Verteidiger der herrschenden Verhältnisse: Wo konkrete Ideen zur Lösung fehlen, hilft ein allgemeiner Fortschrittsoptimismus, mit dem man gleichzeitig Kritiker als Kulturpessimisten kleinreden kann, während die Überbetonung des Technischen hilft, die ganze Sache noch einmal um ein paar Dimensionen zu vereinfachen.

Mir fiel dazu ein Satz aus Horkheimers und Adornos *Kulturindustrie* ein, der 1944 so gültig war wie 2010: »Der Gedanke des ›Ausschöpfens‹ gegebener technischer Möglichkeiten, der Vollausnutzung von Kapazitäten für ästhetischen Massenkonsum gehört dem ökonomischen System an, das die Ausnutzung der Kapazitäten verweigert, wo es um die Abschaffung des Hungers geht.«[88]

Aber es gibt noch eine zweite Argumentationsfigur, mit der man sich den Hunger buchstäblich vom Leib halten kann. Die aber brachte in der Diskussion im Presseclub nicht der liberale Wirtschaftsjournalist, sondern ausgerechnet – mir blieb vor Überraschung der Mund offen – der Vertreter der christlichen Presse, der studierte katholische Theologe Matthias Gierth. Ich hatte die Hühnerreste in Kamerun in die Debatte geworfen: Das, was europäische Konsumenten von den industriell billig erzeugten Käfighühnern überlassen, wird in westafrikanische Länder exportiert, wo es so billig verkauft wird, dass die lokalen Hühnerzüchter nicht mithalten können und ihre Arbeitsplätze verlieren. Für diese Art der negativen Entwicklungshilfe zahlt die EU sogar noch Exportsubventionen (mehr dazu im achten Kapitel). »Wir verderben durch unsere Agrarexporte die Märkte für die Kleinbauern«, schloss ich.

»Jetzt reizt es mich zum Widerspruch«, mischte sich da Matthias Gierth ein. »Weil ich finde, wir sind auch in einer Situation, wo unseren Ländern, ich sag mal: den Industrieländern, immer ein schlechtes Gewissen gemacht wird. Und das funktioniert fantastisch.«[89]

»Aber wir *haben* doch auch Verantwortung!«, unterbrach ich ihn.

»Ja, wir haben Verantwortung, das ist schon richtig, aber die nehmen wir an vielen Stellen auch wahr.«

»Ja, da jetzt zum Beispiel gerade nicht so«, unterbrach ich ihn wieder.

»Wir haben uns verpflichtet, 0,7 % unseres Bruttosozialproduktes an Entwicklungshilfe zu geben.«

Jetzt reichte es sogar Petra Pinzler: »Und wo sind wir?«

Gierth fuhr unbeirrt fort, im gleichen stolzen Ton, mit dem er begonnen hatte, die Ehre seines Vaterslandes zu verteidigen: »Wir sind bei 0,3, wir sind dahinter, es sind wenige Länder, die das schaffen.« Und jetzt kam er endlich dazu, seinen Punkt zu machen: »Aber es gibt schon auch eine Bringschuld, beispielsweise der afrikanischen Länder. Wenn Sie fragen, warum können die ihre Dinge nicht verkaufen, ja, die können sie nicht verkaufen, weil es keine Straßen gibt, weil es dort korrupte Eliten gibt, die alles Geld für sich hereinholen, weil auch die Eliten in diesen Ländern nicht in der Lage sind, hier auch Maßnahmen zu ergreifen.«

Dieses Mal war es der Moderator, der ihn unterbrach, um Petra Pinzler, die einige Jahre aus Brüssel berichtet hatte, nach den EU-Exportsubventionen zu fragen, und die bestätigte: Ja, wir haben Mitverantwortung, 1,5 Milliarden Exportsubventionen hat die EU im letzten Jahr gezahlt, und die sollten sofort abgeschafft werden.[90]

Wie Gierth im Presseclub argumentierte, ist häufig zu hören bei Diskussionen über das andauernde Elend in der Dritten Welt: »Immer sollen wir schuld sein, das sind wir doch gar nicht! Sollen die sich doch mal an die eigene Nase fassen!« Mich erinnert das an streitende Kinder, die von Eltern oder Erziehern ertappt werden. Konfrontiert man eines von ihnen mit einem Vorwurf, bekommt man ganz sicher als Antwort: »Ja, aber *der* hat was viel Schlimmeres gemacht!« Ja, aber! – das ist eine verständliche Reaktion, vielleicht sogar eine Art Reflex, die eigene Schuld angesichts des Unrechts der anderen zu minimieren und damit abzuwälzen. Aber das hilft nicht weiter, um einen klaren Blick auf die Lage zu gewinnen. Und es ist auch moralisch verwerflich, wenn der Stärkere und Mächtigere dem Schwächeren Vorwürfe macht, bevor er selbst sein eigenes Verhalten korrigiert hat. Aber dazu müsste man Fehler eingestehen und – noch viel schwieriger – grundsätzliche Änderungen seines eigenen Gesellschaftsmodells auf den Weg bringen.

Genau davor aber weichen viele aus, Journalisten wie Politiker, und diese Verhaltenstarre ist es, die Jean Ziegler als UNO-Sonderberichterstatter aufzubrechen versucht hat.

Jean Ziegler ist ein zorniger Mann, einer von ganz wenigen, die nach vielen Jahren Kampf gegen das Weltelend nicht resigniert haben oder zynisch geworden sind. Er ist emeritierter Professor für Soziologie an der Universität Genf, er war Politiker, bis 1999 Nationalrat im Schweizer Parlament, und ging dann zur UNO, als Sonderberichterstatter der Vereinten Nationen für das Menschenrecht auf Nahrung. Heute berät er den UNO-Menschenrechtsrat. In seinen Büchern und Vorträgen zeigt Jean Ziegler, dass der Hunger eine Folge unserer Weltordnung ist, einer Ordnung, die er als »kannibalistisch«

bezeichnet, in der die Industrieländer einen »wirtschaftlichen Weltkrieg« gegen den Rest der Welt führen.[91] In seinem letzten Buch, dem *Hass auf den Westen*, beschreibt er das neue Selbstbewusstsein der armen Länder des Südens und sagt ihr Aufbegehren gegen eben diesen »wirtschaftlichen Weltkrieg« voraus.

»Die transkontinentalen kapitalistischen Privatgesellschaften«, also die großen Konzerne, »üben eine planetarische Macht aus«. Ihre Herrscher nennt Ziegler die »Kosmokraten«, also Weltbeherrscher, und er beschuldigt sie, Mangel bewusst zu organisieren. »Dieser Mangel gehorcht der Logik der Profitmaximierung. Der Preis einer Ware hängt von ihrer Knappheit ab. Je knapper ein Gut ist, desto höher ist sein Preis. Die Fülle und die Kostenlosigkeit sind der Albtraum der Kosmokraten.«[92] Ihre Macht ist so groß, dass Ziegler von einem Prozess der Refeudalisierung spricht. Wer in Europa für einen Weltkonzern arbeitet und ihn als guten Arbeitgeber empfindet, der mag das als übertrieben empfinden. Doch Ziegler kennt eben nicht nur das reiche Genf und die westliche Welt, sondern auch den Süden. Er war oft in den armen Ländern, nicht nur in Konferenzsälen und Tagungsbüros, sondern dort, wo wir Westler üblicherweise nicht hinkommen: in Bergwerken, auf Müllkippen, in Slums. Ziegler schreibt: »Die transkontinentalen Gesellschaften der Lebensmittelindustrie, die internationalen Banken, die transkontinentalen Gesellschaften im Dienstleistungssektor, in der Industrie und im Handel kontrollieren heute weite Sektoren der Wirtschaften der Länder der südlichen Erdhälfte. In den meisten Fällen erzielen sie astronomische Gewinne, die zum Großteil alljährlich an die Firmensitze in Europa, Nordamerika oder Japan zurückgeschafft werden. Nur ein Bruchteil dieser Gewinne wird in örtlicher Währung vor Ort reinvestiert.[93] Warum wehren sich die armen Länder nicht dagegen? Weil sie so verschuldet sind, dass sie tun müssen, was der reiche Norden ihnen befiehlt. Und wer bestimmt, was ihnen befohlen wird? Wiederum die Kosmokraten. Die Welthandelsorganisation, die Europäische Union und der Internationale Währungsfonds sind nach Ziegler die ›willigen Ausführungsorgane‹ der Strategien der diktatorischen Kosmokraten, also der Konzernchefs.[94] Auch die Weltbank hilft nicht den Menschen in den armen Ländern, so Zieglers Vorwurf, sondern den wirtschaftlichen Interessen der ausländischen Investoren: Die Paten im ölreichen und bitterarmen nigerianischen Abuja hätten seit der Unabhängigkeit 352 Milliarden Petrodollar eingestrichen, weigerten sich aber, die notwendigen Gelder in den Nahrungsmittelanbau, in die medizinische Grundversorgung, das Schulsystem, die Krankenhäuser zu investieren. »Aufruhr droht? Macht nichts! Die Weltbank deckt die Risiken ab.«[95]

Die Staatsverschuldung der armen Länder aber ist so hoch, dass ihnen jeder Handlungsspielraum für eine eigene Politik fehlt. Im Jahr 2003 haben die Industrieländer 54 Milliarden Dollar Entwicklungshilfe gezahlt, schreibt Ziegler, aber im gleichen Jahr überwiesen die Länder der Dritten Welt 436 Milliarden zurück, als Schuldendienst.[96]

54 zu 436! Wenn man zu den 436 noch die Gewinne der Konzerne beim Rohstoffhandel im Süden hinzurechnet, versteht man plötzlich, warum viele arme Länder immer noch ärmer werden. Die Entwicklungsländer sind in ihren Schulden gefangen – und damit erpressbar. Daran haben auch die weltweit verkündeten Schuldenerlasse nicht viel geändert: 2005 beschlossen die Finanzminister beim G8-Gipfel in Gleneagles einen Erlass für die ärmsten Länder. »Das heisst aber

nicht, dass all diese Schulden in Höhe von 130 Milliarden Dollar tatsächlich sofort gestrichen wurden«, betont Jürgen Kaiser von der Entschuldungsinitiative erlassjahr.de. Ein Teil dieser Schulden werde erst im Laufe der nächsten vierzig Jahre erlassen. Die Gesamtschulden der Schwellen- und Entwicklungsländer lagen Ende 2008 bei 3,6 Billionen, also 3600 Milliarden Dollar.

Die Folge dieser finanziellen Knechtung aber ist der Hunger. Er ist die »hauptsächliche Todesursache auf unserem Planeten. Und er ist von Menschenhand gemacht«, erklärt Ziegler und folgert: »Wer an Hunger stirbt, stirbt als Opfer eines Mordes. Und der Mörder trägt einen Namen, er heißt: Verschuldung.«[97] Ziegler verschweigt nicht, dass es in vielen armen Ländern korrupte Eliten gibt, die ihr Land zusätzlich ausbeuten, aber er sieht sie als Komplizen der Kosmokraten.

»Das Massaker an Millionen Menschen durch Unterernährung und Hunger ist und bleibt der größte Skandal zu Beginn des dritten Jahrtausends. Eine Absurdität und eine Schande, die durch keinen einzigen Vernunftgrund gerechtfertigt werden können.«[98] Das bedeutet: Es gibt viele konkrete Ursachen, warum Hunger entsteht. Aber es ist unentschuldbar, diese Ursachen nicht zu beseitigen.

Eine dieser Ursachen – verantwortlich für den Anstieg des Hungers vor allem in Afrika – ist das Agrardumping der westlichen Länder, zu dem auch die Verschiffung von Hühnerbeinen nach Kamerun zählt. »Die westliche Dumpingpolitik zerstört systematisch die Nahrungsmittel produzierende Landwirtschaft Afrikas. 37 der 53 Länder des afrikanischen Kontinents sind fast reine Agrarländer«, schreibt Ziegler. Dort könne man auf jedem beliebigen Markt Gemüse aus Europa kaufen, »und ein paar Kilometer weiter arbeitet der Wolof-,

Tukuleur- oder Bambara-Bauer täglich zwölf Stunden unter glühender Sonne mit seiner Frau und seinen Kindern, ohne die geringste Aussicht auf ein erträgliches Existenzminimum zu haben.«[99]

Als ich die Bücher zur Seite gelegt hatte, sah ich den globalen Mittagstisch vor mir. Daran saßen wir und schaufelten uns die Teller voll. In der Mitte des Tisches hing ein Vorhang, der ab und zu angehoben wurde, darunter wurden neue volle Schüsseln herübergereicht. Wir fragten nicht, wer hinter dem Vorhang saß, wir guckten nicht hin, wir aßen einfach weiter. Dabei hätten wir einfach das Tuch zur Seite schieben können, um es zu sehen: Es waren ausgemergelte Gestalten, die die Schüsseln füllten und weiterreichten. Sie wurden geschlagen, sobald sie versuchten, sich etwas zu nehmen. Sie warteten, bis wir unsere leeren Teller zurückgeschoben hatten, und stürzten sich auf die Reste. Manche sahen hungrig aus, andere apathisch. Aber das sahen wir nicht, denn wir wollten nicht hinschauen.

Was für ein barbarisches, archaisches Bild! Es erinnerte mich an eine Geschichte aus der Bibel, über die wir im Religionsunterricht gesprochen hatten: reiche Edelleute, die ein Festmahl feierten und den Bettlern die Brosamen verweigerten, die von ihrem Tisch herabfielen. Damals als Grundschulkind hatte ich mir vorgestellt, wie ich protestieren würde, wie ich den Armen etwas abgeben und die Reichen verurteilen würde. Gleichzeitig hatte ich gedacht: wie gut, dass solche Zeiten vorbei sind. Nachmittags spielten wir Dorfkinder dann auf den Kornböden der Bauernhöfe. Wir kletterten auf die Balken im Dachgestühl und ließen uns von dort wie vom Dreimeterbrett in die Kornlager über den Ställen fallen, mitten hinein in den Überfluss, in den Weizen und in die Gerste, die direkt an die Mastbullen unten im Stall verfüttert wurde. Die Vorstellung von Hunger war für uns damals sehr weit weg, etwa zweitausend Jahre.

Wie naiv und wie tröstlich zugleich das war! Und wie bitter ist es heute zu wissen, dass mehr Menschen hungern als jemals zuvor in der Geschichte der Menschheit, nach den letzten Schätzungen der Welternährungsorganisation FAO mehr als eine Milliarde. Sind wir so geblendet vom ungeheuren technischen und materiellen Fortschritt der letzten Jahrzehnte und von unserer Überversorgung, oder warum sonst ziehen wir einen Vorhang vor unsere Welt und ignorieren die anderen? Oder drehen wir uns das alles so zurecht, dass unser verdrängtes schlechtes Gewissen gelindert wird? So, wie ich es im Presseclub gehört hatte: Wir müssen nur unseren Gehirnschmalz bemühen und den agrotechnischen Fortschritt! Und im Übrigen jetzt mal Schluss mit dem schlechten Gewissen …

Die gängige Sicht der reichen Länder auf das Elend des Südens ist: Die Industrieländer haben eine Entwicklung vollzogen, die die zurückgebliebenen Länder erst noch nachholen müssen. Deshalb nennt man sie Entwicklungsländer und meint damit, dass sie sich zu dem entwickeln sollen, was wir schon sind (und merkt gar nicht, was das für ein unsinniger Begriff ist, als gäbe es bewegungslose, statische Gesellschaften). Und wir geben vor, ihnen dabei zu helfen. Mike Davis und Jean Ziegler aber – und viele andere – erinnern uns daran, dass das ein großer Schwindel ist.

Mike Davis nennt die vergessenen Hungerkatastrophen in Indien, China und Brasilien der Jahre 1876 und 1899 eine »geheime Geschichte«, die von der offiziellen Geschichtsschreibung übersehen worden sei. Und er erwähnt das seltsame moralische Kalkül wohlhabender Länder, »die bei ausgewiesenen Hungersnöten umgehend Hilfe leisten, aber chronische Unterernährung, die für die Hälfte der Säuglingssterblichkeit auf dem Planeten verantwortlich ist, gleichgültig ignorieren«.[100] Aber das ist vielleicht gar nicht so seltsam: Plötzliche Hungersnöte, meist durch Naturkatastrophen ausgelöst, bringen es in die Medien, man sieht, fühlt, spendet und hilft – und zwar ohne die Weltwirtschaftsordnung und unser politisches Handeln infrage stellen zu müssen. Bei der chronischen Unterernährung ist es schwieriger, unsere Verwicklung zu ignorieren.

Jean Ziegler meint, dass viele Westeuropäer »in ihrem tiefsten Inneren nur schwer die tagtägliche Komplizenschaft mit der kannibalischen Weltordnung« ertragen. »Sie empfinden ein Gefühl der Schande, das sogleich von einem Gefühl der Ohnmacht überdeckt wird. Sie erliegen der Versuchung, sich an rechtfertigende Erklärungen zu klammern, um ihr Gewissen zu besänftigen.«[101] An Erklärungen wie Naturkatastrophen, korrupte Eliten oder Mentalitätsunterschiede. Aber Ziegler lässt das nicht zu: »Das Imperium der Schande eröffnet nur eine Perspektive«, beharrt er, »die Unehre, die jedem Menschen aufgebürdet wird aufgrund des Leids seiner Mitmenschen.«[102]

Kommt daher auch unser Unbehagen am Essen? Ein verdrängtes schlechtes Gewissen? Wir sitzen mit den Hungernden an einem Tisch und nehmen ihnen das Essen weg. Natürlich ist in einer globalisierten Wirtschaft auch die Ernährungswirtschaft globalisiert. Was hatte uns davon abgelenkt? Dass die anderen so weit weg sind?

Wenn die globalisierte Welt den globalen Massentod durch Verhungern toleriert, dann ist irgendwo ein Fehler im System.

Kapitel 6

Wer ist schuld am Hunger?

Agrardumping und Exportsubventionen?

Wo aber liegt der Fehler im System? Und warum nehmen wir ihn hin? Warum lassen wir zu, dass die einen verhungern und die anderen an Junk Food sterben? Warum haben wir Schlankbleibe-Käse in jedem Supermarkt der Welt, nicht aber Sattmachbrot in jeder Hütte? Warum Coca-Cola light auf allen Kontinenten, aber kein sauberes Wasser? Warum stehen die Mastrinder vor vollen Krippen mit Mais und Soja, während Kinder hungern? Warum funktioniert die Logistik des Massentourismus, nicht aber die Organisation der Lebensmittelverteilung? Müssen wir das aushalten? Und wer ist daran Schuld?

»Ein Kind, das an Hunger stirbt, wird ermordet«, sagt Jean Ziegler. Aber wer sind die Mörder? Ziegler nennt die Verschuldung, das Agrardumping der Industrieländer und eine Wirtschaftsordnung, die die Aktiengesellschaften der Lebensmittelindustrie zwingt, ihren Profit unter Missachtung der Menschenrechte zu steigern. »Die westliche Weltordnung beruht auf struktureller Gewalt«, das ist die Quintessenz seiner Reisen in die geplünderten Länder des Südens. Und er zitiert

Jean-Paul Sartre: »Um die Menschen zu lieben, muss man sehr stark hassen, was sie unterdrückt.«[103]

Nicht *wer* sie unterdrückt, sondern *was* sie unterdrückt. Menschen soll man nicht hassen, sagt Jean Ziegler, aber Strukturen. Doch genau das macht es so schwierig, die Frage nach der Schuld zu beantworten. Denn hinter Strukturen kann sich der Einzelne bequem verstecken: Die Manager der Lebensmittelkonzerne sind ihren Aktionären verpflichtet, die Politiker ihren Wählern, und die Konsumenten sind frei und dürfen kaufen, was sie wollen, im Vertrauen auf die lebensmittelrechtliche und sittliche Konformität der Waren.

Es gibt also eine Verantwortungslücke, durch die eine Milliarde Menschen fallen. Und in der, wenn man so will, eine Milliarde Übergewichtige stecken bleiben.

Was aber sind das für Strukturen, die den Hunger verursachen? Wer macht sie und wer profitiert von ihnen? Sind sich die Verantwortlichen der Folgen ihres Handelns bewusst? Und wenn ja, warum ändern sie das nicht? Kurz: Kann man Zieglers Vorwurf vom Hungertod als Mord konkretisieren? Um damit den Tätern auf die Spur zu kommen?

Im Sommer 2009 hat Jean Ziegler sein neues Buch, den *Hass auf den Westen*, in Berlin vorgestellt. Eigentlich hätte er Grund, ein zutiefst deprimierter Mensch zu sein: Jahrelang hat er als UN-Sonderberichterstatter für das Recht auf Nahrung gegen den Hunger gekämpft, mit seinen gewaltigen Worten als Waffe und mit seinem Zugang zu den Entscheidungsträgern bei den Vereinten Nationen – und doch ist die Zahl der Hungernden gestiegen. Den *Hass auf den Westen* kann man durchaus als Drohung verstehen, gerichtet an uns alle im reichen Norden: Ändert etwas an dieser Ausbeutung, der Süden wird es nicht länger erdulden! Und doch vermittelt

Ziegler Optimismus. »Wir können unsere Regierungen zwingen, anders zu handeln«, sagt er, so eindringlich, dass man am liebsten sofort ins Regierungsviertel laufen will, um die Verantwortlichen zu stellen.

Wer aber sind die? Und für was genau kann man sie verantwortlich machen? Haben die mörderischen Strukturen Gesicht und Gewissen? Ziegler nennt an erster Stelle die Verschuldung der armen Länder und ihre Zinslast, die die armen Länder daran hindert, irgendeine Art von selbstständiger Politik zu machen. Doch das ist ein weltpolitisches Problem, das mit einer weltumspannenden Finanz- und Globalisierungsreform gelöst werden müsste (wenn dem nicht eine Weltrevolution zuvorkommt, die man nach der Lektüre von *Der Hass auf den Westen* durchaus für möglich halten kann). Jedenfalls schien mir diese Aufgabe zu groß für den globalen Mittagstisch zu sein und für die Frage, wie es kommt, dass wir Konsumenten, ohne es zu wollen, den Hungernden die Nahrung wegessen.[104] Aber die Politik des Internationalen Währungsfonds IWF hat direkt mit unserem Mittagessen zu tun und mit unserer Kleidung. Ziegler nennt gleich mehrere Länder als Beispiele für diese kurze Verantwortungskette, etwa das westafrikanische Mali, ein uraltes Bauernland, das zu Kolonialzeiten Lebensmittel exportieren konnte, in dem heute aber gehungert wird. »Überall, wo es Strukturanpassungsprogramme des Internationalen Währungsfonds gibt, geht der Hunger herauf«, sagt Ziegler. »Die überschuldeten Staaten können ihre Schulden nur bedienen, wenn sie Devisen verdienen, die aber erwirtschaftet man nicht mit Subsistenzlandwirtschaft.« Nicht mit Maniok oder der uralten äthiopischen Zwerghirse Teff, sondern mit *cash crops* wie Baumwolle, Kaffee, Kakao und Sojabohnen, die den Erzeugern sehr oft nur sehr schlechte Erlöse bringen.«Mali hat im Jahr 2008 380 000 Tonnen Baumwolle exportiert, aber 72 % seiner Nahrungsmittel importiert, vor allem Reis aus Thailand, der drei Monate auf dem Meer unterwegs war.« Das bedeutet: Wir profitieren von billiger Baumwolle, die aber dort, wo sie angebaut wird, Hunger verursacht.

An zweiter Stelle nennt Jean Ziegler das Agrardumping: Länder, die mehr Agrarprodukte produzieren, als sie selbst verbrauchen, verkaufen ihre Überschüsse auf dem Weltmarkt – aber zu Preisen unter den Produktionskosten. Das ist bei den meisten Produkten nur deshalb möglich, weil die Regierungen, in unserem Fall die Europäische Union, diese Exporte subventionieren. In einer Welt mit einer Milliarde hungernder Menschen hört sich das nach einer wohltätigen Spende an, doch das Gegenteil ist der Fall: Die gefrorenen Hühnerbeine aus den europäischen Großschlachtereien sind so billig, dass die Bäuerinnen in Westafrika nicht mithalten können. Gärtner in Ghana werden ihre Tomaten nicht mehr los, weil das Land von Tomatenmarkimporten aus Südeuropa überschüttet wird. Milchpulver aus der europäischen Union landet so günstig in Sambia, dass die Milchbauern dort um ihre Existenz fürchten. Allein in Kamerun haben etwa hunderttausend Bäuerinnen und Bauern ihre Lebensgrundlage verloren.[105] Mit freundlicher Unterstützung des europäischen Steuerzahlers.

Das heißt nun nicht, dass alle Exporte von Lebensmitteln generell schlecht sind. Manche Länder können sich aus klimatischen und geografischen Gründen nicht selbst versorgen und sind deshalb auf Importe angewiesen. Lebensmittelexporte schaden dort, wo sie mit dem lokalen Anbau konkurrieren. »Das Zerstörerische daran ist, dass die Industrieländer immer wieder in Märkte springen, um ihre Überschüsse loszuwerden, und damit die lokalen Strukturen zerstören«, kritisiert Martin Hofstetter, der Landwirtschaftsexperte von Greenpeace in Hamburg. »Wenn wir dann aber keine Überschüsse mehr haben, stellen wir unsere Exporte ein – doch dann gibt es keine Produzenten vor Ort mehr, die die Versorgung übernehmen könnten.« Lebensmittelmärkte sind wie Dominosteine oder Kartenhäuser: Man kann sie schneller zerstören als aufbauen.

Über die Hühnerbeine in Kamerun hatte ich in meinem Buch *Die Einkaufsrevolution* geschrieben, und wann immer ich zu einer Lesung oder Diskussion eingeladen wurde, fragten mich die Veranstalter, ob ich nicht aus diesem Kapitel vortragen könnte. Offensichtlich fand jeder, der davon hörte, diese Situation so absurd, dass er mehr darüber wissen wollte: Wie kann der hoch effiziente High-Tech-und-Wissens-Standort Deutschland Hühnerfleisch in die Billiglohnländer Westafrikas exportieren und dort die Preise unterbieten? Gehört das zum Repertoire eines Exportweltmeisters? Wo wir doch immer hören, dass unsere Landwirtschaft zu teuer für den Weltmarkt sei?

Mich hat das damals ein bisschen überrascht, denn die Exporte von Hühnerresten sind ja gerade kein Beispiel dafür, wie Konsumenten ihre Macht entfalten können, wofür ich in meinem Buch plädiere, sondern für die Notwendigkeit einer anderen Politik. »Esst ganze Hühner!«, das wäre die Konsumempfehlung, die man aus dieser Situation ableiten könnte, und die klingt ähnlich grotesk wie die transkontinentale Geflügelresteverschiffung selbst.

Wie war das mit dem Theorem der komparativen Kosten, nach dem sich die Weltwirtschaft doch angeblich organisieren soll? Jedes Land produziert, was es besonders gut kann, also die Industrieländer Industrieprodukte und die Agrarländer Agrarprodukte. Das allein ist unfair genug. Denn diese Art von internationaler Arbeitsteilung läuft darauf hinaus, dass die Industrieländer billige Rohstoffe aus Entwicklungsländern importieren, sie zu Markenprodukten weiter veredeln und damit Gewinne machen, die sie natürlich nicht an die Rohstofflieferanten in den Entwicklungsländern zurückgeben. Gleichzeitig läuft es aber auch umgekehrt: Europa exportiert tonnenweise billige unverarbeitete Lebensmittel nach Afrika, und das sogar *supported by GAP*, mit offizieller Unterstützung der Gemeinsamen Agrarpolitik der Europäischen Union und teilweise sogar noch mit finanzieller Hilfe.

Bis 1996 importierte Kamerun so gut wie kein Geflügelfleisch, die lokalen Geflügelhalter deckten den Bedarf und brachten die Hähnchen lebendig auf den Markt – was in einem Land ohne geschlossene Kühlketten sehr sinnvoll ist. Im Dezember 1995 aber wurde Kamerun Mitglied der neu gegründeten Welthandelsorganisation WTO und musste sich verpflichten, seine Zölle langfristig niedrig zu halten. Gleichzeitig begannen wir Europäer, die Rosinen aus dem Brot zu picken, nämlich die Filets aus dem Huhn. Ganze Brathühner, die sich goldbraun in den Grills der Imbissbuden drehten, fanden die meisten irgendwann nicht mehr lecker, sondern fettig. Wer sich gesund ernähren und schlank bleiben wollte, entschied sich jetzt für Hähnchenbrustfilets und allenfalls noch Schenkel, für zartes, weißes Fleisch ohne Knochen und Knorpel, dem man seine Herkunft aus fensterlosen Massenställen nicht mehr ansah.[106] Und wo blieb der Rest vom Huhn?

Ich wüsste nicht, dass ich jemals darüber nachgedacht hätte, doch auf die Geschäftsidee: halb gefrorene Hühnerbeine aus europäischen High-Tech-Mastbetrieben auf west-

117

afrikanischen Marktständen unter tropischer Sonne anzubieten, wäre ich sicher nicht gekommen. Tiefkühlhähnchen ohne Tiefkühltruhe, wie soll das denn gehen?[107]

18 000 Tonnen Geflügelreste exportierten die EU-Länder 2004 nach Kamerun, für sagenhafte 60 bis 80 Cent das Kilo. Zum Vergleich: Die deutschen Geflügelmäster bekamen 70 Cent pro Kilogramm lebendes Huhn, die Schlachtereien verkauften Hühnerfleisch für etwa 1,40 Euro weiter an ihre Abnehmer. Die Händler in Kamerun legten auf die 60 bis 80 Cent pro Kilo Einkaufspreis noch einmal das Doppelte drauf und verkauften das brustlose Resthuhn halb aufgetaut auf den Märkten. Ein gutes Geschäft, aber gesundheitsgefährdend: Das Centre Pasteur in Jaundé hat das importierte Hühnerfleisch im Jahr 2004 untersucht und festgestellt, dass über 80 % der Proben ungenießbar waren. Dennoch machen die Händler ihre Geschäfte: Trotz 100 % Gewinn unterbieten sie die heimische Konkurrenz. Für einen Kilopreis von 1,50 Euro kann kein Geflügelhalter in Kamerun Hühner mästen. Im Jahr 2002 hielten die heimischen Produzenten noch einen Anteil von 60 %, 2003 nur noch 37 %.

Immerhin, die Bäuerinnen und Bauern in Kamerun haben sich gewehrt: Sie gründeten eine »Bürgervereinigung zur kollektiven Interessenvertretung«, die ACDIC, die Konsumenten darüber aufklärte, dass halb aufgetaute Hühnerreste die Gesundheit gefährden. Sie machten Druck auf die Politiker, mit Erfolg: Die Regierung nutzte den Spielraum, den das WTO-Regelwerk zulässt, um die Importmengen zumindest vorläufig zu senken, und erließ ein Gesetz zur Besteuerung von Geflügel aus Übersee. Die Geflügelfleischimporte sanken von 24 000 Tonnen im Jahr 2004 auf 3000 Tonnen im Jahr 2005.[108]

Kamerun hat reagiert – nicht aber die Europäische Union. Wenn man über ihre Agrarpolitik recherchiert, wirkt es, als lese man die *Schildbürgerstreiche 2.0*: Die EU gibt Geld dafür aus, um Überschüsse zu produzieren, und gleichzeitig dafür, um sie auf dem Weltmarkt wieder loszuwerden. Die Summen für die deutschen Exporteure findet man in einer unscheinbaren Tabelle auf der Internetseite des Deutschen Zolls: Im Jahr 2005 hat das Hauptzollamt Hamburg-Jonas, das dem Finanzministerium untergeordnet ist und die Gelder in Deutschland verteilt, 390 867 614 Euro ausgezahlt.[109]

Als ich diese Tabelle das erste Mal sah, habe ich eine Weile gebraucht, um die Zahl zu verstehen. Müsste der letzte Punkt nicht vielleicht ein Komma sein? 390 000 Euro wären eine Menge Geld. Aber es sind tatsächlich 390 Millionen Euro sogenannter Ausfuhrerstattungen, die die EU allein an die deutschen Lebensmittelexporteure 2005 gezahlt hat, damit sie bessere Geschäfte machen können. Warum?

Der deutsche Zoll erklärt das so: »Für zahlreiche landwirtschaftliche Erzeugnisse liegen die Preise in der Europäischen Union über den Weltmarktpreisen. Infolgedessen sind auch die Preise für aus vorstehenden Waren industriell hergestellte Nahrungsmittel in der Gemeinschaft meistens höher als auf dem Weltmarkt. Um die Ausfuhr dieser Waren in Drittländer zu ermöglichen, werden dem Exporteur Ausfuhrerstattungen gewährt, die den jeweiligen Preisunterschied zwischen Welt- und Binnenmarkt ausgleichen sollen.«

Also, Sie wollen etwas exportieren, was andere billiger anbieten? Fragen Sie freundlich in Brüssel nach, ob da nicht was zu machen sei!

Aber bitte, ja doch, wie viele Millionen brauchen Sie denn?

Ist das nicht etwa so, als ginge ein Handwerker, der bei einer öffentlichen Ausschreibung gegen den Konkurrenten aus der ärmeren Nachbarstadt verloren hat, zu seinem Bürgermeister und sagte: »Hör mal, eigentlich will ich den Auftrag haben. Könntest du mir die Differenz zahlen?« Und als antwortete der Bürgermeister: »Klar, mach ich.« Beim nächsten Treffen des Städtetages würde der dann gemeinsam mit den Bürgermeistern der wohlhabenden Städte sorgenvoll den Kopf schütteln und sagen: »Die Städte drüben, die kommen einfach nicht auf die Beine. Langsam müssen die sich aber auch mal selbst helfen können …«

Es waren zunächst Menschenrechtsorganisationen wie Brot für die Welt, Misereor, FIAN, Oxfam und Germanwatch, die die EU-Exportsubventionen kritisiert haben. Der Welternährungsexperte Rudolf Buntzel, der heute für den Evangelischen Entwicklungsdienst eed arbeitet, war einer der Ersten, der systematisch untersucht und bekannt gemacht hat, was die Billigexporte aus Europa in Afrika anrichten. Ende der achtziger Jahre waren die Exportsubventionen noch viel höher als heute: Es ging um Milliarden, nicht um Millionen. Rudolf Buntzel reiste zusammen mit Kollegen nach Afrika, um den tiefgefrorenen europäischen Rinderhälften bis in die Elfenbeinküste und nach Namibia zu folgen.[110] »Wir haben nachgewiesen, wie europäisches Rindfleisch das Angebot der Sahel-Bauern in den westafrikanischen Küstenstädten unterbot und wie Weizenlieferungen aus Europa den afrikanischen Hirse-, Reis- und Sorghumanbau verdrängt haben«, sagt Buntzel. Das subventionierte Fleisch und Getreide aus Europa war billiger als das, was die Bauern im eigenen Land anbauten – gut für die EU, die so ihre Überschüsse reduzierte, aber katastrophal für die afrikanischen Bauern. Für die betroffenen

Kleinbauern im nördlichen Namibia bedeuten die subventionierten EU-Rindfleischexporte »Einkommensverluste, Verstärkung ihrer Armut, weitere Marginalisierung und ökologische Zerstörung«, schrieb Rudolf Buntzel sehr zornig im Vorwort der Namibia-Studie. »Der Fall könnte für die EU nicht peinlicher sein.«[111]

Neben Rudolf Buntzel leistete der Kieler Agrarwissenschaftler Joachim von Braun maßgebliche Überzeugungsarbeit. Von Braun, der bis 2009 das Internationale Institut für Ernährungspolitik IFPRI in Washington[112] geleitet hat, untersuchte mit Kollegen die Auswirkungen der europäischen Agrarexportförderung auf afrikanische Getreidemärkte. Ende der neunziger Jahre stellte er die Studie im Bundestagsausschuss für wirtschaftliche Zusammenarbeit vor. »Ich erinnere dies als eine frustrierende Veranstaltung, die sich auf Kleinigkeiten konzentrierte, und die von uns angesprochenen Risiken und Chancen nicht absorbierte«, schreibt von Braun Ende 2009.[113] Dennoch gelang es ihm, das Entwicklungshilfeministerium mit seinen Forschungsergebnissen zu überzeugen. Doch das änderte noch lange nicht die Politik.

Die Berichte der Wissenschaftler und Nichtregierungsorganisationen und die Kritik der betroffenen Länder haben inzwischen viele Verantwortliche in der Europäischen Agrarpolitik überzeugt. »Ausfuhrerstattungen« gelten mittlerweile nicht nur bei NGOs (Nichtregierungsorganisationen), sondern auch in Brüssel als umstritten – doch es gibt sie nach wie vor, wenn auch in gekürztem Umfang: Von knapp 391 Millionen 2005 sanken sie Jahr für Jahr auf gut 97 Millionen im Jahr 2008.[114]

Was sagt Rudolf Buntzel dazu, der Mann, der seit mehr als zwanzig Jahren gegen diesen Wahnsinn ankämpft? Er sagt

das Wort, mit dem sich der Deutsche-Bank-Chef Josef Acker-
mann ziemlich unbeliebt gemacht hat: Peanuts.

390 Millionen Exportsubventionen an deutsche Unternehmen sind Peanuts?, frage ich entgeistert.

Ja, sagt Rudolf Buntzel. Die Art und Weise, wie wir heute
Dumping betreiben, sei sehr viel versteckter.

Und er erklärt, dass die Direktzahlungen an die Landwirte
ja auch den exportierenden Betrieben nutzen – was eigentlich auf der Hand liegt. Bis 1992 bekamen die europäischen
Bauern keine direkten Zahlungen aus Brüssel. Ein großer Teil
des Geldes aus dem europäischen Agrarhaushalt ging in die
Exportförderung, um die Butter-, Fleisch- und Milchpulver-
berge abzutragen. Mit der sogenannten McSherry-Reform
1992 änderte die Europäische Union ihre Politik: Sie be-
schloss, die Preise für landwirtschaftliche Erzeugnisse zu senken, um sie langfristig an das Weltmarktniveau anzupassen.
Gleichzeitig kürzte sie die umstrittenen Exportsubventionen,
ohne sie aber ganz zu streichen. Für die exportierenden Betriebe hieß das: weniger Subventionen, dafür aber billigere
Produkte.

Den Bauern wurden – als Entschädigung für den Preis-
sturz – Ausgleichszahlungen direkt auf ihr Konto überwiesen.
Doch das nützte ihnen wenig, denn ihre Abnehmer – Molkereien und Fleischereien – drückten die Preise, sodass vor
allem den kleinen Höfen kein Gewinn übrig blieb. Genau das
sei der Punkt, sagt Rudolf Buntzel: Mit diesen Direktsubven-
tionen können die Bauern ihre Produkte weit unter den Ent-
stehungskosten verkaufen, und davon profitiert das Agrobusiness in weit größerem Maße als von den auf ein paar
Millionen gekürzten Exportsubventionen. Handelsneutral
nennt die EU ihre Politik, aber das ist es natürlich überhaupt

nicht. Die Lösung dürfe jedoch nicht sein, die Hilfen an die Bauern zu streichen, sondern den Export zu beenden.

Und dann wird der sonst ruhige und zurückhaltend auftretende Ernährungsexperte plötzlich deutlich wie ein Politiker im Wahlkampf: »Eine Landwirtschaft wie unsere europäische, die so hochgradig subventioniert wird und mit so hohen Zöllen immer noch vor Importen geschützt wird, hat kein Recht zu exportieren.«

Wir brauchen unsere Bauern, sagt Rudolf Buntzel, deshalb sind die Zahlungen an sie auch in Ordnung, aber wir brauchen keine Exporte. Oder zumindest keine, die Schaden anrichten. Hinter der EU-Politik steckt ein falsches Ziel, nämlich die internationale Wettbewerbsfähigkeit der europäischen Landwirtschaft. »Ein hoch protektionistisches System braucht das aber nicht«, sagt Buntzel. Diesen Exporten des Agrobusiness würden alle anderen Ziele, die Erhaltung der bäuerlichen Arbeitsplätze, der Landschaft und der Besiedelung des ländlichen Raums untergeordnet. Und wenn schon exportiert werde, dann nur, wenn die betroffenen Länder das Recht hätten, sich vor Dumping schnell und effektiv zu schützen.

»Im Grunde ist das Wahnsinn«, sagt Martin Hofstetter von Greenpeace im Herbst 2009. »Die Agrarpolitiker nahezu aller Parteien sagen seit über zehn, fünfzehn Jahren, die Exportsubventionen müssen auslaufen, aber das ist noch immer nicht geschehen. Die Interessenverbände sind so gut organisiert, dass sich das politisch nicht umsetzen lässt.«

Schon 1998 hat Rudolf Buntzel die gleiche Klage ausgestoßen, im Vorwort der Fallstudie über die Auswirkungen der EU-Rindfleischexporte in Namibia: »Alle Versprechungen der europäischen und deutschen Politiker, solche Fälle krasser Verletzung des Kohärenzgebots zu vermeiden, entlarven sich als hohles Gerede. Die EU-Agrarpolitik ist offensichtlich nicht gewillt, sich durch eine entwicklungspolitische Rücksichtnahme bei ihren emsigen Versuchen der Überschussverwertung reinreden zu lassen.«[115]

Also: Wir wissen, dass es entwicklungspolitisch nicht gut ist. Aber, tja, wir müssen, äh, machen es trotzdem. Für solches Verhalten hat der Soziologe Ulrich Beck einen schönen Ausdruck geprägt: *verbale Aufgeschlossenheit bei weitgehender Verhaltensstarre*, allerdings nicht auf Politiker, sondern auf Männer im Familienleben bezogen.[116]

Auf der Internationalen Grünen Woche in Berlin, der wohl wichtigsten Agrarmesse der Welt, habe ich bemerkt, dass diese Zustände noch lange nicht beendet sind und dass nicht nur entmachtete Familienoberhäupter freizügig mit Widersprüchen jonglieren, sondern auch Politikerinnen. Die Bundesministerin für Ernährung, Landwirtschaft und Verbraucherschutz Ilse Aigner eröffnete die Messe im Januar 2009 und lobte in ihrer Rede die Rekordausfuhren der deutschen Landwirtschaft. Das sei auch ein Erfolg des Aktionsplans zur Exportförderung ihres Ministeriums. »Wir öffnen die Türen!«, rief sie stolz.

Zwei Tage später stand sie unter den Unterzeichnern des 1. Berliner Agrarministergipfels, der während der Messe in Berlin stattfand, und lächelte in die Kamera. Sie hatte soeben zusammen mit den anderen 25 Ministern – folgende Regelung beschlossen: »Alle Formen handelsverzerrender Exportfördermaßnahmen müssen abgeschafft werden.«[117]

Hat sie vergessen, was sie bei der Eröffnung gesagt hat, oder ihre Meinung so schnell geändert?

Kurz zuvor hatte die Europäische Kommission unter dem Druck der katastrophal niedrigen Milchpreise neue Exportsubventionen für Milchprodukte beschlossen, die erst Ende 2009 wieder eingefroren wurden. Eine Studie der Entwicklungsorganisation Oxfam vom November 2009 zeigte, dass im Lauf des Jahres 2009 die Milchpreise in Bangladesch so tief fielen, dass die Milchbauern in Schwierigkeiten kamen. »Das Preisdumping auf dem Weltmarkt – ausgelöst durch die Wiedereinführung der EU-Exportsubventionen und die Einfuhr subventionierter Milchpulverimporte aus der EU – sind für diese Entwicklung mit verantwortlich«, schreibt Oxfam[118] – eine wenig überraschende Erkenntnis für alle, die sich mit der Kritik an Exportsubventionen schon einmal beschäftigt haben.

Hatte die zuständige Ministerin das etwa gar nicht mitbekommen? Oder hoffte sie, niemand würde es merken, dass sie vorgestern »Hüh!« und heute »Hott« gerufen hat?

Ich habe den Landwirtschaftsexperten Friedrich-Wilhelm Graefe zu Baringdorf danach gefragt, der damals noch für die Grünen im Europaparlament war. Er hatte Ilse Aigner zusammen mit der dänischen EU-Kommissarin Mariann Fischer Boel auf der Grünen Woche getroffen und beide auf diese Widersprüche angesprochen. Wie kann die EU den Molkereien neue Exportsubventionen für Milchprodukte zahlen, wenn auf der Agrarministerkonferenz gerade vereinbart wurde, damit aufzuhören, weil die Dumpingpreise die Märkte in den Hungerländern kaputtmachen? Und so zu mehr und nicht zu weniger Hunger führen?

Was sagt Ilse Aigner?

Nicht viel, antwortet Graefe zu Baringdorf. »Sie hat diese Zusammenhänge noch gar nicht verstanden.«

Aber entschuldigt sie das? Und was ist mit ihrem Ministerium, besetzt mit lauter ausgewiesenen Fachleuten, die seit

Jahren über diese Dinge Bescheid wissen? Je mehr Mitteilungen aus dem Agrarministerium ich während der Grünen Woche las, desto verwirrender fand ich sie: »Die Landwirte an der Wertschöpfung vermehrt teilhaben lassen«, fordert die Ministerin und schiebt das Geld in die Kassen der Molkereien. »Wir wollen nachhaltig wirtschaften«, ruft sie und fördert die Erschließung ostasiatischer Märkte für Schweinefleisch aus Deutschland. Hätte sie den Weltagrarbericht gelesen, müsste sie doch das Gegenteil fordern: Esst weniger Fleisch, baut keine neuen Mastställe! Die Fleischindustrie ist einer der Hauptverursacher des Klimawandels, der in den nächsten Jahren immer mehr Ackerflächen vor allem im südlichen Afrika zerstören wird.

»Ja, aber die strukturelle Entwicklung geht in eine andere Richtung«, erklärt Martin Hofstetter: »Europa wird zum Maststall der Welt.« Damit benennt er die dritte Ursache, die nach Jean Ziegler den Hunger verstärkt, nämlich die Futtermittel- und Agrosprit-Importe aus Ländern, in denen Menschen hungern. Ohne dieses billige Futter, Soja vor allem, würde unsere industrialisierte Tierhaltung gar nicht funktionieren. In Europa werden immer größere Ställe für immer mehr Tiere gebaut, obwohl Milch- und Fleischprodukte längst im Übermaß vorhanden sind. »Der hohe Fleischverbrauch hierzulande ist natürlich nicht gesund für die Bevölkerung«, sagt Martin Hofstetter, »und nun fahren auch noch Vertreter des Bundeslandwirtschaftsministeriums von Messe zu Messe in Asien, um unsere Wurstwaren, unser Fleisch und unseren Käse dort bekannter zu machen und damit auch unsere falsche Ernährungsweise dorthin zu exportieren.« Aber dafür brauchen wir billiges Soja aus Südamerika, was die verschuldeten Länder gerne exportieren, weil sie damit

Devisen erwirtschaften, mit denen sie ihre Schulden bedienen können. So schließt sich der Kreis: Euer Gemüse ist unser Fleisch.

»Eine unglaubliche Landplage«, sagt Jean Ziegler über den Sojaanbau in Bolivien. »Wo Soja wächst, gibt es keine Gärten mehr.« In Brasilien ist es nicht besser: Dort hat die Misereor-Menschenrechtsexpertin Ulrike Bickel für ihre Masterarbeit in tropischer Landwirtschaft den Sojaanbau untersucht, und sie kommt zum gleichen Schluss: »Der Sojaboom geht auf Kosten der Umwelt und der Kleinbauern.«[120] Ulrike Bickel ist durch vierzehn Bundesstaaten gereist und hat mit Landwirten, Vertretern des Agrobusiness, Händlern, Politikern, Forschern, Kleinbauern und Nichtregierungsorganisationen Interviews geführt. »Die Plantagenbesitzer sind mit mir in ihren Jeeps über die Felder gefahren und haben stolz vom großen Potenzial der Sojabohne berichtet«, erzählt Ulrike Bickel. »Über die Kleinbauern äußerten sie sich abfällig, ihre Wirtschaftsweise sei rückständig.« Ihr Gegenmodell ist der großindustrielle Anbau: Felder von bis zu 30 000 Hektar, Soja von Horizont zu Horizont, je nach Klimazone im Wechsel mit anderen *cash crops* wie Mais oder Zuckerrohr. »Angebaut wird Soja im Cerrado, der als artenreichste Savanne der Welt gilt, aber auch im Amazonasgebiet, wo Regenwald für den Anbau gerodet wird, obwohl der Urwaldboden gar nicht dafür geeignet ist. Im ersten Jahr nach der Rodung enthält der Boden zwar noch viele Nährstoffe, aber er ist sehr sauer, man muss bis zu acht Tonnen Kalk pro Hektar ausbringen, damit die Sojabohnen wachsen«, sagt Ulrike Bickel. Das ist das Gegenteil von nachhaltiger Landwirtschaft. Hat denn ein Landwirt nicht schon aus ökonomischen Gründen Interesse, die Bodenfruchtbarkeit langfristig zu erhalten?

»Nein«, sagt Ulrike Bickel, »die Plantageneigentümer und großen Agrarkonzerne betrachten den Boden als ein bloßes Substrat, das man nach Belieben mit Nährstoffen ausstatten kann.«

Die Baumfäller arbeiten oft unter sklavenähnlichen Bedingungen, berichtet Ulrike Bickel, immer wieder werden Kleinbauern vertrieben, oft kommt es zu gewalttätige Landkonflikten, immer wieder gibt es Todesdrohungen für widerspenstige Bauern und Gewerkschafter – davon hatte auch die brasilianische Landarbeiter-Vertreterin Maria Ivete Bastos dos Santos erzählt, die Greenpeace im Mai 2006 nach Deutschland eingeladen hatte. Sie hatte den Sojagroßbauern widersprochen und erfuhr wenig später, dass ihr Name auf den berüchtigten Todeslisten stand.[121]

Immerhin haben die Greenpeace-Proteste Wirkung gezeigt: Der Verband der Sojahändler, Abiove, einigte sich mit Greenpeace und anderen Umweltverbänden auf ein Moratorium, das den Handel mit Soja von neu gerodeten Urwaldflächen vorerst verbietet.

»Ein Riesenproblem sind auch die Pestizide: Es wird mit dem Flugzeug großflächig gespritzt, und man hört immer wieder aus Paraguay und Argentinien, dass die Piloten das Pflanzengift mit Absicht auch über die Ackergrenzen hinaus auf benachbarte Dörfer spritzen, um die Bauern zu vertreiben und so an mehr Land zu kommen.«

Ob im Regenwald oder im Cerrado: Der industrielle Sojaanbau gefährdet die Ernährungssicherheit. Die Bohnen für die europäischen Mastschweine verdrängen den Anbau der Grundnahrungsmittel. »Für das Hungerbekämpfungsprogramm des Präsidenten Lula müssen sogar schwarze Bohnen aus anderen Ländern nach Brasilien importiert werden«, sagt der brasilianische Soziologe Antônio Andrioli. Das helfe zwar den Hungernden, aber es ändere nichts an der ungerechten Landverteilung in Brasilien.

Die Berliner Agrarwissenschaftlerin Christiana Schuler hat ausgerechnet, wie groß die Sojaanbaufläche in Brasilien allein für die Tierproduktion in Deutschland ist: 28 000 Quadratkilometer, eine Fläche größer als Mecklenburg-Vorpommern und das Saarland zusammen.[122] Das ist so ziemlich das größtmögliche Gegenteil von ökologischer Kreislaufwirtschaft, mit Opfern auf allen Seiten: Die gigantischen Sojafelder zerstören die Subsistenzwirtschaft der Kleinbauern in Südamerika, die riesigen Mastställe nehmen den kleinen Bauernhöfen hier die Arbeit weg, das billige Fleisch mästet die Bevölkerung, und die weltumspannenden Transporte befeuern den Klimawandel. Dem Warenstrom dieser weltumspannenden Ernährungsindustrie folgt ein Menschenstrom: Viele der Kleinbauern, die durch die niedrigen Preis aus dem Markt gedrängt wurden, verlassen ihre Felder und landen in den unendlichen Elendsquartieren der großen Städte, von dort versuchen manche von ihnen, sich nach Europa oder in die USA durchzuschlagen.

Dabei ist Soja als Tierfutter für die Fleischproduktion nur ein kleines Problem angesichts der gigantischen Flächen, die die Produktion von Agrosprit in Zukunft noch in Anspruch nehmen könnte: Auf 2,1 Millionen Hektar außerhalb Europas wurden im Jahr 2007 Agrokraftstoffe angebaut: Soja, Palmöl und Zuckerrohr – das ist eine Fläche so groß wie ganz Hessen. Und diese Fläche könnte sich vervielfachen, falls die EU an ihren Beimischungszielen von Biokraftstoffen festhält. »Der Agrospritmarkt ist ein riesiger Markt, der das gesamte Angebot aufsaugen kann«, sagt Christiana Schuler. »Das ist ein neuer Stoff, aber eine alte Struktur: Der kaufkräftigere Markt bestimmt die Nachfrage und lässt die Preise steigen, die Hungernden haben das Nachsehen.«

Das also sind die Strukturen, in denen gehungert und gefressen wird: Verschuldung, Agrardumping, Futtermittel- und Agrosprit-Importe. Wir legen uns Fleischbrocken auf den Grill und tanken klimafreundlichen Agrosprit – und die Hungernden backen sich Schlammkuchen. Alles auf der gleichen globalisierten Erdkugel, am gleichen Tisch.

Die Kritik daran ist nicht neu, ebenso wenig die Verhaltensstarre der Verantwortlichen – warum ändert sich nichts?

Kapitel 7

Ist eine andere Wirtschaftswelt möglich?

Wider die vermeintliche Unausweichlichkeit

Vor einigen Wochen besuchte uns eine Bekannte, ein rüstige alte Dame, die wir schon lange kannten. Sie war elegant wie eh und je, sprühte vor Energie und band aufmerksam und neugierig alle am Tisch Sitzenden ins Gespräch ein.

Die Dame stammt aus aus einer alten Unternehmerfamilie, und im Laufe der Unterhaltung kam sie auf ihr Auto zu sprechen. Mercedes A-Klasse. Der mit dem Elchtest. Was hätten alle ihre Verwandten über sie gelacht, als sie den gekauft hatte, damals. Und jetzt führen die selbst so einen. Sogar ihr Bruder, der Unternehmer. Als Zweitwagen natürlich nur. Für die Firma habe er natürlich noch einen größeren, die Geschäfte liefen gut, trotz Krise.

Der Bruder importiert Steine aus aller Welt und verkauft sie hier. Zurzeit hat er gute Aufträge, erzählte unsere Bekannte. Zur Autoverherrlichung hatte ich geschwiegen, aus Rücksicht auf ihr Alter, aber jetzt fragte ich doch nach.

Ob der Bruder auch Steine aus Indien importiere. Und was er zu den Arbeitsbedingungen in den indischen Steinbrüchen sage.

Ich hatte das für mein letztes Buch recherchiert: Benjamin Pütter, der als Kinderarbeitsexperte von Misereor viele Jahre in Indien gelebt hatte, war als Steinhändler getarnt in indische Steinbrüche eingedrungen und hatte dort heimlich gefilmt, wie Kinder, oft Lohnsklaven verschuldeter Familien, dort schuften mussten. Staubbedeckt, an schwerem Gerät, halb taub vom Lärm der Maschinen, die blutigen Finger nur notdürftig umwickelt. Sie sprengten Marmor und andere Steine, für Gräber, Küchenplatten oder Gehwege.[123]

Und der Bruder der herzlichen, eleganten Dame importierte Steine aus Indien.

Ich war mir sicher, dass sie von diesen Zuständen nichts wissen würde. Dass vielleicht sogar ihr Bruder, der Steinehändler, nichts wissen würde. Dass er in Indien nur ordentlich gekleidete Arbeiter im Lager zu sehen bekäme und nicht die grausamen Arbeitsbedingungen in den Steinbrüchen.

Ich fragte sie.

Nein, sagte sie. Schrecklich. Was mein Bruder erzählt, ist so fürchterlich. Ganz entsetzliche Zustände herrschen dort. Und sie beschrieb genau die grausamen Details, die ich von Benjamin Pütter gehört hatte.

Und was macht er dann, fragte ich.

Er kauft, sagte sie.

Ja, sagte ich, aber! Er findet das doch nicht gut!

Das ist das Geschäft, sagte sie.

Entschieden, ohne Bedauern in der Stimme. So klang ihre Stimme. Geschäft ist Geschäft. Unabänderliche Tatsache.

Sogar Jean Ziegler führt dieses Argument an: Nestlé ist der größte Nahrungsmittelkonzern der Welt, und wenn dessen Chef nicht den *shareholder value* steigert, also den Gewinn der Aktionäre, dann ist er weg vom Fenster. Und wie tut er das? Durch Modernisierung, Hungerlöhne und Preisdruck auf die Produzenten. Er hat also keine andere Wahl.

Wann immer es um die Folgeschäden unternehmerischen Profitstrebens geht, bekommt man das zu hören: Die Unternehmen müssen so handeln, sie können nicht anders. Ihr Auftrag ist Gewinnsteigerung, nicht wohltätiges Weltenretten. Und wenn sie sich dennoch für Umwelt oder Soziales engagieren, dann dient das nur der Imageverbesserung und damit auch wieder dem Gewinn. Diesen Satz von der Unabänderlichkeit des Profitdenkens hört man in unzähligen Varianten so oft, dass man gar nicht auf die Idee kommt, ihn zu hinterfragen. Aber eigentlich ist es Unsinn: Es gibt kein Naturgesetz, das vorschreibt, dass ein Unternehmer über Leichen gehen muss. Jede Gesellschaft hat Grenzen für gesellschaftlich akzeptiertes Handeln, und die sind fließend. Das Gleiche gilt für die Frage, was strafbar ist und was nicht. Während der frühen Industrialisierung im 19. Jahrhundert etwa war es gesellschaftlich mehr oder weniger akzeptiert, Fabrikarbeitern Löhne knapp unter dem Existenzminimum zu zahlen. In den Wohlstandsjahren der alten Bundesrepublik aber wäre das undenkbar gewesen, jedenfalls im eigenen Land. Heute gibt es zwei gegensätzliche Entwicklungen: Eine kleine, aber langsam wachsende Gruppe von Unternehmen versucht, ihre ökologischen und arbeitsrechtlichen Standards auch in den Ländern der Rohstofflieferanten und Produzenten durchzusetzen, und unterwirft sich dafür freiwillig externen Kontrollen, etwa durch den Verein Transfair für fairen Handel oder durch die Fair Wear Foundation gegen Ausbeutung in der Textilindustrie.[124] Neuerdings ist sogar der Gigant Nestlé dabei, allerdings nur mit einem Bruchteil seiner Produktion: In Großbritannien und Irland wird der Kitkat-Riegel seit Januar 2010

mit Fair-trade-Siegel verkauft. Die Kehrtwende in der Kakao-
politik des Unternehmens sei aber weit mehr als den Wunsch,
Gutes zu tun, kommentierte der *Spiegel*. Die fünf größten Unternehmen, die rund 80 % des Kakaohandels kontrollieren,
haben vor allem in den neunziger Jahren die Preise so gedrückt, dass die Kakaobauern kein Geld für Investitionen
übrig hatten, sodass die Ernten immer schlechter ausfielen.[125]
Dennoch erweitern Unternehmen damit ihren Verantwor-
tungsbereich und setzen neue Maßstäbe. Andere machen das
Gegenteil: Sie verschlanken ihr Unternehmen durch Outsour-
cing etwa des Putz- oder Wachpersonals und geben damit die
Verantwortung für diese Bereiche gleich mit ab. Im Januar
2007 berichtete das *Hamburger Abendblatt* über eine Reini-
gungsfirma, die Frauen für weniger als drei Euro Stunden-
lohn in Fünf-Sterne-Hotels putzen ließ.[126] Wenn man die Berichte und Diskussionen über diesen Fall verfolgte, konnte
man förmlich dabei zugucken, wie gesellschaftliche Normen
ausgehandelt wurden: Was akzeptiert eine Gesellschaft an un-
ternehmerischem Handeln – und was nicht? Hungerlöhne in
Luxushotels jedenfalls sind inakzeptabel.

Man konnte daran etwas sehen, das eigentlich selbstverständlich ist, aber woran man sich immer wieder erinnern
muss: Moral ist veränderlich, und es gibt keinen Grund zu
glauben, dass keine andere denkbar ist als die zurzeit herrschende. Nur, weil der Hunger einer Milliarde Menschen zur
Zeit stillschweigend toleriert wird, muss es nicht sein, dass
das morgen auch noch so ist.

Die gesellschaftliche Ächtung der Umweltverschmutzung
ist ein Beispiel dafür, dass ein solcher Wandel möglich ist:
Noch in den siebziger Jahren konnten Fabriken ihre chemischen Abfälle ungehindert in die Flüsse leiten – was heute un-

denkbar wäre. Wenn ein Wandel von dem, was gesellschaftlich akzeptiert ist und was nicht, beim Umweltschutz im eigenen Land möglich ist, warum nicht auch beim Verhungernlassen der eigenen Spezies?

Der Soziologe und Systemtheoretiker Dirk Baecker erklärt das Verhalten des Managements großer Firmen so: »Konzerne stehen unter enormem Druck, Profit zu machen. Sie sind hochgradig raffiniert in der Wahrnehmung von Chancen, aber blind gegenüber allem anderen.« Wenn diese Unternehmen in die Kritik geraten, leisten sie sich »parallel dazu ein wirtschaftsethisches Engagement, gleichsam als Teil ihrer Öffentlichkeitsarbeit, das jedoch nicht dazu führt und führen kann, die Suche nach Gewinnen und nach Möglichkeiten der Kostensenkung aufzugeben.« Und wie kann sich das ändern? Das Entscheidende, glaubt Dirk Baecker, ist das Verhältnis der Gewinne der Unternehmen zu den sogenannten externen Effekten: »Solange die Konsumenten wie die Politik ebenfalls davon profitieren, dass die Unternehmen große Teile der sozialen und ökologischen Kosten, die sie produzieren, externalisieren können, also nicht zahlen müssen, wird sich nichts Entscheidendes ändern.« Dazu bräuchte man einen Aufbruch der ganzen Gesellschaft: »Hier sind die Konsumenten mit ihren Kaufentscheidungen ebenso gefordert wie die Politik mit ihrer Gesetzgebung und die Wissenschaft mit Entwürfen zu einer umfassenderen Buchführung, von der Wachsamkeit von Management und Arbeitnehmerschaft ganz zu schweigen.«[127]

Das ist exakt die Frage: Wie groß ist die Wachsamkeit im Management? Wie weit gelingt es der viel beschworenen Zivilgesellschaft – NGOs, Umweltaktivisten, Demonstranten, Bürgerinitiativen, kritischen Konsumenten, Buchautoren etc. – ihre Alarmrufe so laut hinauszuschreien, dass sie auch in den Chefetagen gehört werden?

Auch wenn das ab und an gelingt, gibt es Grund zum Zweifeln. Die gesellschaftlichen Strömungen liefen in den letzten Jahrzehnten eher umgekehrt: Es gab weniger Einfluss aus der Gesellschaft auf die Kaste des gehobenen Managements, sondern umgekehrt mehr Einfluss des Managerdenkens auf die Gesellschaft. Das effizienz- und profitorientierte Denken der Betriebswirtschaftler hat in den letzten Jahren so gut wie alle Bereiche der Gesellschaft gekapert: Ausgerechnet die rotgrüne Bundesregierung hat den Bürger als Ich-AG propagiert, ehemals gemeinnützige Einrichtungen sind zu Profitcentern geworden und Schulen, Universitäten und Krankenhäuser zu Märkten. Bildung und Gesundheit kann man kaufen, genau wie Altenpflege und Kinderbetreuung. Kommerzielle Studios ersetzen die alten Sportvereine mit ihren ehrenamtlichen Übungsleitern, mobile Hausmeister – neudeutsch: *Facilitymanager* – die Nachbarschaftshilfe, überdachte und bettlerfreie Shoppingmalls gewachsene Einkaufsstraßen und Plätze.[128] Diese Ausweitung der ökonomischen Kampfzone ist der dringend benötigten Moralisierung der Märkte nicht eben förderlich.

Aber gerade deshalb sind die Fragen nach der Moral umso wichtiger: Wie weit geht das Geschäft? Was darf man denn alles anstellen, um den Profit zu steigern?

Dürfte man als Unternehmer das Auto seines Konkurrenten manipulieren, sodass dieser ums Leben und damit aus dem Wettbewerb käme? Natürlich nicht. Das würde nicht nur strafrechtlich verfolgt, es ist auch moralisch nicht akzeptiert. Der Unfalltod minderjähriger Lohnsklaven im Sweatshop eines südasiatischen Partnerunternehmens dagegen? Das ist zwar unangenehm und führt auch zu vereinzelten Stimmen der Empörung, aber nicht zur gesellschaftlichen Ächtung des Unternehmers und aller Verantwortlichen.

Warum nicht? Weil es weiter weg geschieht? Weil es zu Hause in den allermeisten Fällen keiner erfährt? Weil es nicht die eigenen Lohnsklaven sind, sondern nur die des Geschäftspartners? Weil es die Konkurrenten auch so machen?

Ein Schokoladenfabrikant könnte ja auch so denken: Ich mache nur deshalb gute Geschäfte, weil die Kinder auf den Kakaoplantagen so billig arbeiten. Oder die Milchbauern ihre Milch unter den Produktionskosten liefern. Also haben eigentlich die meinen neuen Mercedes finanziert.

Dafür müsste man sich schämen, oder?

Es gibt – in der globalisierten Wirtschaftswelt, am Standort Deutschland – eine merkwürdige Trennung in nahe und ferne Moral: Es ist absolut undenkbar für einen Manager, einem Kind etwas wegzunehmen. »Wieder S-Bahn-Überfall: Verwaltungsratvorsitzender entreißt Neunjährigem MP3-Player« – das gäbe schöne Schlagzeilen. Wenn aber das *Greenpeace Magazin* wiederholt über die verschleppten Minderjährigen berichtet, die auf den Kakaoplantagen der Elfenbeinküste schuften, nach der Arbeit eingesperrt werden und kaum genug zu essen bekommen, dann … passiert nichts.[129] Höchstens eine Meldung, aber keine großen Schlagzeilen. Keine Konfrontation der Vorstandsvorsitzenden oder Chefeinkäufer der Lebensmittelkonzerne mit den Vorwürfen. Keine Rücktrittsforderungen, keine Rücktritte.

Im November 2009 berichtete die *Frankfurter Allgemeine Zeitung* im Wirtschaftsteil über eine mögliche Übernahme des britischen Schokoladenherstellers Cadbury. Der amerikanische Konzern Kraft hatte Mitte September eine feindliche Übernahme angekündigt, für 10,9 Milliarden Euro, die Cadbury aber als zu niedrig zurückgewiesen habe. Auch die anderen Big Player im Schokoladengeschäft hätten Interesse bekundet, und die Börse rechne mit einer Übernahmeschlacht, die Kraft zwei Monate später gewinnen sollte. In einer kleinen Tabelle waren Umsatz und Gewinn aufgelistet: Nestlé hat 2008 einen Nettogewinn von 11,4 Milliarden Euro gemacht, Kraft zwei und Cadbury immerhin eine halbe Milliarde.[130] Ein paar kritische Zeilen über die umstrittene Rohstoffbeschaffung? Der Autor des *Greenpeace Magazins* war ja nicht der Erste, der über die ausbeuterischen Verhältnisse auf den Kakaoplantagen geschrieben hatte. Die Kinderrechtsorganisation Terre des hommes hat darüber berichtet, ebenso das Kinderhilfswerk der Vereinten Nationen Unicef. Das hunderttausendfach verkaufte *Schwarzbuch Markenfirmen* von Klaus Werner und Hans Weiss wirft den Lebensmittelkonzernen Kraft und Nestlé Ausbeutung und Kindersklaverei durch Rohstofflieferanten von der Elfenbeinküste vor.[131] Aber kein Wort darüber im *FAZ*-Artikel. Der liest sich vielmehr wie die Ankündigung eines sportlichen Großereignisses (»gelaufen ist das Rennen um Cadbury noch lange nicht«), als sei Wirtschaft ein Spiel mächtiger Manager ohne Auswirkungen auf Menschen, deren Leben an den Kakaobohnen und ihren Preisen hängt. Wie denkt ein Wirtschaftsjournalist darüber?

Sehr geehrter Herr Herr Dunsch, sehr geehrter Herr Theurer, seit Jahren kritisieren Menschenrechtsorganisationen und Journalisten die ausbeuterischen Zustände auf den Kakaoplantagen vor allem in der Elfenbeinküste, wo nach Angaben von

Terre des Hommes Zehntausende verschleppte Kinder wie Sklaven gehalten werden. In Ihrem Bericht über die anstehende Übernahmeschlacht des Schokoladenherstellers Cadbury listen Sie die Milliardengewinne der großen Markenfirmen auf, erwähnen aber die schmutzigen Geschäfte auf dem Rohstoffmarkt mit keinem Wort.

Warum nicht?

Als Leserin der *FAZ* und Konsumentin von Schokolade bin ich sehr daran interessiert zu wissen, auf welche Art und Weise diese Gewinne zusammenkommen.

Mit freundlichen Grüßen,

Dr. Tanja Busse

Keine Antwort auf den Leserbrief, aber als ich in der Schweiz anrufe, wo Jürgen Dunsch als *FAZ*-Korrespondent arbeitet, nimmt er sich sofort Zeit für ein Gespräch, sehr freundlich und offen. Er erinnert sich an meine Mail, als ich das Stichwort Arbeitsbedingungen in der Elfenbeinküste nenne, und wir reden eine Weile darüber, wann welche Themen ins Blatt passen und dass man dabei nicht vom Hölzchen aufs Stöckchen kommen könne. Nur zitieren soll ich ihn dann doch nicht, über grundsätzliche Fragen der Unternehmensberichterstattung müsse der verantwortliche Redakteur für Unternehmen sprechen. Der wiederum kommt nach längerer Prüfung zu dem Ergebnis, dass die *FAZ* in diesem Kontext nicht zitiert werden will.

Klar, denn dann müsste die Redaktion wohl zugeben, dass ihre Berichterstatter lieber den Lebensmittelgiganten beim Pokern um ihre Milliardengewinne zuschauen als den schuftenden Kaffeebauern, Plantagenarbeitern und den anderen schuftenden Rohstofflieferanten, ohne die es die gigantischen Gewinne der Konzerne aber gar nicht gäbe. Dass ihre Berichterstattung damit einseitig die Perspektive der Unternehmen einnimmt, die es sicherlich mit Freude zur Kenntnis nehmen, dass die Journalisten lieber über Umsatzmilliarden schreiben als über die Centbeträge, die den Kleinbauern und Plantagenarbeitern für ihre Maloche im Dienste der Lebensmittelindustrie zugeworfen werden.

Ich habe mich sehr gefreut, als ich während meines ergebnislosen Briefwechsels mit den *FAZ*-Redakteuren die *Zeit* aufschlug und eine ganze Seite über die menschenunwürdigen Bedingungen im Kakaoanbau entdeckte, im Wirtschaftsteil.[132]

Dennoch steht die *FAZ* nicht allein da mit ihrer Position. Die soziale Frage ist bei den großen Tageszeitungen nur selten Thema der Unternehmensberichterstattung. Im Wirtschaftsteil sind solche Fragen nicht vorgesehen, jedenfalls nicht als regelmäßiger Punkt. Daran haben sich die Leser so gewöhnt, dass ihnen bei der Lektüre gar nichts weiter fehlt. Aber es geht dabei ja gerade nicht um Hölzchen und Stöckchen, sondern um Menschenrechte, um die Zukunft und Überlebensfähigkeit ganzer Länder und – wenn man es denn unbedingt auf die Leser im reichen Norden beziehen will – um die Frage zukünftiger Migration.

Natürlich kann man nicht immer und in jedem Text die Welt aufrollen, aber wenn man das nicht tut, dann bleiben unerträgliche Zustände und andauernde Menschenrechtsverletzungen eben immer ungenannt, dann werden sie nicht mitgedacht, wenn es ums Geschäft geht, und umso leichter vergessen, von den Journalisten und ihren Lesern, und dann kann das Management unbehelligt weiterwirtschaften, wie es die Profitsteigerung erfordert.

Die mörderischen Strukturen aber liegen offen zutage. Und damit auch die Verantwortung? Wenn also Jean Ziegler als UN-Beauftragter für das Menschenrecht auf Nahrung behauptet, Agrardumping verursache den Hunger – was sagen die Profiteure dazu?

Kapitel 8

Wer profitiert von den Strukturen, die Hunger schaffen?

Das Ende der Geheimhaltung

Das Erste, was man feststellt, wenn man dieser Frage nachgeht, ist etwas Erstaunliches: Es ist eine Sensation, dass wir überhaupt wissen dürfen, wer die Profiteure des Agrardumpings sind und wer Exportsubventionen erhalten hat. »Wer von den Milliardenzahlungen aus Steuermitteln profitiert hat, war jahrelang ein gut gehütetes Geheimnis«, sagt Manfred Redelfs von Greenpeace. Er ist der Mann, der die Bundesregierung gezwungen hat, die jahrzehntelange Geheimhaltung zu beenden. »Rund 55 Milliarden Agrarsubventionen verteilt die EU jedes Jahr, davon allein 6 Milliarden in Deutschland«, sagt Redelfs. »Ich halte es eigentlich für ein normales staatsbürgerliches Recht, dass man erfährt, in welche Kanäle diese Gelder fließen. Vor allem deshalb, weil schon immer klar war, dass diese Zahlungen einen sehr kontraproduktiven entwicklungspolitischen Effekt hatten.«

Jeder Steuerzahler würde Manfred Redelfs zustimmen, doch die Behörden waren anderer Meinung: Drei Jahre musste sich Redelfs gedulden und bis vor Gericht ziehen, bis ihm sein »normales staatsbürgerliches Recht« gewährt wurde. Schon im Jahr 2006 hatte er einen Antrag an das Hauptzollamt Hamburg-Jonas gestellt und um die Namen der fünfzig größten Empfänger der in Deutschland gewährten Exportsubventionen gebeten. Auf zwei Gesetze hat er sich dabei berufen: auf das Umweltinformationsgesetz UIG, das den freien Zugang zu Umweltinformationen gewährt, und das Informationsfreiheitsgesetz IFG, das für alle Verwaltungsinformationen greift, sofern keine Ausnahmegründe dagegensprechen.

Erwartungsgemäß fand die Behörde aber, dass hier eine Ausnahme vorliege oder genauer: gleich drei Ausnahmen. Sie verweigerte die Herausgabe der Empfängernamen, weil es sich erstens um Betriebs- und Geschäftsgeheimnisse handele, zweitens um personenbezogene Daten und weil drittens der Aufwand zu groß sei. Redelfs hielt dagegen: Daten zu Personen wolle er gar nicht, und Aufwand sei als gesetzlicher Ausnahmegrund nicht vorgesehen und könne in Zeiten elektronischer Datenübermittlung kein ernsthaftes Hindernis sein. Und ob Geschäftsgeheimnisse verraten würden, bezweifelte der Greenpeace-Experte: Es handelte sich um einen hoch konzentrierten Markt mit wenigen Akteuren, die sich ohnehin kennen. Außerdem werden Subventionen an alle Antragsteller vergeben, die die Voraussetzungen erfüllen, es gibt also keinen Wettbewerb um Subventionen und daher auch keine Notwendigkeit, die Daten der Empfänger vor den Mitbewerbern geheim zu halten.

Aber Redelfs zeigte sich kompromissbereit und beschränkte seinen Antrag: Nicht mehr die fünfzig größten Empfänger von Exportsubventionen, sondern nur noch vierzig wollte er wissen. Die Behörde blieb stur: Betriebs- und Geschäftsgeheimnisse dürften nicht verraten werden.

Also zog Greenpeace vor Gericht, klagte – und gewann. Das Verwaltungsgericht Hamburg entschied im Mai 2008, die Daten müssten herausgegeben werden, weil Agrarsubventionen zu den Umweltinformationen zu rechnen seien, und die Umweltinformationsrichtlinie verlange, dass jedermann möglichst uneingeschränkt und ungehindert Zugang zu Informationen über die Umwelt eröffnet werden soll, weil damit letztendlich der Umweltschutz verbessert werde.[133] Ein Sieg für die Transparenz!

Das Hauptzollamt aber ging in Revision und unterlag erneut, dieses Mal vor dem Bundesverwaltungsgericht Leipzig. »Die Behörde hat alle Register der Verweigerung gezogen«, kritisiert Manfred Redelfs. »Selbst als wir das endgültige Urteil hatten, hat das Hauptzollamt die Herausgabe der Daten noch verzögert. Erst als wir ein Zwangsgeld androhten, bekamen wir die Namen.«

Die Ironie der Geschichte: Greenpeace behielt die Daten wenige Tage, bevor die europaweite Transparenzinitiative die Offenlegung sämtlicher Empfänger sämtlicher EU-Agrarsubventionen durchsetzte.[134] Allein in Deutschland hatten sich dazu 35 Organisationen von transparency international bis zur Arbeitsgemeinschaft bäuerliche Landwirtschaft, AbL, zusammengeschlossen, um gemeinsam Druck auf die Europäische Kommission zu machen. Die rang sich schließlich zu mehr Transparenz durch – vermutlich weil die Kritik an ihrer widersprüchlichen Agrarpolitik und der undemokratischen Geheimhaltung in den letzten Jahren zu groß geworden war. »Trotzdem war es gut, dass wir geklagt haben«, sagt Manfred Redelfs, »denn Deutschland ist bei der Veröffentlichung der Daten bis zuletzt als Bremser aufgetreten.« Eine Peinlichkeit sei das gewesen: »26 Länder haben ihre Daten fristgerecht ins Netz gestellt, nur bei uns hat sich das verzögert.« Aber nun liegen die Zahlen offen, und jeder kann erfahren, welches Unternehmen (und welcher Landwirt) wie viel Geld aus Brüssel bekommen hat. Das Bundeslandwirtschaftsministerium selbst hat eine Suchmaschine dazu eingerichtet.[135] Noch vor einem Jahr wäre das völlig undenkbar gewesen, und jetzt klickt man einfach ein paar Tasten und schon fließen die Millionenbeiträge über den Bildschirm.

Wenn man auf der Seite farmsubsidy.org auf Germany klickt und dort die Liste der Top 20, der zwanzig größten Subventionsempfänger, überfliegt, versteht man, warum diese Zahlen so lange wie ein Geheimprojekt gehütet wurden: Im Jahr 2008 haben die Fleischwerke Edeka Nord 18 833 000 Millionen Euro aus Brüssel bekommen (Platz 1), das Molkerei-Jointventure Wheyco (Humana und Nordmilch) fast 14 Millionen Euro (Platz 2) und die Fleischfirmen Vion und Bonn Fleisch Ex- und Import GmbH beide jeweils gut 6 Millionen (Plätze 3 und 4). Wofür?

Es ist eine Sache, den europäischen Steuerzahlern beizubringen, dass ihre Steuern helfen sollen, das Überleben der Bauern in Europa zu sichern. Dass sie mit ihrem Geld unsere vielfältigen Kulturlandschaften erhalten, die Umwelt schützen und die Infrastruktur im ländlichen Raum. Das ist politisch ganz gut zu vermitteln und gesellschaftlich weitgehend akzeptiert.

Aber es ist etwas ganz anderes, Wählern und Steuerzahlern zu sagen, dass sie bitteschön auch großen Unternehmen und Marktführern Millionenbeträge überweisen sollen. Das kommt nicht so gut an, und deshalb, so haben sich die Verantwortlichen in Brüssel, Bonn und Berlin wohl gedacht, behalten wir das lieber für uns. Irgendwelche anonymen Exporterstattungen in Millionenhöhe, damit konnte man sich ganz gut durchwurschteln, zumindest bis neugierige Entwicklungshelfer ihre Nase in namibische Fleischfabriken gesteckt haben. Aber Millionenbeträge mit Empfängernamen? Damit wird es schon schwieriger. Edeka (»Wir lieben Lebensmittel«), nach eigener Aussage »führender Lebensmitteleinzelhändler in Deutschland«, weist für das Jahr 2008 einen Konzernjahresüberschuss von 262,8 Millionen Euro aus.[136] Gut, das ist nichts gegen die 11,4 Milliarden Gewinn von Nestlé, trotzdem muss die Frage erlaubt sein: Warum braucht man bei einem solchen Ergebnis noch Unterstützung aus öffentlicher Hand? »Wir lieben Lebensmittel«? Wir lieben Steuergelder!

»Sehr geehrte Mitarbeiter der Pressestelle,
die Internetseite www.subsidy.org weist die Fleischwerke Edeka Nord Gmbh mit 18 833 000 Euro als größten deutschen Empfänger von EU-Agrarsubventionen aus.
Ich recherchiere für ein Buch über Lebensmittel und würde gerne wissen, wofür Edeka diese Subventionen bekommen hat.
Herzlichen Dank für Ihre Auskunft,
Dr. Tanja Busse«

»Sehr geehrte Frau Busse,
unser NORDfrische Center im mecklenburg-vorpommerschen Valluhn wurde am 3. Oktober 2006 in Betrieb genommen. Das Investitionsvolumen betrug ca. 54 Mio. €. Dafür wurden uns Fördermittel in Höhe von 35 % für Investitionen und 30 % für Grund und Boden von der EU zur Verfügung gestellt.«

Es folgt ein Hinweis auf die Internetseite des Gutfleisch-Programms, auf der man das NORDfrische Center, »eines der modernsten Fleischwerke Deutschland« mit einer Kapazität von 300 Tonnen pro Tag, bewundern kann. Das sieht gut aus, aber die Frage bleibt: Warum bezahlt die EU ein Drittel der Kosten? Für einen der Marktführer?

»Wir haben den gesetzlichen Förderrichtlinien entsprochen und die nachgenannten Subventionen erhalten.«

Ziemlich knappe Antwort, wo Edeka doch mit Transparenz wirbt und im Internet sogar die Bauern persönlich vorstellt, die für Edeka Schweine mästen? So betrachtet, fällt diese Antwort ziemlich barsch aus, aber: Edeka war das einzige von über zehn Unternehmen, die ich per Mail nach dem Grund ihrer Subventionen gefragt habe, das sofort geantwortet, und für weitere Fragen sogar direkt ins Fleischwerk weitervermittelt hat – das ist in Zeiten von kontrollierter und an PR-Büros ausgelagerter Unternehmenskommunikation eine lobenswerte Ausnahme.

»Bitte haben Sie Nachsehen: Ich kenne die Einzelheiten der Förderrichtlinien nicht, könnten Sie mir helfen? Welche Richtlinien? Welche Voraussetzungen?«

Edeka schickt ein Zitat aus dem Bewilligungsbescheid, eine Aufzählung von Richtlinien, denen zu entnehmen ist, dass der Grund der Förderungen die Verbesserung der Marktstruktur war.[137] Natürlich ist das ein Punkt: Arbeitsplätze im strukturschwachen Osten sind förderungswürdig. Und natürlich ist es das Recht des Unternehmens, eine Millionen-Subvention annehmen. Aber bekommen kleine Fleischer auch solche Geschenke? »Wir haben ein einziges Mal EU-Fördergelder bekommen, als wir unseren Hofladen gebaut haben. Doch der Aufwand und die Auflagen waren so hoch, dass es sich für uns am Ende nicht gerechnet hat«, sagt Josef Schäfers junior, der Sohn des Bioland-Pioniers Josef Schäfers, der sowohl Landwirtschaft als auch das Metzgerhandwerk gelernt hat. »Wir kleinen Fleischer haben ohnehin keine Chance gegen die Großbetriebe. Wir können nur in Nischen überleben, entweder mit Biofleisch – so wie wir das machen – oder durch besonderen Service wie etwa Catering oder Lieferungen vor die Haustür.« Schäfers hat auf dem Heggehof in Lichtenau-Asseln bei Paderborn gegen alle Trends erfolgreich eine eigene Fleischerei aufgemacht: auf dem platten Land, weit weg von den Ballungszentren mit bio-freundlicher Käuferschaft. Mit seinem kleinen Hofladen konkurriert er nun mit den Fleischtheken der Supermärkte und den Kühlregalen der Discounter, und dass es ihm gelingt, ist eher die Ausnahme als die Regel. »Natürlich schadet ein so großes Fleischwerk den kleinen Fleischereien«, sagt er über das Edeka-»NORDfrische Center«, eher resigniert als zornig. »Es ist immer dasselbe, diese Investitionen gehen in die falsche Richtung!«

Als Kunden haben wir uns daran so gewöhnt, dass wir uns gar nicht mehr darüber wundern: Bei den Großen ist es billiger, bei den Kleinen freundlicher, so ist es halt beim Einkaufen. Aber warum fördert die Politik die großen Strukturen?

Ein anderer Großempfänger ist die Molkerei Campina: Von 2002 bis 2006 hat das Milchunternehmen jedes Jahr mehr als

2 Millionen Euro Subventionen bekommen, für Schulmilch. Offenbar um Kritik vorzubeugen, klärt das Unternehmen auf seiner Internetseite auf, was dahinter steckt: Im Jahr 2008 habe Campina als größter Schulmilchlieferant in Deutschland einen Beitrag von rund 1,9 Millionen Euro aus dem EU-Agrarfonds erhalten. »Hierbei handelte es sich ausschließlich um EU-Schulmilch-Beihilfe. Diese Ernährungssubvention dient der Förderung des Schulmilchkonsums bei Kindern.«[138] Das Geld werde in voller Höhe an Kinder und Jugendliche in Form von verbilligter Schulmilch mit staatlich überwachten Höchstabgabepreisen ausgezahlt, nur aus fördertechnischen Gründen bekomme es zunächst die Molkerei. Die aber gehört zu einem der größten Milchverarbeiter der Welt, Friesland-Campina, der im ersten Halbjahr 2009 trotz Wirtschaftskrise 78 Millionen Euro Gewinn gemacht hat.

Im gleichen Zeitraum sind die Erzeugerpreise für Milch so tief gesunken wie nie zuvor. »Gemessen an der Kaufkraft hatten wir 2009 die schlechtesten Preise, an die ich mich erinnern kann, und ich melke seit dreißig Jahren Kühe«, sagt Hans Foldenauer. Er ist Sprecher des Bundesverbands Deutscher Milchviehhalter, des Bündnisses der zornigen Bauern, die diesen Preisverfall und den Untergang ihrer Höfe nicht länger tatenlos hinnehmen wollen. Die meisten Bauern verkaufen ihre Milch zurzeit unter den Produktionskosten, trotz EU-Direktzahlungen. Sie versuchen, irgendwie über die Runden zu kommen, und hoffen, dass die Preise wieder steigen, bevor sie pleite sind. »Allein in den letzten Monaten haben in Sachsen-Anhalt 10 % der Milchviehhalter aufgegeben«, klagt Foldenauer, »große Betriebe mit mehr als 200 Kühen, die man bis vor wenigen Jahren noch als zukunftsfähig bezeichnet hat.«

Wer also könnte Finanzhilfen aus Steuermitteln besser gebrauchen? Und Aufträge für die Versorgung von Schulkindern? Campina oder die Bauern?

Und was stand noch in der Pressemitteilung von Campina? »Ernährungssubvention ausschließlich EU-Schulmilch-Beihilfe«? Ja, für die Campina Gmbh und Co. KG, die deutsche Tochter des niederländischen Konzerns FrieslandCampina, trifft das zu – doch was ist mit den Millionen, die andere Tochterunternehmen bekommen haben? Mit den 64,9 Millionen Euro für die Campina Melkunie Veghel zum Beispiel? Und mit den 24,5 Millionen Euro Exportsubventionen für Campina Buttergold BV in Belgien? *Buttergold!*

»Was das für Geld ist, wollen Sie wissen?«, fragt ein sehr freundlicher Rob van Dongen, Unternehmenssprecher von FrieslandCampina. »Die EU zahlt Subventionen für den Export in Drittländer, und dabei werden keine Länder ausgeschlossen, auch Bangladesch nicht. Das ist die Politik der Europäischen Union, abgestimmt mit allen Mitgliedsländern und mit den Lobbygruppen. Wir kennen die Diskussion und die Kritik daran, man muss aber auch sehen, dass die EU-Agrarpolitik sich schon verändert hat und in den nächsten Jahren noch weiter ändern wird und dass die Exportsubventionen noch weiter sinken werden. Im Moment, seit November 2009, sind die Erstattungen für Milchprodukte ja schon auf null gesetzt. Das berücksichtigt sowohl die Interessen der europäischen Milchbauern als auch der Bauern in den Entwicklungsländern.«

Was man so sagt als Unternehmen: Natürlich wäre es ökonomischer Wahnsinn, auf Geld zu verzichten, was einem geboten wird. Also nimmt man es halt. Machen die anderen ja auch. Undsoweiterundsoschlechter.

Und was ist mit den anderen umstrittenen Exportsubventionen? Die Molkerei Sachsenmilch, eine Tochter der Großmolkerei Theo Müller (»Müllermilch«) hat 2006 gut 2,6 Millionen Euro bekommen. Exportsubvention – wofür?

»Sehr geehrte Frau Dr. Busse,
über das hinausgehend, was von offizieller Seite veröffentlicht wird, kann ich Ihnen leider keine Auskünfte geben.«

Es antwortet der Leiter der Unternehmenskommunikation, der freundlich grüßt – aber nicht kommuniziert.

Warum nicht? Und ob er den *Spiegel* auch zur offiziellen Seite zählt?

Just am Tag nach meiner Anfrage berichtete das Magazin nämlich über den Verdacht, dass Theo Müller die 70 Millionen Euro Fördermittel von der EU und dem Land Sachsen für den Neubau der Sachsenmilch-Molkerei in Leppersdorf bei Dresden nur deshalb bekommen habe, weil er das Unternehmen künstlich verkleinerte, aus der Großmolkerei »eine Ansammlung kleiner Milchläden« machte, um auf diese Weise mehr Subventionen einzustreichen. Und im *Spiegel*-Bericht war auch der alte Subventionsskandal erwähnt: Der Konzern hatte die Millionen unter anderem auch deshalb erhalten, weil er 144 neue Arbeitsplätze in Aussicht gestellt hatte. »Was die EU-Kommission bei der Genehmigung der Beihilfen ausdrücklich berücksichtigte«, schreibt der *Spiegel*.

»Was die Brüsseler Beamten freilich nicht ahnten: Müller strich fast zeitgleich 165 Jobs in Niedersachen und Nordrhein-

Westfalen. Neue Arbeitsplätze entstanden im preiswerteren Osten – mit großzügiger Hilfe des Steuerzahlers.«[139]

Da könnte der Steuerzahler ja auf die Idee kommen nachzufragen. Also, Herr Müller, warum nicht? Ich frage nochmal nach, der Steuerzahler müsse doch ein Recht haben zu erfahren, was mit seinen Steuermitteln geschieht, doch der Unternehmenskommunikator bleibt dabei: Die Geschäftsführung sei nicht besonders redefreudig.

Wenige Tage, nachdem im Juni 2009 die Empfänger der Agrarsubventionen bekannt wurden, durchsuchten 270 Polizei- und Zollbeamte das Hamburger Handelshaus August Töpfer[140]: Das Hauptzollamt in Kiel hatte bemerkt, dass die Unterlagen des Agrarhändlers nicht stimmig waren. Der Verdacht: August Töpfer soll Zucker aus Nicht-EU-Ländern importiert und mit EU-Zucker vermischt haben. Das Gemisch soll Töpfer dann wieder exportiert haben, aber als EU-Zucker deklariert, sodass der Händler für die gesamte Menge Exportsubventionen beantragen konnte. »In den Papieren sind größere Mengen angegeben worden, als eigentlich durch das Silo laufen konnten«, sagte der Zollfahndungssprecher.[141]

Die Vorwürfe seien »absurd«, sagt Dr. Klaus Landry, Rechtsanwalt der Kanzlei Graf von Westphalen, der August Töpfer berät und verteidigt. »Es ging um Mängel in der Buchführung eines Silos, in dem August Töpfer und andere Exporteure sowie EU-Hersteller Zucker gelagert hatten. Dieses Silo gehört nicht August Töpfer selbst, sondern einem anderen Unternehmen, an dem August Töpfer aber beteiligt ist. Bei diesem Silo ist eine zollrechtliche und marktordnungsrechtliche Betriebsprüfung durchgeführt worden, in deren Verlauf

wir mit dem Bundesfinanzministerium und der Bundesfinanz-
direktion Nord vereinbart haben, dass das Silounternehmen
seine Bestandsbuchführung rekonstruieren dürfe. Das ist
schließlich mithilfe einer Wirtschaftsprüfungsgesellschaft geschehen.

In der Schlussbesprechung im April 2008, an der die zuständigen Beamten des Bundesfinanzministeriums, der Bun-
desfinanzdirektion Nord, des Hauptzollamtes Hamburg-
Jonas und des Hauptzollamtes Hamburg-Hafen teilgenommen
haben, wurde festgehalten, dass es keinen Drittlandzucker,
also keinen Zucker aus Nicht-EU-Ländern, in dem Silo gegeben hat. Das Verfahren wird daher in sich zusammenbre-
chen.«

August Töpfer sei ein »uraltes, seriöses Unternehmen«,
das er schon seit Jahrzehnten vertrete, sagt Landry. Und er
hebt an zu einer Verteidigung der Agrarhändler: »Für sie sind
die Exportsubventionen durchlaufende Posten, die sie an
die Landwirte weiterreichen. Die Agrarhändler sind an dem
System der Agrarmarktordnungen mit Ausfuhrerstattungen
nicht schuld. Sie bauen gleichsam als ›beliehene Unternehmer‹
Überschüsse ab, die sie selbst nicht erzeugt haben, die aber
ohne Ausfuhrerstattungen auf dem Weltmarkt mit seinen viel
niedrigeren Preisen nicht untergebracht werden können. Es
ist eine völlig ungereimte Risikoverteilung, dass sich der Staat
der Agrarhändler zum Abbau der Agrarüberschüsse bedient,
ihnen aber das gesamte Risiko aufbürdet.«

Im Januar 2010 dauerten die Ermittlungen noch an.

Die Empfängerliste, die Manfred Redelfs vom Hauptzollamt Jonas bekommen hat, zeigt, dass August Töpfer allein in
den Jahren 2003 bis 2005 mehr als 115 Millionen Euro Exportsubventionen kassiert hat. »Wenn sich die Vorwürfe der

Staatsanwaltschaft als richtig herausstellen, muss man staunen, wie dreist das war, für eine so hohe Summe Subventionen abzurechnen. Die Zuschüsse wurden offenbar für eine Menge gezahlt, die sogar die Lagerkapazität überschreitet«, sagt Manfred Redelfs. »Allein schon wegen des Korruptionsrisikos ist es gut, dass die Empfänger jetzt öffentlich sind. Die Tatsache, dass die Zahlen lange Zeit geheim gehalten wurden, verführte zu Betrug. Transparenz verhindert das.«

Es ist richtig, was Greenpeace fordert: Transparente Zahlungen sind besser als geheime, und es lohnt sich, für diese Transparenz zu kämpfen. Nicht nur gegen die Behörden, sondern auch bei allen Unternehmen, die Millionen aus Steuermitteln bekommen. Aber wie weit reicht die mühsam erkämpfte Transparenz überhaupt?

Ermutigt durch die Lektüre des Urteils des Hamburger Verwaltungsgerichts im Streit zwischen Greenpeace und dem Hauptzollamt Hamburg-Jonas frage ich nach den aktuellen Empfängern von Exportsubventionen.

Bis 2008 waren die Summen ja gesunken, die Ausfuhrerstattungen ausgesetzt für viele Produkte. Im Januar 2009 aber hatte die EU-Kommission die Exportsubventionen für Milchprodukte unter dem Druck der niedrigen Milchpreise wieder hochgefahren und erst im November erneut eingeschränkt, »vor dem Hintergrund eines anhaltenden Aufwinds an den Märkten«.[142] Als sie das im November 2009 mitteilte, legte die Kommission auch Fakten auf den Tisch, wohin die europäischen Milchexporte gegangen sind: zu mehr als einem Drittel in die AKP-Staaten, also nach Afrika, in die Karibik und in den Pazifik. »Die ärmsten Länder der Welt erreichte ein Fünftel der EU-Vollmilchpulverlieferungen«, schreibt der landwirtschaftliche Informationsdienst Agra-Europe. Was die billig subventionierten Milchprodukte dort angerichtet haben? Keine Nachforschungen, keine Angaben.

Aber wer hat dieses Geld denn nun bekommen? Meine Anfrage löst im Hauptzollamt Hamburg-Jonas keine Freude aus, die zuständige Beamtin bittet mich, meine Frage nach den Empfängern zurückzunehmen. Wie viel und wohin könne sie mir mitteilen, aber wer das Geld bekommen habe, das sei nicht so einfach.

Aber es gab doch ein Urteil des Bundesverwaltungsgerichts im Rechtsstreit gegen Greenpeace?

Ja, aber das lege ihre Behörde anders aus. Die Urteile bezögen sich auf einen Einzelfall.

Immerhin, ich bekomme eine Tabelle mit den Summen und Kürzeln für die Länder, in die exportiert wurde. Im Jahr 2009 haben 286 Empfänger Ausfuhrerstattungen in Höhe von 65 195 226,47 Euro erhalten, die Exporte gingen in insgesamt 128 Länder. Exporte nach Russland wurden mit 21 Millionen Euro bezuschusst – mit Abstand der größte Posten, für Exporte in die Schweiz als Nicht-EU-Mitgliedsstaat gab es 6,4 Millionen, für Lieferungen nach Kuwait und Algerien jeweils 3,5 Millionen.[143] Peanuts, im Vergleich zu 65 Millionen in den vergangenen Jahren.

Aber noch sinnvoller wäre es, die Exportsubventionen endlich ganz abzuschaffen. Sie nutzen nicht kleinen Bauern, sondern großen Firmen, die ohnehin stark genug sind, sich am Markt zu behaupten und die Politik in ihrem Sinne zu beeinflussen. Von der verheerenden entwicklungspolitischen Wirkung ganz zu schweigen: Dadurch, dass die Exportsubventionen immer wieder Arbeitsplätze in der Landwirtschaft gefährden oder zerstören, verhindern sie den Aufbau einer ländlichen Infrastruktur – was völlig paradox ist, weil genau dafür das Bundesministerium für wirtschaftliche Zusammenarbeit Geld ausgibt.

Warum schreitet denn die WTO nicht ein? Die Welthandelsorganisation fordert doch freie Märkte und möglichst wenig Reglementierung und verbietet unfairen Wettbewerb. Bei den WTO-Verhandlungen wird über die Abschaffung der Exportsubventionen seit Jahren erfolglos gestritten, und nach dem, was Beobachter erzählen, muss es dabei zugehen wie bei Kindern im Sandkasten: Wenn du mir nicht die Schaufel gibst, geb ich dir nicht den Bagger! Die EU verweise auf die Agrarsubventionen der USA und die USA, verweisen auf die Agrarsubventionen der EU.

Die Oxfam-Mitarbeiterin Marita Wiggerthale verfolgt dieses Gerangel schon seit sieben Jahren. Sie kennt die Schäden, welche die EU-Exportsubventionen ebenso wie die Lobbyarbeit der Ernährungsindustrie bei der Europäischen Kommission in Brüssel anrichten. Im November 2009 ist sie als NGO-Vertreterin zur WTO-Ministerkonferenz nach Genf gereist in der Hoffnung, dass die WTO und ihre Mitglieder Lehren aus der Finanzkrise gezogen hätten.

Sie kehrte desillusioniert zurück. »Bei der WTO hat sich nichts getan«, sagt sie. Keinerlei Abrücken von der Grundüberzeugung, dass freier Handel allen nützte. Immer noch gilt die Maxime, dass jeglicher Protektionismus unterbleiben müsse. Selbst in Zeiten der Finanzkrise. Dabei könne man sehen, welche Folgen Deregulierung hat. »Die Vertreter der Zivilgesellschaft haben gefragt, wie die WTO auf die Nahrungsmittelkrise reagieren will, die ja durch die verfehlte Liberalisierung des Agrarhandels und der Finanzmärkte mit ausgelöst wurde. Aber der WTO-Chef Pascal Lamy behauptete einfach das Gegenteil: Die Nahrungsmittelkrise habe stattgefunden, weil es zu wenig und nicht weil es zu viel Handel gab.« Ansonsten sei der Hunger kein Thema gewesen.

Erst wird also gehandelt, und dann wird gegessen. Der freie Handel wird den Hunger besiegen, glaubt Pascal Lamy, genau wie die meisten Anhänger der Lehren von den wundersamen Kräften des Marktes. Handel schafft Wohlstand, so lautet der erste Glaubenssatz dieser Lehre, der ziemlich naiv klingen würde, wenn er nicht immerzu von Wirtschaftsbossen, einflussreichen Unternehmensberatern oder eben WTO-Chefs in gepflegten Anzügen auf großen Bühnen vor laufenden Fernsehkameras verkündet würde. Bis zur Finanzkrise hat ihre Aura dieser seltsamen Lehre große Glaubwürdigkeit verliehen. Es wäre ja schön, wenn klappen würde, was sie verspricht, doch selbst dann wäre es zynisch: Handel bringt Wohlstand – für alle, die nicht vorher verhungert sind. Das müssten die Freihandelstheoretiker eigentlich sagen, denn auch in ihren Modellen dauert es Jahre bis Jahrzehnte, bis der freie Handel seine wohlstandssteigernde Wirkung entfaltet.

Weil man die Hungernden bis dahin nicht hungern lassen kann, fordern viele Kritiker, dass man die Landwirtschaft wegen ihrer besonderen Bedeutung für das Überleben der Menschen aus den WTO-Verträgen nehmen sollte. Wurde darüber auf der WTO-Konferenz in Genf geredet?

Daran sei gar nicht zu denken gewesen, sagt Marita Wiggerthale. »Alles, was den Wirtschafts- und Exportinteressen der Industrieländer zuwiderläuft, ist völlig unmöglich durchzusetzen. Die Entwicklungsländer dürfen weder ihre kleinbäuerliche Landwirtschaft wirksam schützen noch ihre im Aufbau befindlichen Industrien.« Gegen die Regeln des freien Handels verstoßen dürfen offenbar nur die großen Länder:

Die USA werden ihre Baumwollbauern weiter unterstützen – zum Schaden der afrikanischen Baumwollbauern, die in diesem Wettbewerb verlieren, weil ihre Regierungen dafür kein Geld haben. Und Europa wird weiter Nahrungsmittelexporte subventionieren, ohne besonders schutzbedürftige Märkte davon auszunehmen. »Das offizielle Angebot lautet, dass die EU die Exportsubventionen 2013 abschaffen wird, vorausgesetzt die USA tun das auch«, sagt Marita Wiggerthaler. »Aber die Frage ist, ob sich die EU daran auch hält, wenn es bis dahin nicht zu einem Abschluss der WTO-Verhandlungen kommt. Es käme aber einem kleinen Wunder gleich, wenn das gelänge, und noch unwahrscheinlicher ist ein entwicklungsländer-freundlicher Abschluss. Das strategische Interesse der Ernährungsindustrie am Erhalt der Exportsubventionen ist derart hoch, dass ich das bezweifele.«

Was wäre eigentlich mit einer Welthandelspolitik, die sich am Menschenrecht auf Ernährung orientierte statt am Prinzip des freien Handels? Die beschlösse, dass Bauern überall auf der Welt für ihre Produkte so gute Preise bekommen müssen, dass sie davon gut leben können, eben weil ihre Arbeit so wichtig ist, dass man sie stärken und nicht gegeneinander ausspielen darf? Vielleicht durch ein Dumpingverbot, nicht nur für Exporte, sondern auch für Erzeugerpreise? Wenn Milch nicht unter den Einkaufskosten im Supermarkt verkauft werden darf, warum darf sie dem Bauern unter den Produktionskosten abgenommen werden? Und was wäre mit einer Agrarpolitik, die die Bauern fördert und nicht die Industrie? Oder die Subventionen an strenge Umweltauflagen bindet?

Kapitel 9

Wie die Politik den Welthunger mit schönen Worten bekämpft

Weltagrarbericht und Entwicklungshilfe

»Herr Schmitz, Exportsubventionen aus Europa in arme Entwicklungsländer haben katastrophale Auswirkungen, und die Bundesregierung weiß das seit Jahrzehnten.«

»Dem stimme ich im Grundsatz zu«, sagt Stefan Schmitz vom BMZ, dem Bundesministerium für wirtschaftliche Zusammenarbeit und Entwicklung, sehr ruhig und geduldig. »Es gibt europäische Agrarpolitik, die sich nachteilig auf die Landwirtschaft in Entwicklungsländern auswirkt. Das ist im Grundsatz auch als Problem erkannt.«

Aber, warum wird es dann nicht geändert?

Wird es ja.

»Es gibt praktisch einen politischen Konsens, die Exportsubventionen abzuschaffen. Wir setzen uns stark dafür ein, dass im Zuge der Reform der Gemeinsamen Europäischen Agrarpolitik die nach 2012 noch zu zahlenden Unterstützungen für Landwirte möglichst in einer solchen Form vonstattengehen, dass sie einen möglichst geringen Einfluss auf Drittländer haben.«

Stefan Schmitz ist Leiter des Referats für Ländliche Entwicklung und Welternährung und damit zuständig für die Bekämpfung des Hungers. Hätte er das Temperament von Jean Ziegler, müsste er ins Kanzleramt laufen, mit den Fäusten an die Tür der Kanzlerin schlagen und rufen: »»Aufhören! Stopp! Das geht so nicht! Mein Job ist Hungerbekämpfung, und ihr macht das Gegenteil!«

Aber das hat er nicht. Sonst hätte er die Arbeit im Entwicklungshilfeministerium vermutlich längst aufgeben müssen.

»Wir bemühen uns um Kohärenz«, sagt er stattdessen. »In unserer komplexen Gesellschaft gibt es Interessenskonflikte, und daraus entstehen Kohärenzprobleme. Im Fall der Exportsubventionen hat es von vielen Seiten immer wieder Versuche gegeben, die Abschaffung hinauszuzögern.«

Das Landwirtschaftsministerium, meinen Sie?

»Man muss sehen, inwieweit das BMLEV und das BMZ schnell zueinander kommen.«

Wenn aber eine Milliarde Menschen hungern, dann muss man doch sagen, dass die Politik viel zu langsam ist, insistiere ich.

Langes Schweigen.

»Wo müsste sie schneller sein?«, fragt er nachdenklich. »Ja, bei den Exportsubventionen kann man sagen, dass jedes Jahr, um das ihre Abschaffung verschoben wird, ein Jahr zu viel ist.«

Drei? Dreißig Jahre zu spät, oder?

Stefan Schmitz wirkt nicht provoziert durch meine genauen Nachfragen, eher bekümmert. Geduldig erklärt er mir noch einmal, warum das nicht geht, was ich meine, was gehen müsste.

»Zwischen Erkennen und Ändern ist leider Gottes häufig ein langer Weg. Das ist sehr betrüblich, aber in diesem Bereich treffen eine Vielzahl von Interessen aufeinander. Die Politik muss all diese Interessen unter einen Hut bringen und einen mehrheitsfähigen Konsens finden. Selbst wenn in einer bestimmten Frage in Deutschland schnell Einigkeit herrscht, dann kommt im europäischen Rahmen die nächste Hürde. Weltpolitik ist kein Schalter, den man von heute auf morgen umlegen kann.«

Vermutlich muss man so geduldig sein, wenn man im Entwicklungsministerium arbeitet, das als Bundesministerium mit geringen Einflussmöglichkeiten gilt. Noch dazu, wenn man sich um ein Thema kümmert, das offensichtlich keine Lobby hat. »Es gibt es einen parteiübergreifenden Konsens, dass Entwicklungspolitik das letzte Rad am Wagen ist«, sagt Rainer Falk, Herausgeber des Informationsbriefes *Weltwirtschaft & Entwicklung* [144].

»Leider bewegt das Thema Hunger nicht so viele, anders als das Klima. Da spüren wir selber, dass wir davon betroffen sind«, sagt Schmitz. »So traurig die Tatsache ist, dass es seit der Nahrungsmittelkrise 10 % Hungernde mehr gibt, das ist eine Katastrophe, eine Schande, aber das hat zumindest dazu geführt, dass wir im Vergleich zum letzten Jahrzehnt eine deutliche Schärfung im Bewusstsein haben, dass Hunger überhaupt ein Thema ist.«

Auf dem G8-Gipfel im Sommer 2009 hätten die politischen Weltlenker beschlossen, 20 Milliarden US-Dollar zur Förderung der Landwirtschaft in Entwicklungsländern auf den Tisch zu legen, und die Bundesregierung halte an ihrem Ziel fest, bis 2015 den Anteil der Entwicklungshilfe auf 0,7 % des Bruttoinlandsproduktes zu heben. Das entspricht einer

Spende von 28 Euro von jemandem, der 4000 Euro im Monat verdient. Im Jahr 2008 lag die Bundesregierung deutlich darunter, bei beschämenden 0,38 %.[145]

Erst am Ende unsere Gesprächs findet Stefan Schmitz deutliche Worte: »Eigentlich hat es etwas Absurdes: Es gab vor der Nahrungsmittelkrise 900 Millionen Hungernde, aber fast kein Mensch hat sich darum gekümmert.« Ein kollektiver Verdrängungsmechanismus sei das gewesen. »Beide Seiten, die Geber und die Nehmer, haben in den letzten dreißig Jahren sträflich versagt. Die Geber haben gedacht: Das Problem Hunger löst sich von selbst, wir hatten die Grüne Revolution mit ihren Ertragssteigerungen. Und die Statistiken gaben uns ja auch Recht.« Dann habe die Weltgemeinschaft den Aufschwung in China und Indien gesehen und wie der Hunger dort auf breiter Front reduziert wurde.

»Das Bundesentwicklungsministerium hat in den letzten zehn, zwanzig Jahren im Zuge der allgemeinen Vernachlässigung von ländlicher Entwicklung und Landwirtschaft das Engagement heruntergefahren«, sagt Stefan Schmitz. »Aber die Nachfrage und das Interesse der Entwicklungsländer seien auch gering gewesen.«

Aber es gab doch schon vor der Hungerkrise 2008 Zahlen der FAO, die zeigten, dass viele Hundert Millionen Menschen vom Hungertod bedroht waren? Schmitz erzählt, dass der Klimawandel schon 1985, als er Examen gemacht hat, eines der Themen gewesen sei, die damals in Fachkreisen diskutiert wurde. Und auch beim Hunger habe es eben seine Zeit gedauert.

Es scheint, als habe man sich im Entwicklungsministerium damit abgefunden, dass es zwanzig bis dreißig Jahre vom Erkennen bis zum Handeln braucht.

Als hätten die Hungernden so viel Zeit.

»Erst als die plötzlichen Preisschwankungen im Jahr 2008 den Hunger auch in die Städte gebracht haben, hat die Öffentlichkeit das bemerkt«, sagt Stefan Schmitz. »Der Hunger und das Sterben auf dem Land, das ist ein leiser Tod.«

Solche Sätze sagt der Referatsleiter für Welternährung im Entwicklungshilfeministerium und schafft es doch, optimistisch zu bleiben oder zumindest so zu klingen. »Wir sind davon überzeugt, dass wir aus den Fehlern der letzten Jahrzehnte gelernt haben.« Die hätten im Wesentlichen in dem Glauben bestanden, dass man das Problem des Hungers lösen könne, wenn es nur gelänge, die Produktion zu steigern. Heute wisse man, dass das allein nicht reiche. Deshalb setze man auf den lange vernachlässigten ländlichen Raum als Motor der Entwicklung.

Das Bundesentwicklungsministerium arbeitet gerade an einer neuen Strategie, in deren Mittelpunkt der Versuch steht, den Kleinbauern über die Schwelle der Subsistenzwirtschaft zu helfen. Dazu bräuchten sie Zugang zu Land, Rechtssicherheit, nachhaltige, am besten ökologische Anbaumethoden und fairen Handel, und bei alldem will das BMZ helfen. »Wir wollen Eigenverantwortung unterstützen«, etwa bei der Realisierung einer Landreform in Namibia, beim Aufbau einer nachhaltigen Bewässerungslandwirtschaft in Mali oder dem Management natürlicher Ressourcen in Peru.

Die Kleinbauern sollen so viel erzeugen können, dass sie etwas davon auf den lokalen Märkten anbieten können und so ein eigenes Einkommen erzeugen. Die neue Strategie des Bundesministeriums entspricht der zentralen Forderung des Weltagrarberichts, den Hunderte von Wissenschaftlern aus den verschiedensten Disziplinen in den letzten Jahren erarbeitet haben, die Stärkung der Kleinbauern.

2002 hat die Weltbank gemeinsam mit den Vereinten Nationen diesen Bericht auf den Weg gebracht, finanziell von einzelnen Ländern und auch der Europäischen Kommission unterstützt.[146] Ähnlich wie der Weltklimarat IPCC sollte der neue Weltagrarrat mit dem sperrigen *International Assessment of Agricultural Knowledge, Science and Technology for Development*, kurz IAASTD, Wissen, Kenntnisse und Erfahrungen aus der ganzen Welt zusammentragen, um die große Frage zu beantworten: Wie sollen die Menschen auf der Welt in Zukunft ernährt werden? Auch die umstrittene Rolle der Agro-Gentechnik sollte dabei sachlich geklärt werden, deshalb waren auch die Agro-Konzerne beteiligt, vertreten durch ihren internationalen Dachverband CropLife International und Syngenta. Doch die zogen sich unter Protest zurück – weil sie ihre Einschätzungen nicht ausreichend berücksichtigt fanden.

Das war nicht verwunderlich, denn in der heftigen Auseinandersetzung um die Gentechnik auf den deutschen Äckern sind diese Konzerne nicht gerade kompromissbereit aufgetreten. Das IAASTD aber war ausdrücklich als ein vielfältiges Gremium geplant, das die Erfahrungen und Kenntnisse aller gesellschaftlichen Gruppen berücksichtigen sollte – und nicht allein ökonomischen Interessen großer Unternehmen. »Partizipative Wissenschaft« hat der Direktor des IAASTD, Robert Watson, gefordert. Er war Wissenschaftler bei der Weltbank und dort für Nachhaltigkeit zuständig, hat den Weltklimarat IPCC geleitet und berät die britische Regierung in Umweltfragen.[147] Sein Konzept für den Weltagrarbericht war, dass nicht allein von Regierungen ernannte Experten über die Zukunft der Ernährung beraten sollten, sondern alle, die etwas zum Thema Landwirtschaft und Ernährung zu sagen haben: Wissenschaftler wie Industrievertreter, aber auch NGOs, Bauern-verbände und Verbraucherorganisationen. Alle Perspektiven sollten dabei berücksichtigt werden, von armen Ländern wie von reichen, von Männern wie von Frauen, von Theoretikern und Praktikern. »Es war unglaublich positiv zu merken, wie Menschen mit sehr unterschiedlichen Hintergründen konstruktiv miteinander diskutiert haben«, erzählt die Berliner Tierärztin Anita Idel, die als Beraterin für Tiergesundheit und Biodiversität arbeitet und beim Weltagrarbericht als Autorin beteiligt war. Wenn man ihr zuhört, wie sie von dieser Arbeit schwärmt, wünscht man sich, man wäre dabei gewesen. »Es war ein mehrjähriger Prozess, und dabei haben wir uns alle verändert«, sagt Idel. »Anfangs argumentierten zum Beispiel Agrarökonomen verschiedener staatlicher Forschungsinstitute, sie wollten doch hier nicht über Kleinbauern diskutieren, sondern ›ernsthaft über Welternährung‹. Als dann aber mehr und mehr Daten, Berichte und Statistiken auf dem Tisch lagen, hätten auch sie erkannt, wie relevant diese Kleinbauern für die Welternährung seien, so dass sie die Ergebnisse des IAASTD mitgetragen hätten, die zeigen, dass die Hauptmenge der Welternte von Kleinbäuerinnen und Kleinbauern angebaut wird«, berichtet Anita Idel. »Mir war die Bedeutung der Kleinbauern zwar auch vorher schon bewusst. Aber so habe ich dazugelernt, dass unter kleinen Höfen nicht der europäische Maßstab um zwanzig Hektar zu verstehen ist.« Die durchschnittliche Hofgröße in Asien sei kleiner als zwei Hektar, das bedeute, dass die Bäuerinnen und Bauern dort mit ihren Händen buchstäblich in der Erde arbeiten. Respekt vor der bäuerlichen Arbeit – auch das ist etwas, was der Weltagrarbericht vermittelt und was viele Jahre lang von den Anhängern des Strukturwandels völlig vernachlässigt worden ist. Nur die Vertreter der Gentechnik- und Teile der chemischen Industrie hätten sich diesem gemeinsamen Erkenntnisprozess entzogen. »Nicht nur einmal bin ich massiv zusammengebrüllt worden«, erzählt Anita Idel, nicht empört, sondern ruhig und sachlich. Sie tritt nicht auf wie jemand, der sich einschüchtern lässt. Nach dem letzten Treffen des Global Assessment in Kapstadt seien diese Vertreter der Gentechnikbranche ausgeschieden. »Nachdem sie alle Möglichkeiten genutzt hatten, ihre Daten und Statistiken zum Weltagrarbericht beizutragen, haben sie sich um die gemeinsame Bewertung gedrückt«, kritisiert Anita Idel. Denn sie hätten gewusst, dass die Auswertung aller vorgelegten Studien nicht für eine positive Bewertung der Gentechnik spricht. »Sie machten vielmehr die ökologischen, gesundheitlichen und sozialen Probleme der Industrialisierung offenkundig, die immer mit Chemisierung verbunden ist.«

Der Rückzug der Gentechnikvertreter erinnert auf peinliche Weise an streitende Kinder, die, sobald sie merken, dass sie den Kameraden nicht ihren Willen aufzwingen können, rufen »Dann geh ich halt nach Hause!«

Im Oktober 2008 schließlich veröffentlichte der Weltagrarrat sein Mammutwerk mit einer klaren Botschaft: So wie bisher geht es nicht weiter. *Business as usual* ist keine Option mehr.[148] Der Bericht liest sich sperrig, man merkt ihm an, dass viele verschiedene Menschen mit unterschiedlichen Positionen um einen Kompromiss gerungen haben und sich dabei um eine sachliche Sprache bemüht haben, doch umso erstaunlicher ist seine eindeutige Position: Gehungert wird vor allem auf dem Land, und dieser Hunger soll nicht mit Nahrungsmittellieferungen von anderswo bekämpft werden, sondern durch einen verbesserten Anbau direkt auf den Feldern der

Kleinbauern, die schon jetzt zu großen Teilen die Welt ernähren. Dafür dürfen diese Bauern aber nicht mehr der direkten Konkurrenz von landwirtschaftlichen Betrieben ausgesetzt sein, »die seit Jahrzehnten politisch und wirtschaftlich so unterstützt wurden, dass sie in zunehmendem Maße von volumenbedingten Kosteneinsparungen durch Spezialisierung und zugleich von einer Externalisierung von sozialen und Umweltkosten profitieren konnten«.[149]

Kurz: Es sind die Kleinbauern, die die Welt ernähren. Sie brauchen Zugang zu Land und zu den regionalen Märkten. Und sie müssen vor unfairem und umweltschädlichem Wettbewerb geschützt werden.

Einundsechzig Regierungen verabschiedeten den Bericht – doch die Bundesregierung ist nicht darunter.[150] Kurz nach der Veröffentlichung wurde Ilse Aigner zur neuen Ministerin für Ernährung, Landwirtschaft und Verbraucherschutz ernannt, doch aus ihrem Ministerium kam monatelang kein Kommentar. Frustriert über das Schweigen der Bundesregierung entschied eine Gruppe von NGOs, die sich unter dem Namen »Freunde des IAASTDs« zusammengeschlossen hatten, der Agrarministerin den Bericht öffentlich zu überreichen, auf der Grünen Woche im Januar 2009. Ein Journalist fragte die Ministerin daraufhin nach ihrer Meinung. Lachend antwortete Ilse Aigner, der Bericht sei ihr doch gerade erst übergeben worden. »Insofern können Sie nicht erwarten, dass ich das alles schon gelesen habe. Aber ich habe es gerne entgegengenommen.«[151]

Nun hatte Ilse Aigner vor ihrer Berufung zur Agrarministerin nicht viel mit Landwirtschaft zu tun, und sie war kaum drei Monate im Amt, doch wenige Tage später würde sie den 1. Berliner Agrarministergipfel eröffnen, bei dem es um eben jenes Thema Welternährung ging.[152] Wie kann ihr Stab sie dort hinschicken, ohne sie über den wichtigsten internationalen Bericht zum Thema aufgeklärt zu haben?

Woran haben ihre Berater gedacht?

Wie kann ein Ministerium den wichtigsten internationalen Bericht zum Thema, von Weltbank, Vereinten Nationen und EU unterstützt, schlicht ignorieren, als handele es sich um den Beschwerdebrief eines Querulanten?

Das ist etwa so, als reise der Umweltminister zum Klimagipfel nach Kopenhagen, ohne den IPCC-Bericht zur Kenntnis genommen zu haben.

»Im Weltagrarbericht stehen gute und wichtige Erkenntnisse«, sagt Stefan Schmitz. Sein Ministerium trage die Aussagen des Berichts ohne Einschränkungen mit und würde diesen unterzeichnen.

Aber das Landwirtschaftsministerium war dagegen und hat sich durchgesetzt: Keine Unterschrift der Bundesregierung unter dem Weltagrarbericht und vor allem: keine Wende in der deutschen und europäischen Agrar- und Ernährungspolitik.

Diese Entscheidung ist umso tragischer als sie sowohl den hungernden Kleinbauern des Südens als auch den in ihrer Existenz gefährdeten Milchbauern und den anderen bäuerlichen Betrieben im eigenen Land geholfen hätte. Aber dafür fehlt, wie es im Regierungsviertel immer so schön heißt, der politische Wille.

Hans Rudolf Herren, der Leiter des Millennium Institute in Washington D.C. und Co-Präsident des Weltagrarrats, klingt ein wenig resigniert, wenn man ihn darauf anspricht: »Es klappt nicht so mit den Regierungen, das ist überall das Gleiche: Sie haben zwar bezahlt, aber sie setzen wenig um.«[153]

Dabei ist Herren ein Mann, auf den man hören sollte, wenn es um die Bekämpfung des Hungers geht. Als Insektenforscher in Afrika hat er allein mit den Mitteln der biologischen Schädlingsbekämpfung eine Hungersnot verhindert: Die Maniok-Schmierlaus hatte dort in den frühen achtziger Jahren einen Großteil der Maniokpflanzen zerstört, Pestizide halfen nur wenig. Hans Herren importierte Wespen aus Südamerika, dem Heimatland der Maniokpflanze und ihres Schädlings, und setzte sie in den Maniokanbaugebieten Afrikas frei, wo sie die Schmierläuse attackierten – und rettete so die Ernten und vermutlich 20 Millionen Menschen vor dem Hunger. Hans Herren wurde dafür 1995 mit dem World Food Prize geehrt, ein Jahr nach Muhammad Yunus, der inzwischen Nobelpreisträger ist. Wenn ein Mann mit dieser internationalen Erfahrung Wissenschaftler und Bauernvertreter aus der ganzen Welt an einen Tisch bringt, um das landwirtschaftliche Wissen der Welt zusammenzutragen, könnte es lohnen, ihm zuzuhören, auch als Regierungsvertreter.

Immerhin: »Viele Verbände und NGOs hätten großes Interesse am Weltagrarbericht«, sagt Hans Herren, »eben weil der Bericht in die richtige Richtung weise: Unter anderem formuliert er Ernährungssicherheit und Ernährungssouveränität als Ziele und sieht die Landwirtschaft nicht allein in ihrer ökonomischen, sondern auch in ihrer kulturellen und ökologischen Dimension, ihre Multifunktionalität.« In den ersten Monaten nach dem Erscheinen des Berichtes habe er allein in Deutschland dreißig Vorträge gehalten, berichtet Herren. Bei der FAO, der Ernährungs- und Landwirtschaftsorganisation der UNO, hat er Ende 2009 einen Geldgeber gefunden, um den Bericht in Südamerika, Afrika und Asien weiter zu verbreiten und umzusetzen. Die Weltbank dagegen, die den Weltagrarbericht ja ursprünglich initiiert habe, kümmere sich nicht mehr darum. »Die haben sofort einen eigenen Bericht herausgebracht, als sie merkten, dass der IAASTD nicht in die richtige, das heisst in die von ihnen gewünschte Richtung ging. Die Weltbank setzt nach wie vor auf Industrialisierung, auch in der Landwirtschaft, also auf Kunstdünger, Pestizide und Gen- und Biotechnologie.«

So kommt es, dass sich bislang nicht viel geändert hat: »Die Bauern sind immer die Verlierer«, so fasst Hans Herren die Misere zusammen. »Die Multis haben sehr viel Macht und Geld und nutzen das, um Einfluss zu nehmen, zum Beispiel um die Agro-Gentechnik zu verbreiten.« Die Bundesregierung sollte aber lieber den Weltagrarbericht studieren und die darin vorgeschlagenen *options for action* umsetzen. Damit das geschehe, müssten die Zivilorganisationen das Publikum besser informieren und mehr Druck auszuüben.

Genau das versucht Rainer Falk, der Herausgeber von *Weltwirtschaft und & Entwicklung* seit dreißig Jahren. Solange ist er in der Dritte-Welt-Bewegung aktiv, unter anderem als Mitgründer der Nichtregierungsorganisation *Weed*, die sich dem Ziel verschrieben hat, über unsere Verantwortung für die weltweiten Armut- und Umweltprobleme aufzuklären.[154]

Drei Jahrzehnte Arbeit für Menschenrechte: Wenn man Rainer Falk nach der Rolle der Politik bei der Bekämpfung des Hungers fragt, wirkt er eher resigniert als zornig. »Wenn sich wirklich etwas ändern sollte, müsste es eine grundlegende Veränderung der Eigentumsverhältnisse in weiten Teilen der Welt geben und eine radikale Umkehr der Finanzierungsverhältnisse«, sagt er.

Aber daran glaubt er nicht.

Und die Milleniumsziele? Von 189 Staaten im September 2000 in New York feierlich verabschiedet: große Ziele für die Menschheit, die Halbierung des Hungers bis 2015.[155] Hoch und heilig geschworen!

»Die Umsetzung hakt hinten und vorne«, sagt Rainer Falk. »Die Zahl der Hungernden ist gestiegen und nicht gesunken. Es gibt einfach nicht die große Anstrengung, die notwendig wäre.«

Aber ist das dann reine Symbolpolitik?

»Solche Ziele werden stets auch deshalb proklamiert, weil sie sich im Moment ihrer Verkündung bei der eigenen Bevölkerung gut verkaufen. Die Funktion von Umwelt- oder Klimagipfeln ist also auch die Anrufung des eigenen Publikums nach dem Motto ›Seht her, wir kümmern uns‹. Es werden Ziele proklamiert, die sich gut anhören, aber es wird dazu kein verbindlicher Aktionsplan für ihre Realisierung verabschiedet. Daran sieht man schon, dass es im Grunde nicht ernst gemeint ist.«

Also alles Heuchelei, von Anfang bis Ende? Sollte man dann nicht lieber gleich aufgeben?

Nein, sagt Reiner Falk. »Auch wenn es immer wieder ein enttäuschendes und frustrierendes Unterfangen ist: Wir müssen weiter daran arbeiten, die Politik zu beeinflussen, im Sinne der Mühen der Ebene und des Bohrens dicker Bretter.«

Doch immer wenn man beim Bohren der dicken Bretter kurz vor dem Durchbruch steht, kommt jemand und nagelt schnell ein weiteres Brett vor das angebohrte. So kommt es mir vor, wenn ich mit Menschenrechtlern oder Umweltschützern über ihre beharrlichen Versuche spreche, die Politik zu beeinflussen. Denn kaum scheint es möglich, nach dreißig Jahren Kritik die Exportsubventionen halbwegs abzuschaffen, entsteht das nächste Problem: Weltweit steigt der Bedarf an Palmöl für Lebensmittel und Kosmetik. Dazu kommt noch die europäische Förderung für Agrotreibstoffe und die deutsche Förderung für Biomasse. Alles zusammen führt dazu, dass in vielen tropischen Ländern Regenwald abgeholzt wird, um Platz für Palmölplantagen zu schaffen. Um dort Palmöl zu ernten, was in deutschen Blockheizkraftwerken verfeuert wird oder in Autotanks gefüllt wird oder in Schokoriegeln verzehrt wird.

»Es sieht aus wie das grässliche Schwarze Land Modor im *Herrn der Ringe*, wo das Böse zu Hause ist«, sagt die Greenpeace-Mitarbeiterin Corinna Hölzel, die sonst nicht zu Gefühlsausbrüchen neigt. »Von hier aus geht gar nichts mehr, alles ist verkohlt, kein Vogel, kein Tier, kein Garnichts.« Im Herbst 2009 ist sie nach Indonesien gereist, in das Dorf Teluk Meranti auf der Insel Sumatra, dessen Wald bald den Rodungsarbeiten zum Opfer fallen könnte. »Ringsum ragen verkohlte Stämme wie Mahnmale in den Himmel. Dazwischen haben die Waldarbeiter Gräben gezogen, aus denen das Wasser aus dem feuchten Waldboden abfließt, richtig schnell. Man sieht förmlich, wie das einst als Kohlenstoff im feuchten Torfboden gebundene Kohlendioxid aufsteigt und das Klima anheizt.«

Noch sieht Teluk Meranti »paradiesisch schön« aus, erzählt Corinna Hölzel. »Die Pfahlbauten schmiegen sich an den Fluss, und dahinter beginnt der Regenwald, wo Affen auf den Ästen herum turnen.« Damit wäre es vorbei, falls die Waldarbeiter weiter vordringen. Die meisten Leute im Dorf sind gegen die Plantage, sie sei keine Alternative für sie und könne den Wald nicht ersetzen, der für sie die Funktion eines Supermarktes habe. Die Dorfbewohner hätten sie mit in den feuchten, dichten Wald genommen, erzählt Hölzel, und ihr gezeigt, was man mit welcher Pflanze anstellen könne. Die eine sei gut gegen Kopfschmerzen, die andere ein leckeres Gemüse. »Einer der Dorfbewohner sagte, er würde für den Wald kämpfen bis zum Letzten.«

Man dürfe dieses Leben nicht idealisieren, sagt die Greenpeace-Mitarbeiterin, auch wenn es für uns Europäer so idyllisch aussehe. Zwar gehen die Kinder zur Schule und es gebe Mobilfunknetze, doch diese Menschen lebten, gemessen am westlichen Lebensstil, sehr einfach. Aber sie haben zu essen, gesund und vielfältig und ausreichend. Und es ist nicht sicher, ob das so bleiben wird, wenn ihr Regenwald gerodet wird.

Beinahe die gleiche Geschichte erzählt der Menschenrechtler Martin Wolpold-Bosien, der für die Menschenrechtsorganisation FIAN[156] in Guatemala arbeitet. »Das Land hat von allem genug und trotzdem die höchste Hungerrate Lateinamerikas bei Kindern unter fünf Jahren.« Nur in wenigen Staaten der Welt ist das Land so ungerecht verteilt wie in Guatemala, wo Großgrundbesitzer in den fruchtbaren Ebenen Obst und Gemüse für den Export anbauen und die Kleinbauern an den kargen Hängen Mais und Bohnen anbauen.[157] Das ist schon seit Jahrzehnten so, doch die enorme Ausweitung der Palmölproduktion hat die Lage der Kleinbauern weiter verschlimmert. »Im Becken des Rio Pacayá wird das Flusswasser für die Bewässerung der Plantagen abgezweigt, und die Brunnen trocknen aus. Die Leute müssen ihr Wasser in Flaschen und Kanistern kaufen«, erzählt Wolpold-Bosien. »Einige Dörfer sind komplett eingeschlossen von Palmölplantagen.«

Und wie so oft reagiert die Politik viel zu langsam. Im Entwicklungshilfeministerium hat man das Problem erkannt, und will sich dafür einsetzen, es zu beheben. »Wir brauchen eine strikte Zertifizierung für Biokraftstoffe, die in europäischen Raffinerien beigemengt werden. Die müssen aus nachhaltigem Anbau sein«, sagt Stefan Schmitz.

Eine gute Idee, aber für die Bewohner von Teluk Meranti und die Dörfer am Rio Pacayá kommt das vermutlich zu spät.

Kapitel 10

Das Menschenrecht auf Nahrung hilft den Hungernden nicht

… aber das könnte sich bald ändern

Wenn es ein Menschenrecht auf Nahrung gibt und die Strukturen, die Hunger verursachen, auf der Hand liegen, wenn man also weiß, welche politischen Entscheidungen Hunger verursachen und welche Unternehmen von dieser Politik profitieren, warum kann man dann nicht dagegen klagen?

Die Welthandelsorganisation WTO hat das Ziel des freien Handels. Mitgliedsländer, die sich nicht an ihre Regeln halten, müssen sich vor dem Allgemeinen Rat der WTO verantworten und können durch Handelssanktionen bestraft werden. Warum passiert das nicht, wenn das Menschenrecht auf Nahrung verletzt wird? Warum gibt es keinen Allgemeinen Rat für Welternährung, vor den man Regierungen zitieren könnte, die nicht genug gegen den Hunger ihrer Bürger tun? Warum gibt es kein Gericht, vor dem sich Konzerne wegen Ressourcenplünderung verantworten müssten, und auch keine Strafzettel für Konsumenten, die auf Kosten der Hungernden schmausen?

Jean Ziegler spricht zwar vom Hungertod als Mord, aber juristisch gesehen scheint es sich um einen Mord ohne Mörder zu handeln, um Hunger als eine Folge von mörderischen Strukturen, die man aber nicht anklagen und bestrafen kann. Lebenslange Haft für den Freihandel und den Plünderungskapitalismus, damit kommt man nicht weiter. Das Strafrecht braucht einen Täter, sonst kann es nicht strafen.

Aber wenn die mörderischen Strukturen doch bekannt sind, warum kann man das den Handelnden und den Profiteuren nicht vorwerfen?

Ich habe das eine Staatsanwältin gefragt und eine deutliche Absage bekommen. Moralische Verantwortung ja, aber juristisch sei das nicht zu fassen. Schuld ist immer individuell, erklärt die Juristin. »Ich brauche eine konkrete Handlung oder ein pflichtwidriges Unterlassen und eine Kausalität, sonst kann ich niemanden anklagen. Und vor allem brauche ich einen Tatbestand: ein Gesetz und einen Verstoß dagegen.« Es gibt kein unmittelbar gültiges weltweites Gesetz, das das Menschenrecht auf Nahrung gegenüber den Interessen des Handels und des Konsums verteidigt und festlegt, wie es durchgesetzt werden soll. Es fehlt sozusagen die Durchführungsverordnung für das Menschenrecht.

»Und selbst wenn es das gäbe«, sagt der pensionierte Richter Helmut Kramer, »stünden der juristischen Gedankenakrobatik viele Türen offen.« Kramer ist einer der engagiertesten Juristen, die ich kenne, er hat das Forum Justizgeschichte mit gegründet und sein Leben lang gegen Fälle gekämpft, in denen sich das Recht in den Dienst der Ungerechtigkeit und Unmenschlichkeit gestellt hat.[158] »Der Durchschnittsjurist würde Ihre Frage mit einem überlegenen Lächeln beantworten«, klagt Helmut Kramer, »und zwar so, wie ihm in seiner technokratischen Ausbildung eingepaukt worden ist und wie es zum anerkannten und leider nur von wenigen Außenseitern problematisierten Standard gehört. Erstens würde er die Frage nach dem Sachverhalt stellen, also nach den Fakten, die den Beschuldigten zur Last gelegt werden. Er würde nicht nur die Zahlen anzweifeln, sondern auch, ob diese Menschen wirklich aus Nahrungsmangel und nicht vielleicht aus anderen rein medizinischen Ursachen gestorben sind. Immerhin dürfte es hier wohl genügende Beweise geben.

Zweitens die Frage nach dem Ursachenzusammenhang: Ein Beschuldigter darf nur dann zur Verantwortung gezogen werden, wenn sein Verhalten nicht hinweggedacht werden kann, ohne dass die Tatfolge, also der Schaden, entfällt. Hier stehen der juristischen Gedankenakrobatik viele Türen offen: Ist das Massensterben nicht vielleicht doch die Folge einer die Ernte beeinträchtigenden Dürre oder von landesinterner Misswirtschaft und Korruption?«[159]

Aber solange die konkreten Gesetze fehlen, die mittelbar Hunger verursachendes Handeln unter Strafe stellen, sind solche Anklagen gegen Unternehmer ohnehin in weite Ferne gerückt. Keine Strafe ohne Gesetz, das ist einer der unumstößlichen Rechtsgrundsätze – mit gutem Grund, denn ohne diesen Grundsatz könnten Richter willkürlich strafen. Das Skandalöse ist aber, dass diese konkreten Gesetze ausgerechnet bei einer so lebenswichtigen Sache wie dem Recht auf Nahrung fehlen.

Es gibt zwar ein Menschenrecht, aber seine milliardenfache Verletzung ist juristisch nicht zu fassen? »Das Rechtsempfinden schreit geradezu nach einer strafrechtlichen Sanktion«, bestätigt Kramer. Dass es die bislang nicht gibt, hält er für ein schweres Versäumnis der internationalen und nationalen Politik. »Auch wenn es dem herkömmlichen rechtspolitischen Denken schwerfällt, den Zusammenhang zwischen einer katastrophalen Umwelt- und Wirtschaftspraxis und dem Massensterben in wirtschaftlich unterentwickelten Ländern zu fassen, ist die Staatengemeinschaft verpflichtet, Gesetze zu schaffen, um die Verantwortlichen bestrafen zu können«, fordert Kramer. »Wenn sich in der UNO dazu kein Konsens erreichen lässt, müsste wenigstens die Bundesrepublik einen solchen Straftatbestand formulieren. Wer durch sein Verhalten zu Hungerkatastrophen beiträgt, auch durch das Hintertreiben erzielbarer internationaler Vereinbarungen, macht sich zum Komplizen des Massenmords.« Staaten, die keine ausreichenden Anstrengungen unternehmen, um einer maßlos agierenden Wirtschaft Grenzen aufzuzeigen, verdienten nicht das Prädikat eines sozialen Rechtsstaats, meint Kramer. »Warum verpflichtet die Bundesrepublik im Strafgesetzbuch (§ 323c StGB) zwar jeden Bürger zur Hilfeleistung bei Unglücksfällen oder gemeiner Gefahr und Not, hält es aber über symbolische Minimalleistungen hinaus nicht für notwendig, wirtschaftlich unterentwickelten Ländern bei der Abwehr der Klimakatastrophe zu helfen, die hauptsächlich durch die wirtschaftlich starken Staaten verursacht ist?«

Trotz dieser düsteren Lage und den Lücken in den Gesetzesbüchern gibt es Grund zur Hoffnung: Die Vereinten Nationen sind dabei, Klagemöglichkeiten zu schaffen, am Ende eines langen Prozesses, der vor mehr als sechzig Jahren begonnen hat und bald abgeschlossen sein könnte. Dieser Weg begann 1948 mit der Verabschiedung der Allgemeinen Erklärung der Menschenrechte, die eigentlich Allgemeine Absichtserklärung heißen müsste, denn sie ist juristisch nicht bindend. Das aber ist der »Internationale Pakt über wirtschaftliche, soziale und kulturelle Rechte«, kurz UN-Sozialpakt, den die Generalversammlung der Vereinten Nationen 1966 verabschiedet hat. Der Sozialpakt garantiert – neben vielen anderen Rechten – jedem eine angemessene Ernährung. Doch es dauerte wiederum viele Jahre, bis der Pakt in Kraft trat. Erst nach zehn Jahren hatte eine ausreichend Zahl von Ländern ihn ratifiziert, inzwischen sind es 160.

Zu diesem UN-Sozialpakt gibt es nun seit 2008 ein Zusatzprotokoll, das eine sogenannte Individualbeschwerde erlaubt. Danach könnten einzelne Menschen direkt vor dem zuständigen UN-Ausschuss gegen Verletzungen ihres Rechts auf Nahrung klagen. Allerdings nicht gegen Unternehmen, sondern gegen Regierungen, die aber auch angeklagt werden können, wenn sie menschenrechtswidriges Handeln von Unternehmen zugelassen haben. Allerdings muss auch dieses Protokoll erst von genügend Ländern ratifiziert werden, und das kann noch dauern.

»Ein langer Weg, aber auf die Dauer wahrscheinlich das Effektivste«, sagt Martin Wolpold-Bosien. Neunzehn Jahre lang hat FIAN für die Verwirklichung dieses Zusatzprotokolls gearbeitet, mit Postkartenaktionen und direkten Gesprächen mit Abgeordneten, Ministerialbeamten und Entscheidungsträgern auf allen Ebenen, zäh und beharrlich, und lange ohne großen Erfolg. »Erst in den letzten drei Jahren hat die Lawine an Kraft gewonnen«, erzählt Martin Wolpold-Bosien. »Immer mehr NGOs haben unsere Arbeit unterstützt, und schließlich hat sich auch die deutsche Regierung umstimmen lassen. Die war lange Zeit sehr skeptisch gegenüber dem Zusatzprotokoll.«

Und es tut sich noch mehr: »Es gibt eine internationale Tendenz, den sozialen Menschenrechten in Gerichtsentscheidungen ein größeres Gewicht zu geben«, berichtet Wolpold-

Bosien. »Die Obersten Gerichte in vielen verschiedenen Ländern von Indien über Südafrika bis Kolumbien haben richtungsweisende Urteile zum Recht auf Nahrung, Wasser und Wohnen gefällt und die Regierungen dazu verdonnert, den Menschen zu ihren Rechten zu verhelfen.« Auch daran ist die Menschenrechtsorganisation FIAN beteiligt. In Honduras und Guatemala zum Beispiel haben die Rechtsexperten von FIAN zusammen mit den obersten Gerichten des Landes Richter und Staatsanwälte geschult und ihnen Möglichkeiten gezeigt, wie sie das internationale Recht auf Nahrung auch in der nationalen Rechtssprechung einsetzen können.

»Das variiert von Land zu Land, aber viele Verfassungen Lateinamerikas erkennen die Menschenrechtsverträge als Teil des nationalen Rechts an, manchmal steht das internationale Recht sogar gleichberechtigt neben der Verfassung«, erklärt Wolpold-Bosien. »Es gibt einen großen Spielraum. Den haben die Obersten Richter in Kolumbien genutzt und klargestellt, dass der UN-Sozialpakt auch für Vertriebene in Kolumbien gilt und dass die Regierung deshalb Maßnahmen ergreifen muss, um die Menschen vor der Vertreibung von ihrem Land zu schützen.« Neu und hoffnungsvoll sei das alles, so bringt Martin Wolpold-Bosien diese Entwicklung auf den Punkt. Auch die internationale Kleinbauernvereinigung Via Campesina setzt auf den juristischen Weg: Im März 2009 hat sie die Deklaration der Rechte der Kleinbauern verabschiedet und sie dem Menschenrechtsausschuss der Vereinigten Nationen vorgelegt.

Tatsächlich öffnen sich ausgerechnet auf diesem mühseligen Weg durch die Paragrafen von Völkerrechtsverträgen und nationalen Gesetzesbüchern neue Perspektiven für die Zukunft der Ernährung: Nicht nur für die eine Milliarde Hungernde und die weitere Milliarde Mangelernährte, sondern auch für die Opfer der Ernährungsindustrie.

In Berlin haben Anwälte im Jahr 2007 eine eigene Menschenrechtsorganisation gegründet, die auf eben diesen juristischen Weg setzt, das European Center for Constitutional and Human Rights, ECCHR. Es versucht mit beispielhaften Verfahren Akteure für Menschenrechtsverletzungen verantwortlich zu machen. Auch die Juristen im ECCHR halten das Zusatzprotokoll zum UN-Sozialrat für einen großen Schritt nach vorn. »Jetzt kann man endlich nicht länger sagen, das Menschenrecht auf Nahrung sei nur zweitrangig, wie es viele konservative Völkerrechter getan haben«, sagt Dr. Miriam Saage-Maaß, die als Programmdirektorin beim ECCHR zuständig für das Programm Wirtschaft und Menschenrechte ist. »Jetzt ist es unzweifelhaft als echtes Menschenrecht anerkannt und damit durchsetzbar.«

Wie aber sieht es mit den Klagemöglichkeiten gegenüber Unternehmen aus, die die Menschen von ihrem Land vertreiben oder auf andere Art und Weise Hunger verursachen?

Das bleibt sehr, sehr schwer, sagt Miriam Saage-Maaß, weil der Nachweis so kompliziert sei. Das betrifft ein Grundsatzproblem der globalisierten und technisierten Welt: Wenn der A dem B vor Zeugen eine Ohrfeige versetzt, ist die Kausalität sehr einfach zu beweisen. Und auch die Schuldfrage. Was aber, wenn das Unternehmen A von Exportsubventionen des Staates B Gebrauch macht, um seine Milchpulver nach C zu exportieren, wo die Preise sinken, weshalb der Kleinbauer D seine Milch nicht mehr loswird? Natürlich gibt es da einen Zusammenhang, doch die direkte Kausalität, ohne die Juristen nicht verurteilen können, bleibt auf der Strecke. Oder, wie es die Juristin ausdrückt: »Bei dieser speziellen Risikolage stößt das Recht an seine Grenzen, es wird dem System nicht gerecht.«

Man müsse dabei aber auch vorsichtig sein, gibt Miriam Saage-Maaß zu bedenken, denn grundsätzlich sei Handel treiben nicht strafbar, und es könne auch nicht das Ziel einer Menschenrechtsorganisation sein, Unternehmen leichtfertig zu kriminalisieren.

Doch trotz dieser schwierigen Gratwanderung zwischen moralischer und juristischer Verantwortung gibt es auch hier einen neuen Ansatz, wirtschaftliche Akteure zu stoppen, die das Recht auf Nahrung und andere Menschenrechte missachten. Das ECCHR setzt auf die sogenannte extraterritoriale Rechtsanwendung. Deutsche Unternehmen, die im Ausland Straftaten begehen, können dafür auch bei uns unter bestimmten Umständen zur Rechenschaft gezogen werden. Das sieht das deutsche Strafrecht nämlich vor[160], auch wenn davon nur selten Gebrauch gemacht wird. »Die Staatsanwaltschaft hat aber einen großen Ermessensspielraum und kann Verfahren einstellen«, erläutert Miriam Saage-Maaß. Auch weil Ermittlungen im Ausland kompliziert und teuer seien. »Deshalb fordern wir, dass Abteilungen bei der Staatsanwaltschaft eingerichtet werden, die auf die Ermittlung solcher Fälle spezialisiert und finanziell entsprechend ausgestattet sind.«

Einen Fall für eine solche Spezialstaatsanwaltschaft könnte es schon im Sommer 2010 geben: Das ECCHR plant eine Klage gegen ein deutsches Unternehmen, das einen Staudamm im Sudan gebaut hat. »Als der Staudamm fertig war, stieg das Wasser und überflutete ganze Dörfer, und das Unternehmen baute munter weiter«, berichtet die Menschenrechtsanwältin.

Das mag sich angesichts der erschlagenden Zahl von einer Milliarde hungernder Menschen mickerig anhören, aber genau solche juristischen Schritte könnten in Zukunft Millionen Menschen vor dem Verhungern helfen. Der juristische Weg zur Einklagbarkeit des elementarsten aller Menschenrechte, des Rechts auf Nahrung, ist geöffnet worden. Und die Methoden geben Anlass zur Hoffnung: Die Menschenrechtler versuchen gleichzeitig Anknüpfungswege in den herrschenden Rechtssystemen zu finden und neue völkerrechtliche Vereinbarungen voranzubringen. »Das sind oft juristische Details, über die man in den Medien nicht viel zu lesen bekommt«[161], sagt Miriam Saage-Maaß, aber da komme etwas in Bewegung.

Kapitel 11

Und was können *wir* tun?

Über unsere moralische Pflicht, den Hungernden zu helfen

Aus dem milliardenfachen Verstoß gegen das Menschenrecht auf Nahrung ergibt sich für jeden Einzelnen eine moralische Verpflichtung. Wir sind Nutznießer eines Systems, an dem Menschen anderswo zugrunde gehen, und damit tragen wir Verantwortung für ihr Schicksal. Es ist nicht unsere Schuld, aber es ist unsere Verantwortung.

Es ist leicht, diese Verantwortung ad absurdum zu führen und sie zu zerreden. In einer globalisierten Wirtschaft, die massenhaft Menschenrechtsverletzungen und Umweltschäden ignoriert, sind wir schon durch unseren Konsum in diese Missstände verstrickt. Die Industrieländer haben große Teile ihrer Warenproduktion in Schwellenländer ausgelagert, wo sie auf Kosten ausgebeuteter Arbeitnehmer günstig produzieren, Kleidung ebenso wie Computer und Kinderspielzeug. Bei Lebensmitteln ist das nicht anders: Kaufen wir Thunfisch, fördern wir das Artensterben. Essen wir Shrimps, unterstützen wir die Abholzung der südasiatischen Mangrovenwälder. Beim Hähnchen essen wir unter Umständen brasilianischen

Regenwald mit, wo noch immer Soja als Tierfutter angebaut wird. Legen wir Äpfel aus Neuseeland in den Einkaufswagen, fördern wir die Erderwärmung, und das Gleiche tun wir, wenn wir außerhalb der Saison heimische Äpfel essen, die zuvor monatelang im Kühlhaus lagerten.

Kann man das uns Konsumenten zum Vorwurf machen? Oder nur den Unternehmen, die von diesen Missständen profitieren? Oder ist es allein eine politische Aufgabe, für ein Ende der Umweltzerstörung, des Klimawandels, der Ausbeutung und des Hungers zu sorgen?

Es gibt eine lange Diskussion über diese Frage. Bis vor einigen Jahren war es in den meisten Unternehmen üblich, die Verantwortung zu delegieren, mit einer Leichtigkeit, die mich bei den Recherchen für *Die Einkaufsrevolution* immer wieder überrascht hat. Am deutlichsten hat das Johannes Merck formuliert, der Direktor für Umwelt und Gesellschaftspolitik der Otto Group, die in Verantwortungsfragen als Vorreiter unter den großen Unternehmen gilt. Er sagte: »Als wir Anfang der neunziger Jahre mit dem Vorwurf unzulänglicher Sozialstandards bei unseren Lieferanten konfrontiert wurden und Vertreter von Menschenrechtsorganisationen forderten, es sei auch eine Aufgabe des Handels, dafür zu sorgen, dass in Indien zum Beispiel keine Kinder arbeiten, war ich zunächst sehr irritiert. Ich war der Meinung, das sei vielmehr die Aufgabe der UNO.«[162]

Man darf das erstaunlich finden: Seit den sechziger Jahren kauft Otto Textilien in Asien, »der Grund dafür waren die niedrigen Produktionskosten«, wie Merck unumwunden zugibt. Rund dreißig Jahre lang profitierte das Unternehmen also von einem billigen Arbeitsmarkt, für dessen Gestaltung es aber keinerlei Verantwortung zu haben glaubte. Und das, obwohl die Otto Group aus der Bundesrepublik stammt, wo die Idee von Arbeitnehmerrechten durchaus nicht unbekannt ist. Es mussten erst Menschenrechtler und Aktivisten kommen und der Otto Group die Augen öffnen: Auch Unternehmen haben Verantwortung. Diese Erkenntnis musste erst wachsen, erinnert sich Merck. Inzwischen gäbe es aber »eine neue Bewusstseinslage« in der Wirtschaft, angestoßen durch Impulse aus der Gesellschaft.

Die Menschenrechtsorganisationen betrachten mit einiger Skepsis, wie die Firmen auf diese Impulse reagieren. Unternehmensverantwortung ist ein Thema geworden, keine Frage, doch viele bezweifeln, ob sich hinter dem schicken Begriff der *CSR*, der *Corporate Social Responsiblity*, Verantwortungsbewusstsein oder nicht eher die systematische Verschleierung von anhaltender Verantwortungslosigkeit verbirgt, so wie es der Systemtheoretiker Dirk Baecker beschrieben hat: »wirtschaftsethisches Engagement als Teil der Öffentlichkeitsarbeit« – aus Wettbewerbsgründen ohne Verbindung zum eigentlichen Geschäft.

Greenwashing ist der Begriff für dieses Phänomen: Unternehmen verweigern sich tatsächlichen Verbesserungen und werfen stattdessen ihr unverändert ausschließlich am Profit ausgerichtetes Geschäftsmodell mitsamt aller Missstände in die Waschmaschine, um es grün zu färben.[163] Seit die großen Unternehmen bemerkt haben, dass am verantwortungsvollen Konsumenten kein Weg vorbei führt, beauftragen sie ihre Werbeagenturen mit der systematischen Grünfärberei ihrer umwelt- oder klimaschädlichen Erzeugnisse und ihrer menschenfeindlichen Produktionsmethoden. Toralf Staud, ehemals Politikredakteur der Hamburger Wochenzeitung *Die Zeit* und jetzt Autor des *Greenpeace Magazins*, hat in seinem Buch *Grün, grün, grün ist alles, was ich kaufe* eine ganze Reihe von solchen Behauptungen als Lügen entlarvt, den neuen RWE-Stromtarif »ProKlimaStrom 2011« etwa, einen Mix aus Wasserkraft- und Atomstrom, der »nahezu CO_2-frei« sei – ganz so, als bräuchte man zum Betrieb von AKWs kein mit viel Energie aus Erz gewonnenes Uran.[164] Stauds Buch ist eine Art Gegen-Waschmaschine, die solche Produkte wieder in ihre Ursprungsfarbe zurückversetzt. Sie wird gefüllt mit luftigen Sommerkleidern in frischem Blau und Grün, die während der Wäsche ihre Farbe verlieren und danach schmutzig grau und unappetitlich im Wäschekorb liegen.

Der Konsument aber sieht nicht diesen Wäschekorb der Wahrheit, sondern die bunten Farben aus der Werbung. Und kein Gericht dieses Landes verhindert solche Irreführung. Wie war das mit Fanta Orange? Und mit dem gezuckerten Honigmüsli, dem frischen Gewürzpulver und der Roten Grütze ohne Früchte?

In der Werbung ist Lügen sogar erlaubt, hat Toralf Staud herausgefunden. Die Hamburger Generalstaatsanwaltschaft hat in einem Urteil vom Frühjahr 2009 entschieden: »Nicht jede Werbung, die unwahre Angaben über das beworbene Produkt enthält, ist mit Strafe bedroht.«[165] Es ging dabei um eine Klage gegen eine Werbekampagne der Heizölbranche. Darin wurde behauptet, moderne Ölheizungen verursachten nur noch extrem niedrige Emissionen, die denen von Erdgasheizungen in nichts nachstünden. Das ist nicht richtig, doch sagen darf man es trotzdem, entschieden die Staatsanwälte.

Solche Urteile sind eine feine Sache für Unternehmen im Greenwashing-Geschäft, aber eine Katastrophe für verantwortungsvolle Konsumenten. Wenn irreführende oder sogar falsche Werbung nicht grundsätzlich verboten ist, wie soll man dann klimafreundlich einkaufen? Oder Produkte aus gerechtem Handel finden? Oder aus Fabriken, in denen halbwegs faire Arbeitsbedingungen herrschen? Das erfordert eine ganze Menge Recherche, die grüngewaschenen von den nachhaltigen Unternehmen zu unterscheiden.[166]

Aber kommt das einem Freispruch gleich? Kann man es uns deswegen nicht zum Vorwurf machen, wenn wir Produkte kaufen, die anderswo Schaden anrichten? Müssen wir uns nicht wenigstens bemühen, die Herstellungsbedingungen, Klima- und Hungerfolgen der Produkte zu überprüfen, die wir kaufen wollen? Müssen wir nicht wann immer möglich auf die ökologischere, faire, klimafreundliche und hungervermeidende Varianten ausweichen?

Das ist viel verlangt – und trotzdem gibt es einen gesellschaftlichen Aufbruch von immer mehr Konsumenten, die genau diese Verantwortung akzeptieren und danach handeln. Als ich im Sommer 2006 an den letzten Kapiteln der *Einkaufsrevolution* schrieb, ahnte ich nicht, dass ein solcher gesellschaftlicher Aufbruch längst im Entstehen begriffen war. Ich entdeckte die Kolumnen des britischen Journalisten Leo Hickman, der über seinen »abenteuerlichen Versuch, ethisch korrekt zu leben«, im englischen *Guardian* schrieb, fand am Kiosk die Green Issues, die grünen Ausgaben, der amerikanischen Zeitschriften *Elle* und *Vanity Fair* und las staunend über die neue Marketing-Zielgruppe der LOHAS, die nach dem Vorbild von Hollywood-Schauspielern den ökologisch korrekten Konsum pflegen, allerdings in der Luxusedition, die wenig mit dem wahrhaft ökologischen Konsumverzicht zu tun hat. Aber immerhin: Sie vermitteln auch Klatschzeitschriftenlesern und politisch desinteressierten Teenagern, dass es ein Problem mit dem Konsum gibt und dass man sich nach Alternativen umsehen muss.

Dann erschien mein Buch, und ich wurde von so vielen kleinen Initiativen, Eine-Welt-Läden und Naturschutzgruppen eingeladen, dass ich nur staunte: Sie alle hatten längst Erfahrung im Praktizieren von politischem Konsum und im Werben dafür. Mein Buch war, das merkte ich plötzlich, Teil einer ganzen Bewegung, eines Aufbruchs.

Aber es gab auch Kritiker, und zwar aus zwei Richtungen: von Linken, die fordern, die Politik müsse es regeln, und von Rechten, die behaupten, der Markt regele es von selbst. Deren Argumentation geht, etwas vereinfacht, so: Gegen Kinderarbeit und Ausbeutung kann man nichts machen, denn manche Länder sind noch nicht so weit, aber mit der kommenden wirtschaftlichen Entwicklung wird sich das bessern, im Schwellenland China etwa sind die Löhne für Textilarbeiterinnen schon gestiegen. Arbeitsrechtsverletzungen sind für sie Ausdruck einer niederen evolutionären Stufe, die erst überwunden werden muss, bevor unsere Standards sich auch dort etablieren – ganz so, als lebten wir nicht in ein- und derselben vernetzten globalisierten Wirtschaft und als wären wir nicht durch Waren- und Kapitalströme miteinander verbunden. Doch das ist eine Argumentation mit angenehmer Nebenwirkung: Man muss sein eigenes Verhalten nicht infrage stellen.[167]

Die Argumentation der Linken ist weniger fatalistisch: Manche Globalisierungs- und Kapitalismuskritiker halten den Appell an die Konsumenten sogar für schädlich, weil er die Ethik kommerzialisiere und Verantwortung privatisiere. Klaus Werner, der Autor des *Schwarzbuchs Markenfirmen*, argumentiert zum Beispiel so. Er fordert politische Veränderungen – und hat damit natürlich Recht: Klare und einklagbare

Gesetze könnten Missstände besser beheben als der Goodwill einer gut meinenden und wohlhabenden Käuferschicht. Und er glaubt, dass die politischen Veränderungen umso leichter vertagt werden können, je eifriger die Konsumenten schon beim Konsumieren für diesen Wandel sorgen wollen.

Ich glaube allerdings, dass man Gefahr läuft, den einen Akteur gegen den anderen auszuspielen, wenn man so argumentiert. Wenn sich die Kultur der Verantwortung ändern soll und Ausbeutung, Hunger und die Zerstörung unserer natürlichen Lebensgrundlagen ernsthaft gestoppt werden sollen, dann ist nicht die Frage, ob die Konsumenten *oder* die Unternehmen *oder* die Politiker Hunger, Ausbeutung und die Zerstörung der Natur bekämpfen, sondern *wie* das passieren soll. Und die Größe der Aufgabe erfordert, dass alle gemeinsam daran arbeiten.

Es hilft nicht, den Schwarzen Peter einfach weiterzureichen, jeder ist verantwortlich und muss helfen, so wie er kann. Das muss ein gesellschaftlicher Aufbruch sein, der bei Konsumenten und Bürgern beginnt, der die Unternehmen mitreisst und die Politik verändert.

Das Gleiche gilt auch für den Hunger: Der Einzelne kann als politischer Konsument die Unternehmen stärken, die verantwortungsvoll arbeiten, er kann durch seine Nachfrage die Existenz der Biobauernhöfe seiner Region sichern. Je mehr er sich mit den Herstellungsbedingungen seiner Produkte und den Auswirkungen seines Konsums beschäftig, desto mehr wird er verstehen, dass er dazu bessere Gesetze braucht – und diese einfordern: klare Kennzeichnungsregelungen, nicht nur für ökologische Landwirtschaft, sondern für alle Konsumbereiche, ein starkes Verbraucherinformationsgesetz, das Unternehmen zur Herausgabe von Informationen über ihre Produkte und deren Herstellungsbedingungen verpflichtet. Und die weltweite Durchsetzung von sozialen und ökologischen Standards, zum Beispiel durch ein Importverbot von Waren, bei denen die Einhaltung dieser Standards nicht von unabhängigen Dritten überprüft wurde.

Die Bereitschaft, die moralische Verantwortung für die Hungernden zu übernehmen, verändert und beschränkt den eigenen Konsum und führt im Idealfall zu politischem Engagement: für eine bessere Politik, die Ausbeutung und Hunger verhindert, nicht nur in Absichtserklärungen, sondern tatsächlich.

Dabei ist jeder kleine Schritt hilfreich: Je mehr Menschen sich als politische Konsumenten verstehen und Unternehmen boykottieren oder mit Vorwürfen konfrontieren, desto mehr stärken sie damit denjenigen in den Unternehmen den Rücken, die die ihre Unternehmenspolitik verbessern wollen. Und auch den Politikern, die bereit sind, notfalls gegen die Interessen der Lobbyisten oder Wähler Entscheidungen zu treffen. Je mehr Leute klimafreundlich konsumieren, desto leichter kann eine Regierung Klimapolitik machen, weil sie weiß, dass ihre Bürger selbst zu Einschränkungen bereit sind.

Das Gleiche gilt für den Hunger.

Unsere Verantwortung ist also gefragt, wir können uns nicht mit dem Hinweis auf die Ohnmacht des Einzelnen herausreden. Aber wie soll man sich der Verantwortung stellen, ohne vor der Größe der Aufgabe zu kapitulieren? Immerhin: Wir müssen gegen den Klimawandel und gegen Welthunger gleichzeitig kämpfen, dabei die Ressourcenknappheit im Blick behalten, das alles in einem krisenhaften ökonomischen System, das zu periodischen Zusammenbrüchen neigt, und in geschwächten nationalen Demokratien, die durch Lobbyeinfluss gelähmt sind und strukturell nicht angemessen auf die Herausforderungen einer globalisierten Wirtschaft reagieren können.

Wie soll man da nicht verzweifeln? Im Feuilleton der *Süddeutschen Zeitung* hat Andreas Zielcke diese Frage am Beispiel des Klimawandels erörtert: Wir befinden uns im gleichen Dilemma wie Buridans Esel, glaubt Zielcke. Der steht zwischen zwei gleich großen, gleich weit entfernten Heuhaufen und verhungert, weil er sich nicht für den einen oder den anderen entscheiden kann. So stünden auch wir, »der begüterte Teil der Erde«, heute zwischen zwei Heuhaufen: »Entweder gibt er seinen Treibhausgas produzierenden Wohlstand freiwillig auf, oder aber er stürzt in absehbarer Zeit in den Abgrund der Klimakatastrophe.«[168] Keine schöne Alternative, doch es scheint leichter, jetzt freiwillig zu reagieren, als zu warten, bis uns die Umstände dazu zwingen. »Doch eben dies«, meint Zielcke, »kommt viele so an, als ob sie die ferne ungewollte Apokalypse durch eine sofortige freiwillige ersetzen sollten. Kann es einen da wundern, dass die Mehrheit bockt wie seinerzeit der Esel?« Was kann man tun gegen das Bocken? »Bisher ist das Rezept gegen die Motivationsblockade, die Beschwörungsdosis zu steigern«, analysiert Zielcke, das aber mit wenig Erfolg: Die dramatischen Appelle, hochgetrieben auf immer höhere Pathosstufen, leuchteten zwar ein, aber verhallten doch folgenlos. Man nickt betroffen und macht dann weiter wie bisher. Wir wollen nichts ändern, weil es an unsere Grenze ginge. Zur radikalen Umkehr sind die meisten von uns nicht bereit – auch wenn wir wissen, dass radikaler Konsum- und Mobilitätsverzicht ein Teil der Antwort wäre. Jeder kennt das aus dem Alltag: Eine kleine Aufgabe ist schnell erledigt, die große scheint nicht zu bewältigen zu sein, so schiebt man sie lieber vor sich her, statt schon einmal anzufangen: »Wenn denn in der Tat so etwas Gewaltiges ansteht wie der Umbau der Zivilisation, in der wir uns so gut eingerichtet haben, dann nützt es augenscheinlich nichts, die Menschen als fähiger hinzustellen, als sie sind.« Andreas Zielcke plädiert daher für überschaubare Aufgabenstellungen: Wir bräuchten realistische und positive Ziele. Wie genau das aussehen könnte, weiß er selbst nicht genau, doch er macht einen guten Vorschlag: »Manchmal ist der Wandel in nicht-radikalen Schritten der radikalste, einfach weil er tatsächlich stattfindet.«

Das könnte motivieren, sich der Verantwortung zu stellen.

Was also können wir gegen den Hunger tun? Im Anhang dieses Buches habe ich die Empfehlungen zusammengestellt, wie wir uns als Bürger und Konsumenten verhalten sollen, wenn wir uns nicht mit den mörderischen, Hunger verursachenden Strukturen gemeinmachen wollen.

Kapitel 12

Warum die Welternährungsindustrie vor dem Kollaps steht

Wettlauf um Ackerland, öl- und stickstoffabhängige Landwirtschaft

Nun könnte man sagen: Die Europäische Kommission fühlt sich nicht der Weltrettung verpflichtet, sondern den Interessen der Europäer. So wie sich die Bundesregierung um die Interessen der Deutschen kümmert, und nicht um die Opfer der Agrarpolitik anderer Länder auf anderen Kontinenten. Man könnte sagen, um den Hunger soll sich die UNO kümmern oder die FAO oder die Hilfsorganisationen. Mit einem solchen klar begrenzten Blick aufs eigene Land könnte man argumentieren, dass es die Aufgabe der EU und der einzelnen europäischen Regierungen sei, dafür zu sorgen, dass die eigenen Bürger mit günstigen Nahrungsmitteln versorgt werden. Und dass dabei die großen Unternehmen nun einmal Kostenvorteile hätten.

Aber tun sie das? Haben die Minister und Ministerialbeamten die kommenden Veränderungen im Blick? *Peak oil*, Klimawandel, Rohstoffknappheit? Und was ist mit den Wissenschaftlern und Schriftstellern, die sagen, das Welternährungssystem – und nicht nur die Versorgung der Ärmsten der Armen, sondern die ganze System – stehe vor dem Kollaps? Und dass es bald vorbei ist mit billigen Grillwürstchen und Fischstäbchen?

Einer von ihnen, der amerikanische Journalist Paul Roberts, der mit Büchern mit sehr alarmistischen Titeln bekannt geworden ist: *The End of ...* hat er nun schon zweimal verkündet. Das erste Buch handelte vom Öl, und zumindest für uns Europäer ist das gar nicht so überraschender Titel: *The End of Oil*. Schon kurz nach der Jahrtausendwende warnte das Münchner Global Challenges Network vor dem *peak oil*, dem weltweiten Fördermaximum, ab dessen Erreichen es mit der geförderten Menge bergab gehen werde – und mit den Ölpreisen bergauf.[169] Doch nach *The End of Oil* begann Roberts eine neue Recherche, wieder über etwas, das seiner Einschätzung nach bald zu Ende geht: nämlich die Nahrung. 2008 erschien sein neues Buch *The End of Food*, in dem er eine bevorstehende Krise der Welternährungsindustrie vorhersagte, einen möglichen Zusammenbruch des industriellen Ernährungssystems, das uns Konsumenten in den reichen Ländern des Norden bislang versorgt hat.

Das Ende der Ernährung – in Zeiten des Überflusses, der Butterberge, Milchseen und der politisch subventionierten Überschussverramschung? Man hätte Paul Roberts für einen apokalyptischen Spinner halten können, wären nicht 2007 plötzlich die Nahrungsmittelpreise weltweit in die Höhe geschossen. »Bis ins späte zwanzigste Jahrhundert, wurde das moderne *food system* als einer der größten Triumphe der Menschheit gefeiert«, schreibt Paul Roberts. »Wir produzierten mehr Lebensmittel – mehr Getreide, mehr Fleisch, mehr Obst und Gemüse – als jemals zuvor, billiger als jemals zuvor, mit einem Grad von Vielfalt, Sicherheit, Qualität und Convenience, über den frühere Generationen nur gestaunt hätten.«[170] Inzwischen aber deutet vieles darauf hin, dass Roberts als einer der Leute gelten wird, die es kommen gesehen haben – etwa so wie der New Yorker Wirtschaftswissenschaftler Nouriel Roubini, dem man noch bis vor zwei Jahren nicht recht zuhören wollte, wenn er seine These einer bevorstehenden großen Weltwirtschaftskrise auftischte, und der inzwischen auch über die Fachkreise hinaus bekanntgeworden ist als der Mann, der gewusst hat, was uns bevorstand.

Wo also sind die Gefahren im *world food system*?

Die globalisierte Ernährungsindustrie ist extrem anfällig für unkontrollierbare Gesundheitsrisiken, argumentiert Paul Roberts: »Wir können innerhalb von 40 Stunden Gemüse aus Chile nach Washington oder Seattle bringen, aber die Schattenseite ist: Wenn ein Krankheitserreger in diesem System auftritt, landet der in deinem Haus oder in deinem Magen, noch bevor die Gesundheitsbehörden überhaupt bemerken, dass er ausgebrochen ist.«[171] Etwa die gefährlichen, unter Umständen sogar tödlichen E.coli-Bakterien, an denen im Oktober 2006 in den USA drei Menschen starben und Hunderte erkrankten, wie Paul Roberts berichtet. Oder BSE. Oder Eier von Hühnern, die ihren Auslauf in dioxinverseuchtem Gelände hatten, wie sie im Januar 2005 in Baden-Württemberg gefunden wurden. Oder Gammelfleisch, das trotz aller Qualitätsbekenntnisse immer wieder in den Kühltheken unserer Supermärkte landet. All das sind Ernährungsrisiken, die umso größer werden, je weltumspannender und intransparenter die Ernährungsindustrie arbeitet.

Aber das ist nur ein Aspekt: Das ganze System ist nämlich auch deshalb gefährdet, weil es auf einem hohen Einsatz von

Rohstoffen beruht, die bald zu Ende gehen. »Wir haben ein Lebensmittelsystem, das sich bei einem Ölpreis von 15 Dollar pro Barrel entwickelt hat«, sagte Roberts. »Wenn der Preis auf 150 bis 200 Dollar steigt, haben wir ein Nachhaltigkeitsproblem. 40 % der weltweit erzeugten Kalorien beruhen auf künstlich hergestelltem Stickstoffdünger. Die Vorstellung, dass dieser Dünger in den nächsten 50 Jahren vier- und fünf- und sechsmal so teuer sein wird, ist atemberaubend.«

Atemberaubend ist ein freundliches Wort für das, was Roberts beschreibt: Die Welternährungsindustrie ist von Inputs abhängig, die vor der Erschöpfung stehen: Öl, Wasser, Boden, Dünger. Und das vor dem Hintergrund des beginnenden Klimawandels, der in vielen Regionen der Welt Ernten vernichten und Landwirtschaft erschweren wird.

Hans Rudolf Herren vom Millennium Institute in Arlington, Virginia und Co-Präsident des Weltagrarrats, bringt es so auf den Punkt: »Die industrialisierte Landwirtschaft ist bankrott, sie braucht mehr Energie, als sie produziert. Mit dem Auslaufen von fossiler Energie, der Basis für Kunstdünger und Agrochemikalien, wird sie in fünfzig bis hundert Jahren absterben. Dann sind auch die Böden kaputt, und die Landschaft ist zerstört. Deshalb der Aufruf für ein neues Landwirtschaftsparadigma, in Harmonie mit der Umwelt, ökologisch, sozial und ökonomisch nachhaltig.«[172]

Jeder, der in den letzten zweihundert Jahren mit solchen düsteren Prognosen vor Nahrungsmittelknappheit und Hunger gewarnt hat, bekam Kontra von den Fortschrittsoptimisten. »Schon Malthus hatte Unrecht!«, lautet der Standardkonter.

Der Engländer Thomas Robert Malthus ist der Autor der berühmten Abhandlung über das Bevölkerungsgesetz, in der er davor warnte, dass die Bevölkerung schneller als die Nahrungsmittelmenge wachse. Und dass Hungersnöte deshalb unausweichlich seien, wenn man nicht die Bevölkerung auf das Niveau des Nahrungsmittelspielraums drücken würde.[173] Vielen gilt Malthus heute als widerlegt: Er hatte seinen Essay 1798 geschrieben, also vor der Erfindung des Kunstdüngers, und konnte sich deshalb nicht vorstellen, dass die grüne Revolution, die Anwendung des naturwissenschaftlich-technischen Fortschritts im Ackerbau, die Ernten vervielfachen würde.

Also waren seine Prämissen falsch, sagen seine Gegner und stellen ein neues Gesetz auf: Wann immer die Nahrungsmittel knapp werden, wird es zu Innovationen kommen, die die Menge steigern werden.

Dabei machen die Optimisten den gleichen Fehler, den Malthus damals beging: Sie gehen davon aus, dass ihre Prämissen immer gelten werden. In den letzten Jahrzehnten sind die Ernten gestiegen, sagen sie, dann werden sie wohl auch weitersteigen. Uns fällt schon noch was ein.

Bei diesen Diskussionen passiert sehr oft etwas sehr Merkwürdiges: Es wird so getan, als gäbe es gerade keinen Hunger auf der Welt und als rede man nur über eine Möglichkeit in der Zukunft. Der Wirtschaftsjournalist Wolfgang Hirn etwa redet so – obwohl er selber ein quasi malthusianisches Buch geschrieben hat. *Der Kampf ums Brot* heißt es, und darin sagt er vorher, dass die Lebensmittel in den nächsten Jahren knapper und teurer werden. Hirn schreibt darin: Den Neo-Malthusianern »haftet freilich der Makel an, dass ihre düsteren Prophezeiungen nie eingetreten sind«.[174] *The Population Bomb* zum Beispiel. Das Buch des amerikanischen Wissenschaftlers Paul Ehrlich sei 1968 »wie eine Bombe« eingeschlagen. Ehrlich warnte darin vor der bevorstehenden Bevölkerungsexplosion, vor Hungerkatastrophen und Massensterben. »Heute – dreißig, vierzig Jahre später – kann man sagen«, schreibt Wolfgang Hirn, »nichts von Ehrlichs Prophezeiungen ist bislang eingetreten. Keine gigantischen Hungersnöte, und auch eine Steuer auf Windeln wurde nirgendwo eingeführt.«[175] Nein?

Wie groß wäre denn gigantisch, wenn eine Milliarde hungernde Menschen nicht gigantisch sind?

Selbst auf dem Umschlag des klugen und gut recherchierten Buches *Kein Brot für die Welt* von Wilfried Bommert steht die merkwürdige Frage: »Kehrt der Hunger in die Welt zurück?«[176] Kehrt zurück? Das Buch erschien im Frühjahr 2009, als die UN-Welternährungsorganisation FAO ihre Zahl der Hungernden gerade von über 800 Millionen auf eine Milliarde korrigiert hat. Was wäre denn Hunger, wenn nicht das?

Bommert hat während der letzten dreißig Jahre für den Westdeutschen Rundfunk über Landwirtschaft und Hunger berichtet, er hat Konferenzen, Bauernhöfe, Agrarfabriken und Plantagen besucht. In *Kein Brot für die Welt* hat er alles zusammengetragen, was in den nächsten Jahrzehnten die Versorgung der Menschen mit Lebensmitteln gefährden wird: Die weltweiten Getreidevorräte sind geschrumpft, und der Klimawandel gefährdet die kommenden Ernten, vor allem in den schon jetzt trockenen Zonen. Währenddessen steigt die Weltbevölkerung. Das Wasser wird knapper, ebenso das Ackerland. Immer mehr Asiaten essen immer mehr Fleisch. Die industrialisierte Landwirtschaft hat die Artenvielfalt bedrohlich reduziert, es droht genetische Armut. Nur fünfzehn Pflanzenarten liefern 90 % der Energie für unsere Lebensmittel. Aber diese Hochleistungspflanzen sind sehr anfällig, ebenso wie die Turbotiere in den Agrarfabriken. Auf immer mehr Flächen werden Agrotreibstoffe angebaut. Das alles sind Entwicklungen, die sich seit Jahren abzeichnen, dennoch ist die Agrarforschung an Universitäten und Forschungseinrichtungen weltweit stark vernachlässigt worden.

Bommert ist kein Pessimist, sondern einer, der fest an die Veränderbarkeit der Welt und die Kräfte der Zivilgesellschaft glaubt. Er ist sogar dabei, ein Institut für Welternährung zu gründen, das helfen soll, den Hunger zu bekämpfen. Doch am Ende seines Buches stehen diese niederschmetternden Sätze: »Die Kräfte, die die Nahrungsgrundlagen der Welt gefährden, machen nicht halt, sondern entfalten sich weiter und bündeln sich zu einer massiven Bedrohung.« Das Ernährungsproblem, glaubt Bommert, werde so zum Sicherheitsproblem und die Zeit laufe gegen uns.[177]

Es spricht so ziemlich alles dafür, dass es in Zukunft noch mehr Hungernde geben wird und dass auch bei uns die Preise für Lebensmittel steigen werden – noch aber lässt uns das ziemlich kalt. Bislang haben der Hunger und die Zukunft unserer Ernährung wenig Aufmerksamkeit in den Medien, viel weniger als der Klimawandel, der ja auch über Jahrzehnte ignoriert wurde und erst viel zu spät als ein dringendes globales Problem in die Prioritätenliste der Politiker und Medien aufgenommen wurde. Bis zur Nahrungsmittelkrise 2007/2008 galt das Thema Hunger für die meisten Politiker irgendwie als gelöst: Der Anteil der Hungernden an der Weltbevölkerung war bis dahin leicht gesunken, in China und Indien ging es bergauf (wenn auch nur in den Metropolen und nicht auf dem Land), und die Euphoriker der wirtschaftlichen Globalisierung versprachen, der *Trickle-down*-Effekt werde bald wirken. Nach dieser Theorie bringt das wirtschaftliche Wachstum zunächst den oberen Schichten Reichtum und Wohlstand, später aber auch den Armen, zu denen das Geld sozusagen durchsickern werde. Etwa so, wie sich die frühe Bundesrepublik nach dem Zweiten Weltkrieg entwickelt hat, so sollte das überall auf der Welt werden, auch wenn die Voraussetzungen ganz andere waren. Wirtschaftswunder für alle!

Diese These wirkt heute, nach der Nahrungsmittel- und Finanzkrise der letzten Jahre, wie ein billiger und leicht durchschaubarer Zaubertrick, doch in den Boomjahren vor den großen Krisen haben viele Unternehmer, Berater und Politiker diesen Am-Ende-profitieren-alle-Effekt immer wieder öffentlich beschworen und offenbar tatsächlich daran geglaubt. In jedem Fall haben sie mit der Beschwörung des zukünftigen Wohlstands für alle davon abgelenkt, dass denen, die jetzt hungern, damit nicht geholfen ist. Wer heute nichts zu essen hat, den mag die vage Aussicht auf eine Bohnensuppe im nächsten Jahr trösten, aber der Hunger geht davon nicht weg.

Erst seit den Preissprüngen und Hungerrevolten des Jahres 2008 ist auch den Freihandelsoptimisten und Wachstumsanhängern klar geworden, dass es da noch ein Problem gibt. Sie haben gemerkt, dass die Preisschwankungen des globalisierten Agrarhandels auch uns Konsumenten in den Überflussländern die Billigpreise verderben könnten. Und dass Hunger in den nächsten Jahren ein Sicherheitsproblem werden könnte. Dennoch ist der große Aufbruch ausgeblieben.

Das könnte auch daran liegen, dass die meisten dieser bedrohlichen Entwicklungen, die den Hunger verstärken werden, für uns unsichtbar sind. Wir sehen nicht, wie die weltweiten Getreidevorräte schrumpfen und auch nicht, wie die Slums der Megacitys im Süden wachsen oder wie die Felder in Zentralasien verdorren. Und dass die Äcker der Welt verschwinden sollen, wie Wilfried Bommert schreibt, können wir uns erst recht nicht vorstellen. Jahr für Jahr ziehen die Landwirte mit Pflug und Egge über ihre Äcker, und die Krume ist ganz offensichtlich noch da. Wie soll dieser Boden in atemberaubendem Tempo verschwinden, wie Bommert behauptet?

»Genau das ist das Problem«, sagt er. »Wir sehen es nicht. Nur dort, wo es offen zu Tage tritt.« In Westaustralien zum Beispiel, wo sein Schwager als Schafszüchter lebt. »Da fliegen über Nacht ganze Farmen weg. Wenn die Farmer zu viele Schafe halten, fressen die das ganze Gras ab, und wenn es dann trocken ist und Wind kommt, wird der Boden einfach weggeblasen. Was übrig bleibt, ist trockener unfruchtbarer Sand.«

Das ist eine Folge von falscher Bewirtschaftung – etwas, was man längst wissen könnte, aus dem US-Bundesstaat Oklahoma zum Beispiel, wo in den dreißiger Jahren nach jahrelangen Dürren der umgepflügte Prärieboden in riesigen Staubwolken weggeblasen wurde. »Im Mai 1934 stürmte es über zwei Tage und zwei Nächte. Staubdünen türmten sich vor den Farmen und begruben sie unter sich. Am Morgen des dritten Tages waren große Teile der Great Plains um ihre Äcker erleichtert. Es dauerte sechs Jahre, bis sich die Staubwolken gelegt hatten.«[178] Rund vierzig Millionen Hektar Boden waren fortgeweht, und 500 000 Farmer hatten ihr Land verloren. Sie zogen als arme Migranten in den Westen, nach Kalifornien, ihr Schicksal hat John Steinbeck in seinem Roman *Die Früchte des Zorns* eindringlich geschildert.

Als *Oklahoma Dust Bowl* ist diese menschengemachte Naturkatastrophe in die amerikanische Geschichte eingegangen, und seitdem weiß jeder Farmer in den USA, dass verlorener Boden sich nicht einfach nachkaufen lässt. Nach Schätzungen von Bodenforschern dauert es hundert Jahre und länger, bis sich ein Millimeter Boden neu gebildet hat.

Ich habe von Erosion das erste Mal im Erdkundeunterricht gehört: ein Phänomen, das die Erde an Berghängen gefährdet und in Klimazonen mit häufigen Unwettern auftritt, weit weg vom fruchtbaren Bördeland, in dem ich aufgewachsen bin. Mit den Rinnsalen auf den Feldern hinter unserem Dorf habe ich Erosion damals überhaupt nicht in Verbindung gebracht.

Wir Kinder spielten mit den Schlammbächen, die von einem Feld direkt am Dorfrand abliefen, bauten Dämme und zerstörten sie wieder und sahen wie die braune Brühe in Richtung Straßengraben floss. Der reichte bis zur Bever, die in die Emmer mündet, die wiederum in die Weser fließt, die wiederum in der Nordsee – und weg war der Bördeboden. Hätten wir geahnt, wie wertvoll dieser Boden ist, hätten wir die Dämme stehen gelassen. Das Feld aber, von dem der Schlammbach hinunterfloss, sah im nächsten Sommer genauso aus wie immer. Wenn irgendwo Erde fehlte, konnte man das nicht sehen. Der Boden schien unerschöpflich und die Ernten auch. Alle paar Jahre erzählten sich die Bauern von neuen Rekorden, das schien ein Naturgesetz zu sein, wie beim Sport: Es geht immer mehr, immer besser. Von den Fehlern im System ahnten wir nichts.

Dabei war auch bei uns lange bekannt, dass Mutterboden nicht einfach immer liegen bleibt, wo er gerade ist. Aber das schien einfach kein so großes Problem zu sein. »In weiten Teilen Mitteleuropas ist die Bodenkrume sehr dick«, erklärt Wilfried Bommert, »und der Bodenverlust wurde durch Kunstdünger und Agrarchemikalien abgepuffert.« Doch das könnte sich bald ändern, denn die Kurvendiagramme der Agrarzuwächse zeigen, dass ein Ende der Steigerung eingetreten ist. »Seit in den sechziger, siebziger Jahren der Kunstdünger eingeführt wurde, gab es im Bereich der konventionellen Landwirtschaft 2 % Zuwachs pro Jahr, durch die Technik und das Hochleistungssaatgut sind die Erträge von vierzig auf über hundert Doppelzentner Weizen pro Hektar gestiegen.« Mehr als doppelt so viel: Früher waren die Landwirte in meinem Dorf froh, wenn sie auf einem fußballfeldgroßen Acker einen halben Hänger voll Weizen ernteten, drei Tonnen etwa, heute ist der Hänger so voll, dass sie zweimal fahren müssen.

»Aber jetzt geht es nicht mehr weiter, und damit sehen wir, dass es auch auf den guten Standorten langfristig Konsequenzen hat, wenn der Boden falsch bearbeitet wird«, warnt Bommert. »Die falsche Bearbeitung wiederholt sich überall auf der Welt, auf großen Betrieben ebenso wie bei Kleinbauern.«

Wenn die Landwirte in Oklahoma und die Schafzüchter in Australien ihre Äcker und damit ihre Lebensgrundlagen förmlich wegfliegen sehen – warum warnen sie nicht die anderen Bauern? Warum lernen die anderen Bauern nicht daraus?

»Haben Sie schon einmal gepflügt?«, fragt mich Wilfried Bommert. »Wenn Sie jemals mit einem großen Schlepper und Pflug unterwegs gewesen sind, wissen Sie, welche Faszination dahintersteckt.« Es habe eine besondere Erotik, mit einem dicken Schlepper übers Land zu ziehen und den Boden aufzureißen, sagt Bommert und meint das ernst.

Darüber muss ich schmunzeln, doch dann erinnere ich mich an die Bauernjungen in meinem Dorf, die stolz wie Winnetou in die Ferne guckten, wenn sie auf den Treckern ihrer

Väter durchs Dorf rasten. Und mir fällt ein, wie mir ein Mitarbeiter des Hessischen Dienstleistungszentrums für Landwirtschaft erzählt hat, dass es für viele Milchbauern in Hessen günstiger wäre, ihre Feldarbeit von einem Lohnunternehmer erledigen zu lassen, als die teuren Geräte selbst anzuschaffen. Doch immer, wenn er das bei seinen Beratungen vorgeschlagen hatte, hätten die Bauern ziemlich entgeistert geguckt und gesagt: »Aber für die Kühe allein können wir unseren Sohn nicht begeistern, wer weiß, ob der dann noch den Hof übernimmt!«

Die Liebe der Bauern zur Hightech-Landwirtschaft hat handfeste Gründe: Viele von ihnen erinnern sich an die Plackerei in ihrer Kindheit, als die Bodenbearbeitung mit Ochse oder Pferd und ohne Trecker für Bäuerinnen und Bauern sowie ihre Mägde und Knechte heftige Knochenarbeit war. Jeder Schreibtischarbeiter, der einem Landwirt die Hand schüttelt, spürt beim Händedruck, dass Landwirtschaft auch heute noch viel Handarbeit bedeutet. Vor diesem Hintergrund muss man die Faszination sehen, die von starken Maschinen für die Landwirte ausgeht.

Doch die Gleichung Technik = Fortschritt hat sich als zu einfach erwiesen. Die Vereinfachung, die die neue Großtechnik in die Landwirtschaft bringt, kann eben auch gefährliche Folgen haben. Wer jahrelang zu tief pflügt, gefährdet den Boden. Weltweit gehen immer mehr Ackerflächen verloren durch falsche Bewirtschaftung, aber auch durch Besiedlung und andere Bebauung. Deshalb wird fruchtbarer Boden, wo auch immer er liegt, umso wertvoller und schützenswerter für die Zukunft der Welternährung. Und deshalb ist es gut, wenn bei uns ebenfalls mehr Landwirte auf die behutsame, pfluglose Bodenbearbeitung umstellen, auch wenn bei uns zur Zeit noch keine Gefahr besteht, dass über Nacht ganze Felder in einem Sturm davongetragen werden.

Wilfried Bommerts Schwager in Australien macht das seit achtzehn Jahren: »Er sät direkt in die Pflanzendecke, ohne zu pflügen. Die Wurzeln der abgestorbenen Pflanzen des Vorjahres schützen den Boden vor Erosion, und sie halten auch das Wasser besser.«

Es ist nämlich nicht nur der Pflug, der den Boden gefährdet: Auch künstliche Bewässerung kann Ackerland vernichten. Bommert hat auf zwei Kontinenten miterlebt, wie das passiert. »Die Landwirte in der Kornkammer Australiens nutzen ein völlig antiquiertes System zur Bewässerung: Sie stauen das Wasser der Flüsse Murray und Darling und überfluten ihre Felder komplett. Dabei aber löst sich das Salz aus dem Boden und bleibt beim Verdunsten an der Oberfläche. Dann sinken die Erträge.«

Genau wie im Delta des Senegalflusses, wo Mitte der neunziger Jahre mit dem Geld der Weltbank eine 100 000 Hektar große Reisplantage gebaut wurde, auf den ehemaligen Weideflächen von Kleinbauern. Beteiligt war auch ein japanischer Investor, denn der Reis sollte nach Japan verkauft werden und dem armen Senegal Devisen bringen. Das funktionierte aber nur wenige Jahre, denn auf den falsch bewässerten Böden sammelte sich das Salz an der Oberfläche und machte die Felder unfruchtbar – ein weiteres trauriges Beispiel für Folgen der mörderischen Verschuldung der armen Länder, die Jean Ziegler anprangert.

Dass der Boden knapp wird, beschäftigt längst nicht mehr allein Bodenforscher, Entwicklungshelfer und die Experten der FAO. Längst wittern auch Agrarunternehmen und Investoren ein Geschäft mit dem Boden. Und Regierungen von Ländern mit vielen Bewohnern und wenig Ackerland sorgen sich um die zukünftige Versorgung ihrer Bürger. Vor allem die beiden Großkrisen des Jahres 2007, der plötzliche Anstieg der Lebensmittelpreise und der Zusammenbruch der Finanzmärkte, haben gezeigt, dass die globalen Märkte keine Versorgungssicherheit gewähren. Seitdem versuchen die Länder, die ihren Lebensmittelbedarf nicht durch den Anbau im eigenen Land sichern können, sich Ackerflächen im Ausland zu sichern. Ein globaler Wettlauf um das knapper werdende Ackerland, *land grabbing* genannt, hat begonnen.[179]

Kuwait und Katar etwa bauen Reis in Kambodscha an – während die Vereinten Nationen dort Nahrungsmittelhilfen im Wert von 35 Millionen Dollar an hungernde Kambodschaner verteilen. Und das saudi-arabische Unternehmen Tadco, nach eigenen Angaben mit 35 000 Hektar einer der größten Agrarproduzenten im Mittleren Osten, investiert zusammen mit Partnerunternehmen 40 Millionen US-Dollar, um in Ägypten, Äthiopien und im Sudan Getreide anzubauen. In Ländern also, in denen Millionen Menschen von Hunger bedroht sind. Ein Teil der Ernte sei für den Export nach Saudi-Arabien bestimmt, schreibt Tadco auf meine Frage, der Rest werde lokal verkauft. Das saudische Königshaus unterstütze die Expansion und helfe dabei, Kontakte in die afrikanischen Länder zu knüpfen.[180]

Aber auch China und Südkorea pachten oder kaufen riesige Flächen fruchtbaren Ackerlands im Ausland, um ihre Bevölkerung zu ernähren. Das spektakulärste Beispiel lieferte der südkoreanische Mischkonzern Daewoo. Er stand kurz davor, 1,3 Millionen Hektar auf Madagaskar zu pachten – die Hälfte der nutzbaren Agrarfläche der Insel. Das Vorhaben scheiterte zwar nach dem Putsch der Opposition Mitte März 2009. Doch der Ausverkauf ist noch nicht gestoppt: Der indische Konzern Varun will laut *Le Monde* 465 000 Hektar Ackerland im Nordwesten der Insel pachten, fünfzig Jahre lang sollen dort Nahrungsmittel für Inder wachsen. Der Journalist Klaus Heimer, der seit zehn Jahren in Madagaskar lebt, betrachtet diese Entwicklung mit Sorge: »Die Putschisten brauchen jeden Dollar und verkaufen dafür sogar die Zukunft ihres Landes.«

Während meiner Recherchen über die weltweiten Bodenkäufe fragte ich Rolf Müller, der an der Universität Kiel Agrarökonomie lehrt, nach den Folgen der Bodenknappheit. Er antwortete zu meiner Überraschung, er glaube gar nicht, dass die Bodenpreise steigen werden. Wie das? Mehr Menschen auf weniger Boden, das Öl wird knapp, der Klimawandel hat eingesetzt?

»Es scheint, der alte Malthus ist immer noch nicht ganz tot«, erklärt Müller. Die Geschichte könne doch helfen: Der englische Physiker Sir William Crookes etwa habe 1898 in seiner vielbeachteten Antrittsrede als Präsident der British Academy for the Advancement of Science davor gewarnt, dass die Stickstoffressourcen endlich seien und damit die Sicherung der Ernährung einer wachsenden Weltbevölkerung gefährdet sei. Doch zehn Jahre später beantragte Fritz Haber sein erstes Patent zur Synthese von Ammoniak, und wenig später begann die großtechnische Produktion von Kunstdünger. »Damit hatte sich das Thema der Rede erledigt: Mit dem Beginn der Ammoniumsulfat-Produktion im Werk Oppau der BASF war die Weizenproduktion nachhaltig gesichert, weil die Stickstoffressourcen seitdem praktisch unbegrenzt sind.«

Dahinter stehe ein einfaches Prinzip, meint Rolf Müller: »mehr Leute → mehr Probleme & mehr Köpfe → mehr Ideen → mehr Problemlösungen → weniger alte Probleme → mehr Leute → mehr Probleme & mehr Köpfe etc.« Natürlich werde die wachsende Weltbevölkerung zum großen Problem, ergänzt Rolf Müller spöttisch, »wenn, wie es manche Leute in Deutschland gerne hätten, die Landwirtschaft in einen ökoromantischen Kleingarten umfunktioniert werden soll«.[181]

Nun stehen eine ganze Reihe von Wissenschaftlern auf der anderen Seite dieses ideologischen Grabens und sagen, die wachsende Weltbevölkerung werde gerade dann zum Problem, wenn die Landwirtschaft *nicht* zu dem umgebaut werde, was Technik-Optimisten wie Rolf Müller als Kleingartenidylle belächeln. Sie zeigen, dass es eben jener technische Fortschritt in der Landwirtschaft war, der uns nun an den Rand der Versorgungssicherheit bringt – und darüber hinaus. Und sie fordern eine Neuausrichtung der Forschung und Wissenschaft: für eine nachhaltige und multifunktionale Landwirtschaft.

Karl Otto Henseling zum Beispiel, Wissenschaftlicher Oberrat im Umweltbundesamt. In seinem Buch *Am Ende des fossilen Zeitalters* erklärt er, warum unter anderem das Patent des Chemienobelpreisträgers Fritz Haber, das Rolf Müller als Lösung des Stickstoffproblems lobt, der Beginn einer unheilvollen Entwicklung war, die uns heute vor globale Probleme stellt.[182]

Habers Entdeckung wurde als Sieg über die Natur gefeiert, denn sie machte es möglich, Stickstoff aus der Luft zu gewinnen und daraus Dünger zu machen. Das war tatsächlich ein großer Fortschritt: Bis dahin waren die Menschen zwar von unerschöpflichen Mengen Stickstoff als Gas in der Luft umgeben, aber niemand wusste, wie man diesen Stickstoff einfangen konnte, um ihn als Pflanzendünger zu verwenden. Was es gab, waren die großen Salpeterlager im Norden Chiles, die so begehrt waren, dass ihretwegen Kriege geführt wurden: Denn man brauchte Salpeter nicht nur als Stickstoffdünger für die Landwirtschaft, sondern auch aus militärischen Gründen, als unersetzlichen Bestandteil von Schwarzpulver. »Mit künstlichem Salpeter und synthetischer Salpetersäure, die aus Ammoniak hergestellt werden können, wurde der Sprengstoffmangel im Ersten Weltkrieg überwunden und die Voraussetzung für folgende ›Materialschlachten‹ geschaffen«, schreibt Henseling.[183] Erst nach dem Krieg nutzte man das Verfahren, um Dünger herzustellen, das aber in solchen Mengen, dass damit der natürliche globale Stickstoffkreislauf völlig verändert wurde.

»Durch das exponentielle Wachstum von Industrie, Verkehr und industrialisierter Landwirtschaft nach dem Zweiten Weltkrieg sowie veränderte Landnutzung haben die durch menschliche Aktivitäten freigesetzten Stickstoffmengen die Größenordnung der im natürlichen biogeochemischen Stickstoffkreislauf umgesetzten Mengen bereits überschritten«, schreibt Henseling. »Die ökologischen Folgen sind dort besonders gravierend, wo intensive Landwirtschaft und hoher Energieverbrauch zusammenkommen«, also vor allem in Europa und Nordamerika, immer mehr aber auch in China. Henseling zählt auf: Smog, saurer Regen, Störungen der Struktur und der Funktion der Böden, Eutrophierung von Gewässern, Belastung der Grund- und Trinkwasser und eine Beschleunigung des Klimawandels: einmal schon bei der Herstellung, denn für den chemischen Prozess der Ammoniakgewinnung braucht man hohe Temperaturen und einen hohen Druck, also sehr viel Energie, und zweitens weil den mit Stickstoff überdüngten Böden Lachgas entweicht, das als Treibhausgas noch gefährlicher als Kohlendioxid ist.

Künstlich hergestellter Stickstoffdünger, eine der Grundlagen der industrialisierten Landwirtschaft, bedeutet also: kurzfristig mehr ernten, aber langfristig die natürlichen Grundlagen für die Landwirtschaft zerstören. Damit hat sich die Menschheit in eine gefährliche Situation manövriert: Noch mehr Kunstdünger, also noch mehr Stickstoff aus der Luft in die Böden bringen, wird die ökologischen Folgen weiter verschlimmern. Aber ohne Kunstdünger könnten wir uns gar nicht mehr ernähren, zumindest so lange nicht, bis die Landwirtschaft weltweit auf eine nachhaltige Wirtschaftsweise umgestellt wäre. Vaclav Smil, Professor an der Universität von Manitoba in Winnipeg, hat ausgerechnet, dass ohne künstlichen Stickstoffdünger vermutlich 2,6 Milliarden der heute lebenden Menschen niemals existiert hätten – so sehr ist das globale Ernährungssystem abhängig vom Kunstdünger.[184] Was geschieht, wenn es mit Öl und Gas zu Ende geht? Und der Emissionshandel für den Klimaschutz auch die Kohle verteuert? Dann wird der Kunstdünger ebenfalls deutlich teurer. Bis dahin brauchen wir dringend eine neue Landwirtschaft.

Für Karl Otto Henseling ist das alles ein »Großexperiment mit dem Lebensraum Erde«. Seit die Menschen fossile Energien, in industriellem Maßstab nutzen, zunächst Kohle, später auch Öl, haben sie die natürlichen Stoffkreisläufe aus dem Gleichgewicht gebracht, nicht allein die des Stickstoffs, sondern auch die von Kohlenstoff, Schwefel und Chlor – in erdgeschichtlicher Dimension.

»In Regionen, die von den Niederschlägen industrieller Schwefelemissionen betroffen sind, wirken diese – insbesondere bei kalkarmen Böden – stark versauernd. Pflanzen, die das nicht vertragen, werden verdrängt, und das verringert die Artenvielfalt«, warnt Henseling. »Bei uns ist das Problem ziemlich gelöst, aber in Sibirien und China weniger.«

Die von der Industrie freigesetzten Schwefelmengen etwa, die sich im Boden niederlassen, sind in den Industrieländern bis zu zehnmal so hoch wie der natürliche Schwefelgehalt. Das wirkt wie eine unbeabsichtigte großflächige Düngung und lässt die Böden versauern. Alle Pflanzen, die das nicht vertragen, werden verdrängt, und das wiederum verringert die Artenvielfalt.

Bei diesen Veränderungen der natürlichen Kreisläufe gibt es Grenzen, die die Menschheit besser nicht überschreiten sollte, wenn sie nicht unkalkulierbare Umweltveränderungen riskieren will – davor hat im September 2009 eine Gruppe von Wissenschaftlern in der Wissenschaftszeitung *Nature* gewarnt.[185] Ihr beunruhigender Aufsatz, *A safe operating space for humanity*, liest sich wie ein neuer Bericht des Club of Rome: Johan Rockström, Ressourcenforscher und Direktor des Stockholm Resilience Center, und seine Kollegen glauben, dass drei von neun kritischen Grenzen schon überschritten seien. Und sie alle haben mit Landwirtschaft zu tun: Klimawandel, der Verlust von Biodiversität und der Stickstoffkreislauf.

Nur ist das alles genauso unsichtbar wie die erhöhten Kohlendioxidmengen in der Atmosphäre, und deshalb tun wir uns so schwer damit, die Gefahren zu begreifen und darauf zu reagieren. Der Bauer, der Kunstdünger streut, sieht nur, wie schnell seine Maispflanzen wachsen, das versickernde stickstoffgetränkte Regenwasser sieht er nicht.

Dieses naturwissenschaftlich-technisch-industrielle Denken folgt einer ganz eigenen folgenreichen Logik: Neue Stoffe wurden oft nicht vermarktet, weil es einen Bedarf für sie gab, sondern weil sie bei anderen chemischen Verfahren übriggeblieben waren und man nicht wusste, wohin damit. Mit Chlor war es so, das bei der Herstellung von Natronlauge anfällt. Fritz Haber setzte Chlor als Giftgas im Ersten Weltkrieg ein, später erfand man das giftige PVC als Universalkunststoff und Fluorkohlenwasserstoffe als Treib- und Kältemittel. Es war nur ein glücklicher Zufall, dass entdeckt wurde, wie ebenjenes FCKW das lebensnotwendige Ozon in der Stratosphäre zerstörten. Der naive Glaube an die »Unendlichkeit des Luftmeeres«, das Nicht-glauben-Können der Wissenschaftler und das Nicht-glauben-Wollen der Industrie hätten beinahe verhindert, dass FCKW verboten wurden. Dass das doch gelungen ist, gibt Henseling Grund zur Hoffnung: Die Staatengemeinschaft hat sich 1987 in einem multilateralen Umweltabkommen, dem sogenannten Montrealer Protokoll, auf ein weltweit gültiges FCKW-Verbot geeinigt, das zeigt, dass rechtlich verbindliche Abkommen möglich sind und dass all diese falschen Entwicklungen nicht notwendigerweise zur ökologischen Weltkatastrophe führen müssen. Ein solches international verbindliches und wirksames Abkommen zur Hungerbekämpfung wäre viel komplizierter, weil mehr Akteure an einen Tisch kommen müssten und viel mehr wirtschaftliche Interessen berührt wären, doch zumindest könnte man das Montrealer Protokoll als Modell für die Lösung anderer dringender Weltprobleme nehmen.

Für Henseling ist das, was die Optimisten als wissenschaftlich-technischen Fortschritt loben, Ausdruck eines grundsätzlich falschen Denkens. Der Begriff »Ausbeute« etwa, den die

Chemiker völlig selbstverständlich benutzen, verrät für Henseling einen charakteristischen Wesenszug der modernen Chemie: die rein ökonomische Betrachtung der Stoffwechsel, die die Grundlage für eine effektive Plünderung des Planeten gewesen sei.

Das Gleiche gilt für die industrialisierte Landwirtschaft: Auch hier hat der einseitige technische Blick auf den Acker zu einer verkürzten ökonomischen Denkweise geführt: Mit welchem Input lässt sich der Output steigern? Was sagten die brasilianischen Plantageneigentümer über den Boden, auf dem ihre Ernte wächst? Ein bloßes Substrat, das man nach Belieben mit Nährstoffen ausstatten kann.

Das ist das Gegenteil von dem, was ein traditioneller Bauer für sein Land empfindet, das er von den Eltern geerbt hat und den Kindern weitergeben wird, und auch das Gegenteil von dem, was der Weltagrarbericht mit seiner Forderung nach Multifunktionalität meint, dass nämlich Landwirtschaft viel mehr bedeutet als die kurzfristigen Ertragschancen einer bestimmten Fläche und dass jede Diskussion darüber auch die sozialen und ökologischen Dimensionen einschließen muss.

Genau diese Fehlsichtigkeit, die Henseling an der Chemie ebenso kritisiert wie an der industrialisierten Landwirtschaft, bemängelt Paul Roberts an der Ernährungsindustrie. Der Fehler liege daran, dass wir Lebensmittel wie alle anderen Konsumgüter behandeln und sie nach den Standardmethoden der Industrie produzieren, mit möglichst niedrigen Kosten und Gewinnmaximierung durch die Steigerung der Produktionsmengen und Vergrößerung der Märkte. Mit »perversen Konsequenzen« für unsere Lebensmittel.[186]

Und auch Michael Pollans Kritik zielt aufs gleiche falsche Prinzip: Wir haben unsere traditionellen und vielfältigen Esskulturen durch ein reduktionistisches und pseudowissenschaftliches Auswerten von Nährwerttabellen ersetzt und dabei nicht nur unsere Gesundheit, sondern auch den Genuss am Essen verloren.

Doch dieses Input-Output-System stößt jetzt – von beiden Seiten – an seine Grenzen: Der Output, die Produkte der Ernährungsindustrie, machen immer mehr Menschen dick und krank, und der Input, die billigen Rohstoffe, neigen sich dem Ende zu: Der öl- und stickstoffabhängigen, industrialisierten Landwirtschaft mit ihren weltumspannenden Warenströmen gehen die fossilen Energien für die Kunstdüngerproduktion, für Bewässerung und Transport aus. Gleichzeitig hat die industrielle Fischerei viele Bestände systematisch überfischt und manche Arten, den Roten Thunfisch zum Beispiel, an den Rand der Ausrottung gebracht. Das Ganze vor dem Hintergrund einer wachsenden Weltbevölkerung und dem einsetzenden Klimawandel, der weltweit die Ernten gefährdet. Lebensmittel werden teurer werden, so viel ist klar. Aber sonst? Wie sollen wir reagieren?

Eine Antwort liegt auf der Hand: Saisonal, regional und ökologisch essen und vor allem weniger Fleisch! Das verringert den Ressourcenverbrauch, den Ausstoß von Treibhausgasen und die weltweite Ausbeutung. Die Umweltverbände fordern das seit langem, zuletzt der WWF in seiner Klimastudie »Modell Deutschland«.[187]

Was aber sagen die deutschen Fleischproduzenten dazu? Beginnen sie vorsichtig mit einer Neuausrichtung? Weniger Fleisch, das aber von höherer ökologischer und geschmacklicher Qualität?

Kapitel 13

Die Industrialisierung
der Landwirtschaft

Massenställe, Intensivmast und
staatlich sanktionierte Tierquälerei

Volle Kraft voraus!

Das ist die Antwort der deutschen Schweine- und Geflügelmäster auf die sich abzeichnende Krise der industrialisierten Landwirtschaft, auf *peak oil* und auf die steigenden ökologischen Kosten.

Der Strukturwandel läuft ungebrochen, stellt *top agrar*, das »Magazin für moderne Landwirtschaft«, in einem Bericht über den Boom der Hähnchenhalter nüchtern fest. »Langfristig streben die Mäster Einheiten mit 150 000 bis 200 000 Stallplätzen an.«

»Reine Agrarindustrie«, nennt das Eckehard Niemann von der Arbeitsgemeinschaft bäuerliche Landwirtschaft. »Die gesamte Geflügelproduktion ist den Bauern im Laufe der letzten Jahrzehnte von der Industrie geraubt worden, und genau dieser Prozess zeichnet sich jetzt in der Schweinemast ab.«

In den letzten Jahren haben die Mäster ihre Bestände rasant vergrößert, immer weniger Betriebe halten immer mehr

Vieh: 1996 lag die Zahl der Schweineplätze bei den neu beantragten Schweinemastställen in den Kreisen Vechta und Cloppenburg durchschnittlich bei 400 Schweinen, heute sind es fast 4000, berichtet Niemann. Und selbst diese Ställe könnten bald zu den kleinen Auslaufmodellen gehören: »Die neue Entwicklung sind Anlagen mit bis zu 45 000 Schweinen, die Investoren aus Holland und Dänemark auf dem Gelände ehemaliger DDR-Agrarfabriken planen.« Eine einzige Anlage dieser Größe wird bis zu hundert Bauernhöfe verdrängen.[188]

Niemann sieht die Schweinemast in Deutschland in der Phase der Konzernbildung, vorangetrieben durch Investoren, die nicht aus der Landwirtschaft kommen und die auf kurzfristige Profite oder eine langfristige Steigerung des Bodenwerts spekulieren. Darunter sind auch Futtermittelhändler und Tierzuchtunternehmen, die ihre Absatzmärkte erweitern wollen. »Eine nachhaltige Landwirtschaft oder Entwicklung ländlicher Räume ist von dieser Art von ›Landwirtschaft‹ nicht zu erwarten«, schreibt Niemann im *Kritischen Agrarbericht 2010*. Die voll durchrationalisierten und subventionsoptimierten Großbetriebe verhinderten den Aufbau mittelständischer und bäuerlicher Strukturen und die Schaffung von sinnvollen Arbeitsplätzen. »Sie sind ein Einfallstor für Risikotechnologien wie Gentechnik und die Basis für den weiteren Aufbau von umwelt- und tierschutzwidrigen Agrarfabriken.«[189]

Niemann hat die Investoren in die neue Mega-Schweinemast für den *Kritischen Agrarbericht* zusammengetragen, der größte ist danach »mit mehr als sieben geplanten Standorten die Straathof-Holding des Niederländers Adrian Straathof, der bereits mehrfach wegen Verstößen gegen Umweltauflagen und Überbelegung seiner Ställe belangt wurde. Bürgerinitiativen berichten von deutlichen Hinweisen, dass hinter Investoren wie Straathof oder van Gennip große Futtermittel- und Zuchtkonzerne stehen wie Nutreco-Hendrix-Hypor.«

Was sich im Bereich der Schweinemast entwickelt, ist das exakte Gegenteil einer nachhaltigen und klimafreundlichen Landwirtschaft, doch eine große öffentliche Debatte über die zukünftige Ausrichtung der Fleischproduktion in Deutschland beginnt erst. »Kein Wunder«, klagt Eckehard Niemann, »diese Agrarindustrialisierung wird von Politik und Bauernverband totgeschwiegen, in den offiziellen Statistiken gibt es als Rubrik für die Größten der Branche in der Regel nur die Angabe ›mehr als 1000 Hektar‹ oder ›mehr als 1000 Schweine‹ – die Agrarunternehmen mit Zehntausenden von Hektaren oder Hunderttausenden von Schweinen verschwinden darin.«

Und noch etwas anderes bleibt dabei auf der Strecke: der Tierschutz.

Wieso das?, fragen die industriellen Schweine- und Geflügelmäster, wenn sie so etwas hören. Wir haben doch höhere Standards als die meisten anderen Länder der Welt!

Das stimmt, Deutschland hat zwei Jahre eher als die Europäische Union die Käfighaltung von Legehennen verboten und in seiner nationalen Tierschutznutztierhaltungsverordnung oft strengere Anforderungen formuliert, als die EU-Richtlinien vorschreiben.[190]

Doch das reicht nicht aus.

Wenn die deutschen Amtstierärzte, die das Vieh vor der Schlachtung begutachten, dem Grundsatz folgen würden, den sie im Studium gelernt haben, nämlich Anwälte der Tiere zu sein, könnten sie die agrarindustrielle Tierproduktion möglicherweise zu Fall bringen.

»Eigentlich geht das nicht, was wir da machen«, hat mir ein Amtstierarzt gesagt, der mir von seinen Zweifeln berichtet, aber seinen Namen lieber nicht nennen will. »Eigentlich haben wir etwas anderes gelernt.« Er ist kein radikaler Tierschützer, sondern ein sorgsam abwägender und auf Ausgleich bedachter Mann. Kein Vegetarier, sondern einer, der seinen Kindern selbst geschlachtete Kaninchen serviert, weil das seiner Meinung nach zur Landwirtschaft gehört. Wörter wie Hühnerknast soll ich nicht verwenden, warnt er mich, das sei zu reißerisch, und er verteidigt sogar seine Kollegen, die die industrielle Mast gutheißen, weil sie auch an die Landwirte dächten, die davon zurzeit profitierten. Umso mehr wundert mich die Klarheit, mit der er das ganze System der Turbomast in Frage stellt.

Wenn ein Geflügelmastbetrieb in Deutschland seine Tiere schlachten will, muss er sie vorher von einem Amtstierarzt begutachten lassen. Der muss beurteilen, ob der Bestand frei von Seuchen ist, ob die Tiere gesund sind und nicht mit Arzneimitteln behandelt wurden, ob sie also geschlachtet werden dürfen. Schlachttieruntersuchung oder Lebendbeschau nennen das die Behörden. Meistens bekommen die Mäster Unterschrift und Stempel und können gleich mit dem Verladen der Tiere beginnen. Doch immer öfter, so erzählt der Tierarzt, fragten sich seine Kollegen hinterher, was sie da eigentlich unterschrieben hätten.

»Wir kommen am 35. Lebenstag der Masthähnchen in die Ställe, manchmal ein paar Tage eher, für den sogenannten Vorfang«, erzählt er. »Ein Teil der Hähnchen wird dann schon eingefangen und geschlachtet, damit Platz ist für die anderen, die nachwachsen«, erzählt der Tierarzt. Bis zu 39 Kilogramm Lebendgewicht pro Quadratmeter erlaubt die zuständige Verordnung mit dem sperrigen Namen »Tierschutznutztier-Haltungsverordnung«, das sind 22 Hühner. In ihren letzten Lebenstagen stehen sie so eng gedrängt, dass sie keinen Platz mehr haben, um zu wachsen. Und die Hühnerhalter beklagen sich trotzdem, dass sie damit einen Wettbewerbsnachteil haben, denn die EU-Richtlinie erlaubt sogar 42 Kilogramm Huhn pro Quadratmeter.

»Im Studium haben wir gehört, dass man ein Hähnchen sechs Wochen lang mästen muss. Würde es vorher geschlachtet, witzelte damals unser Professor, hätte es noch einen embryonalen Nachgeschmack«, erinnert sich der Tierarzt. »Das ist gerade zwanzig Jahre her, und seitdem ist die Turbomast noch turbomäßiger geworden.« Nach fünf Wochen sind die Hühner inzwischen schlachtreif. »Das geht aber nur bei ganz intensiver Fütterung, einheitlicher Zuchtgrundlage und mit Medikamenten, die aber etwas verharmlosend Futtermittelzusatzstoffe genannt werden. Im Regelfall brauchen Masthähnchen Coccidiostatika, das sind Mittel gegen einzellige Parasiten, die sich in den Massenställen schnell ausbreiten.« Auch andere Krankheitserreger wie zum Beispiel Salmonellen breiteten sich leicht aus.

Immer kürzere Mastzeiten, immer schneller wachsende Hähnchen, in 35 Tagen von null auf hundert: Die Hähnchenmast in Deutschland boomt, schrieb das Fachblatt *top agrar* im Januar 2010: »Davon können Ackerbauern und Milchviehhalter nur träumen: Konstant steigende Preise bei stabilen Absatzmöglichkeiten.«[191]

Profitieren kann ein Landwirt davon aber nur, wenn er in der Lage ist, das Tier ausschließlich als Produktionsfaktor zu sehen, wie einen Schraubensatz in einer Fabrik, wenn er sich eher als ein Industrieller denn als Bauer versteht (oder wenn er keinen anderen Ausweg sieht, um den Hof zu retten).

»Die Arbeit mit den Hähnchen gefällt dem Jungunternehmer«, schreibt *Top agrar* über einen Hähnchenmäster, der zwei Ställe mit je 40 000 Plätzen gebaut hat. »Sie ist vor allem mit dem Einsatz von Technik verbunden. Wichtige Stellschrauben sind die Steuerung der Lüftung und die Tierbehandlung über das Trinkwasser. Im Gegensatz zu Schweinen gibt es bei Hähnchen keine Einzeltierbehandlung.« Keine Einzeltierbehandlung: das bedeutet, ein einzelnes krankes Huhn ist viel zu wenig wert, als dass es lohnen würde, den Tierarzt zu rufen, wenn es krank wird. »Man managt stets den ganzen Bestand«, hat der Jungunternehmer den Agrarjournalisten gesagt, das sei nicht immer einfach, aber stets eine spannende Herausforderung.

Für die Hähnchen ist dieses Stellschrauben-Management eine Überlebensfrage: »Auch in guten Betrieben findet man Einzeltiere, die nicht mehr richtig laufen könnten«, berichtet der zweifelnde Amtstierarzt. »Sie schaffen es nicht mehr zur Tränke und zum Futtertrog, weil ihre Gelenke schon so belastet sind. Das Ausmerzen oder Verenden dieser Tiere gehört zur Tagesordnung.«

Masthähnchen werden so gezüchtet und gehalten, dass sie gar nicht viel länger als 45 Tage lebensfähig bleiben: Die Füße der Tiere spreizen sich unter dem Gewicht nach außen, ihre Gelenke deformieren sich, bis sie nicht mehr laufen können. Ein trauriges Pendant zu 400 Millionen Fettleibigen und den 1,6 Milliarden Übergewichtigen: *fat animals for fat people*.[192]

»Angenommen, es gäbe hier in der Gegend eine Tierseuche und die Hühner dürften nicht zum Schlachthof gefahren werden«, sagt er. »Dann müssten wir sie alle töten, auch wenn sie gar nicht krank wären.«

Weil sie einfach zu schwer würden.

Schon die normale Mastdauer von 35 oder 45 Tagen überstehen nicht alle. »Wenn nur 2,5 % von 30 000 Hähnchen im Stall verenden, ist das ein sehr guter Mastvorgang.«

Wer überlebt, wird Hähnchenbrustfilet und darf – in Teilen – vielleicht sogar bis Kamerun reisen. Aber was ist das eigentlich für ein Fleisch, das wir da essen? Von gequälten Kreaturen, die ihr Leben lang nicht aus der Enge des düsteren Maststalls herausgekommen sind? Die so gezüchtet sind, dass sie als Teenager an Übergewicht sterben?

Das wirkt ein bisschen, als habe sich eine von Übergewicht und Fettleibigkeit geplagte Konsumgesellschaft ihr Pendant in den turbogemästeten Fabrikhähnchen geschaffen. Auch wenn dieses Fleisch hygienisch einwandfrei sein mag – kann das gesund sein? Wenn man ist, was man isst, was wird man dann nach dem Verzehr dieser unglücklichen Tiere?

»Im Studium haben wir gelernt, dass wir Tierärzte Anwälte der Tiere sind«, erzählt der Veterinär. »Aber bei der Schlachttieruntersuchung sind wir Büttel eines Wirtschaftszweiges. Was wir dort tun, ist mit Sicherheit nicht im Sinne der Tiere.«

Dieser Widerspruch macht ihm zu schaffen. »Der Normalbürger regt sich auf, wenn Schafe oder Pferde im Winter auf der Weide stehen«, klagt er. »Das macht den Tieren aber gar nichts aus, Lämmer müssen nicht im Wollpullover auf dem Sofa sitzen. Doch um die Masthähnchen kümmert sich keiner.«

Manchmal melden sich Bürger bei seiner Behörde und zeigen einen privaten Tierhalter an, der seine Tiere nicht artgerecht hält, und dann schreitet er ein. »Stell dir vor, in einer Kleinsthaltung verenden Tiere, weil sie keinen Zugang zu

Wasser und Futter haben«, sagt er. »Das wäre ein Straftatbestand nach dem Tierschutzgesetz. Aber wenn man das in Relation sieht zu dem, was in den Mastställen geschieht?«

Darf man das eigentlich? Ein Tier schon nach 35 Tagen schlachten? Hat es nicht ein Recht auf ein längeres Leben? Oder ist es eine Gnade, dass es unter diesen Bedingungen nicht länger leben muss?

»Die Intensivmast ist ein faschistoides System«, sagt Professor Franz-Theo Gottwald, der Agrar- und Umweltethik an der Humboldt-Universität lehrt und sich als Vorstand der Münchner Schweisfurth-Stiftung für eine nachhaltige und regionale Agrar- und Ernährungswirtschaft einsetzt. »Diese Art, Tiere zu halten, hat einen totalitären Charakter, weil sie das Leid der Tiere einkalkuliert. Der Faktor Reduktion der Gesunderhaltungskosten ist in die ökonomische Rechnung der Betreiber eingepreist. Das System beruht auf laxen Grenzwerten und wird vom Gesetzgeber toleriert.«

Juristisch ist es einwandfrei, was die Hähnchenmäster machen, solange der Amtstierarzt keine Verstöße gegen die Haltungsverordnung entdeckt. Die gestattet die Turbomast ebenso wie den dichten Bestand.

Doch ethisch? »Das ist sehr dem Zeitgeist unterworfen«, meint der Amtstierarzt. »Alle Welt schaut gerade auf die Legehenne, die ab 2010 in Deutschland nicht mehr im Käfig gehalten werden darf, das ist sicherlich eine Verbesserung. Aber gleichzeitig sprießen die Mastbetriebe wie Pilze aus dem Boden, und darin erfahren Tiere regelmäßig Leiden und Schäden.« Nach Paragraph 1 des Tierschutzgesetzes ist das aber verboten: Einem Tier dürfen ohne vernünftigen Grund weder Leid noch Schäden zugefügt werden. »Wann wird der Gesetzgeber die Tierschutznutztier-Haltungsverordnung nach diesem Grundsatz ausrichten?«, fragt sich der Tierarzt und fordert: »Wir Tierärzte sollten uns diesen Grundsatz, jedes Tier vor Schmerzen, Leiden und Schäden zu schützen, wieder stärker zu eigen machen!«

Viele Landwirte sind sich dessen bewusst, aber sie sehen keine andere Chance, ihren Hof in die nächste Generation zu retten, als das zu produzieren, was die Schlachtindustrie von ihnen fordert.

Solche Überlegungen spielen in der Fachpresse keine Rolle: Zwischen 2001 und 2007 entstanden deutschlandweit knapp acht Millionen neue Mastplätze, schreibt *top agrar*, die Mäster blickten auf drei gute Jahre zurück. In den nächsten Jahren sei mit weniger Gewinn zu rechnen, weil die Futterkosten vermutlich steigen werden, dennoch lohne es sich weiterhin zu investieren.

Was aber ist das für eine Landwirtschaft, die da entsteht? Und worauf läuft das alles hinaus? Es geht um die Integration der gesamten Wertschöpfungskette, nach dem Vorbild des amerikanischen Konzerns Smithfield, dem größten Schweinefleischproduzenten der Welt mit 1,1 Millionen Sauen. 20 Millionen Mastschweine erzeugt und verarbeitet Smithfield pro Jahr in den USA, und der Konzern ist dabei, über Polen und Rumänien auch den europäischen Markt zu erobern.[193] »So weit sind die deutschen Schweinemäster noch nicht«, sagt Eckehard Niemann, doch er hält es für möglich, dass auch die großen Schlachtereien in Zukunft in die Produktion einsteigen werden. Bauern, die Schweine züchten und mästen, wird es dann vielleicht nicht mehr geben. Die letzten Schweinehalter werden vermutlich, wie viele Geflügelmäster schon heute, als Lohnmäster Tiere im Auftrag und nach Anweisung der großen Agrofirmen mästen.

Schlechte Zeiten für Bäuerinnen und Bauern, die gern ihre eigenen Herren auf dem eigenen Acker bleiben wollen, und: gefährlich für die Konsumenten. Die gigantischen Schweine- und Geflügelgroßstädte sind nämlich ideale Brutstätten für Krankheitserreger. Davor warnt der Virologe und Grippeforscher Alexander Kekulé, der an der Universität Halle Medizinische Mikrobiologie und Virologie lehrt. »Massentierhaltung ist insofern gefährlich, als sich die Tiere untereinander in großem Maße infizieren können«, sagt er. »Auch in einem geschlossenen System kann ein kleiner Fehler die Ansteckung von zehntausenden Tieren bewirken.« Infektionskrankheiten hätten von jeher mit Fehlern des Menschen zu tun, erklärt Professor Kekulé. Ein Paradebeispiel dafür sei die Influenza, denn ihre Viren wanderten leichter als andere vom Mensch zum Tier und wieder zurück. Vor allem zu Kriegszeiten habe es oft Grippeausbrüche gegeben, weil sich die Viren unter den Soldaten in den Kasernen leicht ausbreiten konnten. »Heute halten wir Schweine eingepfercht in Riesenkasernen«, sagt Kekulé. »Wenn ein grippekranker Angestellter in den Stall kommt, steckt er die Tiere an. Statistisch gesehen bekommt jedes zweite Schwein einmal in seinem Leben die Grippe.« Dass sich jetzt die Schweinegrippe bei den Menschen ausbreitet, nennt Kekulé eine »späte Revanche«.

Das Infektionsrisiko in Massenställen bedeutet aber nicht, dass Virologen an der Freilandhaltung nichts auszusetzen hätten. Vor allem wenn Weidegänse, Enten und Hühner gemeinsam gehalten werden, sei das »infektologisch ein riskantes Gemisch«.

Kekulé erforscht stattdessen, wie man Geflügel gesund halten kann. Sein Institut hat dazu eine Voliere entwickelt, die den Kontakt von im Freien lebendem Geflügel mit Wildtieren wie Habichten, Füchsen und Spatzen verhindert. Sein Projekt ist ein gutes Beispiel dafür, wie die wissenschaftliche Forschung auch kleinen und nachhaltig wirtschaftenden Betrieben nützen kann.

Für solche Höfe kämpft Eckehard Niemann seit Jahren. Nachdem er mir über eine Stunde lang über den Aufstieg der Turbomäster und den drohenden Untergang der bäuerlichen Landwirtschaft berichtet hat, blickt er auf und sagt, er sehe optimistisch in die Zukunft.

Wie das?, frage ich ihn.

»Überall in Deutschland«, sagt Niemann, »wo große Schweinemastanlagen geplant werden, gibt es Bürgerinitiativen dagegen, sogar im Osten, auf dem Land, wo es wenig Arbeitsplätze gibt!« Und er beginnt, von einem gesellschaftlichen Aufbruch zu schwärmen. Eine Bewegung sei das, die sich nur finden musste. Im September hat die AbL zusammen mit dem BUND für Umwelt und Naturschutz all diese Bürgerinitiativen aus ganz Deutschland zu einem Treffen eingeladen und das Netzwerk »Bauernhöfe statt Agrarfabriken« gegründet.[194] Bauern, Naturschützer und Konsumenten sollen darin zusammenarbeiten und endlich eine breite öffentliche Debatte über die Agrarfabriken und die Zukunft unserer Ernährung in Gang bringen, die in den letzten Jahren seltsamerweise ausgeblieben ist.

Wir müssen dringend die Landwirtschaft so umstellen, dass unsere Ernährung nicht zusammenbricht, wenn Öl und Kunstdünger knapp werden. Noch profitieren wir von einem Ernährungssystem, das deshalb so billig ist, weil es für die Umweltschäden, die es anrichtet, nicht aufkommen muss. Das einen großen Teil der Produzenten von Agrarrohstoffen auf

der ganzen Welt ausgebeutet und Tiere zu Fleischproduktions-
maschinen degradiert. Doch dieses System steuert auf eine
weltweite Verknappung zu. Und was dann?

Doch wir kaufen und essen einfach weiter, als wüssten wir
nichts davon. Vertrauen wir alle darauf, dass mehr Köpfe und
mehr Probleme zu mehr großen Lösungen führen? Und dass
die alle rechtzeitig angewendet werden und wirken?

Die Grüne Gentechnik vielleicht, die Wunderwaffe der Agro-
konzerne?

Immerhin, ein Verband hat Alarm geschlagen: die Interessengemeinschaft der Schweinehalter Deutschlands. »Wir haben
Bedenken, dass wir unsere Schweine nicht mehr gefüttert bekommen«, warnte ihr Geschäftsführer Detlef Breuer im Sommer 2008. Hat er den Rockström-Bericht schon vor der Veröffentlichung gelesen? Oder den Weltagrarbericht, den die
Bundesregierung nicht unterzeichnet hat? Ist er der Erste aus
den Reihen der Industrie, der für ein Ende der globalen Fut-
ter- und Lebensmittelströme plädiert? Für Ausstieg und Um-
stieg?

Kapitel 14

Warum wir Gentechnik im Essen haben

... obwohl die meisten das nicht wollen

Die deutschen Schweinebestände könnten sich innerhalb der nächsten zwei Jahre halbieren, so warnte die Interessengemeinschaft der Schweinehalter Deutschlands im Sommer 2008. Das Ende ihrer Branche stehe unmittelbar bevor, wenn die EU nicht endlich die Einfuhr von nicht zugelassenen gentechnisch veränderten Futtermitteln aus Übersee erleichtere.

Was befürchten die Schweinemäster da? Ohne *nicht* zugelassenes GVO-Futter keine Schweinemast in Deutschland? Wo Meinungsumfragen immer wieder ergeben, dass die Mehrheit der deutschen Konsumenten keine Gentechnik im Essen will?

»Die Ablehnung ist eindeutig«, sagt Jürgen Hampel, Techniksoziologe an der Universität Stuttgart und Mitautor des Eurobarometers über das Verhältnis der Europäer zur Biotechnologie. »Der Anteil entschiedener Gegner gentechnisch veränderter Lebensmittel liegt bei 33,9 %, weitere 30 % lehnen sie bis auf Ausnahmen ab.« Selbst wenn gentechnisch veränderte Lebensmittel gesünder wären als herkömmliche und die Verbraucher einen Nutzen davon hätten, wären in Deutschland nur 22,3 % zum Konsum bereit.[195]

Das dürfte eine Folge der widersprüchlichen Berichterstattung über die Agro-Gentechnik sein. Die Befürworter loben sie als Heilsbringer und Weltenretter: Die neuen Wunderpflanzen sollen den Welthunger besiegen (als wäre der Hunger eine Frage der Erntemenge), den Pestizideinsatz verringern und der Dürre trotzen. Die Gegner aber zeigen, dass das leere Versprechungen sind: Der Welthunger ist keine Frage der Erntemenge, sondern eine Folge der ungerechten Verteilung. Und Studien zeigen, dass der Rückgang der Pestizide nur von kurzer Dauer ist, weil manche Pflanzen Resistenzen gegen den Wirkstoff von Roundup Ready, Glyphosat, bilden und sich nach einigen Jahren neue Schädlinge durchsetzen.[196] »Mittlerweile findet man Unkräuter, die höhere Mengen an Glyphosat vertragen als die gentechnisch veränderten Sorten«, berichtet der österreichische Wissenschaftler Werner Müller von GLOBAL 2000. Horseweed, Palmer Aramanth und das bis zu drei Meter hoch wachsende Giant Ragweed (Ambrosia trifida) hätten sich auf etwa 10 % der US-Anbaufläche, vor allem im Süden, ausgebreitet.[197]

Misstrauisch macht vor allem, dass es über diese Entwicklungen keine offene Debatte gibt.

Der amerikanische Gentechnikkritiker Jeffrey M. Smith, Autor der *Trojanischen Saaten*, hat mehrere Fälle beschrieben, in denen zweifelhafte Ergebnisse unter den Tisch gekehrt wurden und Kritiker mundtot gemacht wurden.

Der britische Gentechniker Arpád Pusztai etwa hatte eine Kartoffel geschaffen, die ihr eigenes Pestizid produziert. Als er damit Ratten fütterte, erlitten die Tiere Schäden am Immunsystem. Doch bevor er mit diesem Ergebnis 1998 an die

Öffentlichkeit gehen konnte, wurde er vom Dienst im schottischen Rowett Institute suspendiert.[198]

Auch die Wirkungen des gentechnisch veränderten Hormons rBGH von Monsanto sind umstritten. Es wird Kühen gespritzt, damit sie mehr Milch geben, und ist seit Februar 1994 in den USA zugelassen. Wissenschaftler der zuständigen US-Behörde FDA, die das kritisiert hatten, wurden bedroht oder suspendiert. Die Monsanto-Forscher behaupteten, der Hormongehalt der Milch verändere sich nicht, wenn die Kühe mit rBGH gespritzt würden. Andere Wissenschaftler aber bezweifelten das und fürchteten, es könne beim Menschen Krebs auslösen.

Nach der Lektüre ahnt man: Diese Vorgänge sind so komplex, dass es schwer ist, die einzelnen Wirkungen zu verfolgen und Ursachen von Erkrankungen oder Allergien genau festzumachen. Umgekehrt scheint es aber ziemlich leicht zu sein, eine Studie so anzulegen, dass man das gewünschte Ergebnis erhält.

Das kann den Laien nur beruhigen, wenn er wie ein Extremsportler denkt: *No risk, no fun!* Aber für alle anderen, die in Gesundheitsfragen lieber vorsichtig sind, ist das kein Grund zur Beruhigung, vor allem, solange sie keinen Nutzen sehen, der es überhaupt rechtfertigen würde, ein Risiko einzugehen.

Jeffrey Smith hält die Gentechnik deshalb für gefährlich, weil die theoretischen Grundlagen für ihre Anwendung zusammengebrochen sind. Früher dachte man, jedem Gen könne man jeweils eine Eigenschaft zuordnen. Darauf beruht die Gentechnik, bei der – nach einem quasi mechanistischen Modell – neue Gene in Pflanzenzellen geschossen werden, um bestimmte Eigenschaften zu erzeugen. Es hat sich aber herausgestellt, dass das Zusammenwirken der Gene viel komplexer ist. Das bedeutet, dass die Forscher, die die Pflanzen manipulieren, gar nicht genau verstanden haben, was sich in den Genen eigentlich abspielt. Trotzdem folgen sie weiter dem alten Modell.

All dieses nährt die Ablehnung gegenüber der Agro-Gentechnik. Trotzdem bekommen wir – gegen unseren Willen – indirekt gentechnisch veränderte Substanzen ins Essen gemischt. Und, wenn es nach dem Willen der Schweinemäster ginge, sogar solche, die in der EU gar nicht zugelassen sind.

Wie geht das zusammen?

Seit Mitte der neunziger Jahre darf gentechnisch veränderte Soja in die Europäische Union importiert werden. Alle GVO, also gentechnisch veränderte Organismen, dürfen nur dann importiert oder angebaut werden, wenn sie geprüft und zugelassen wurden, jede einzelne Züchtung braucht eine eigene Zulassung. Die Europäische Behörde für Lebensmittelsicherheit, EFSA, erstellt dazu Gutachten und gibt Empfehlungen an die Europäische Kommission, die daraufhin entscheidet. Kritiker wie die ehemalige Europaparlamentarierin Hiltrud Breyer (Grüne) sagen der EFSA allerdings eine große Nähe zur Industrie nach, und auch von anderer Seite hagelte es Kritik.[199]

Importiert wird vor allem die Roundup Ready Sojabohne des Marktführers Monsanto, die auf beinahe 100 % der argentinischen Sojafelder, 90 % der US-amerikanischen und 60 % der brasilianischen wächst, zumindest nach Angaben der Importeure.

Viele Gentechnikgegner halten diese Zahlen für zu hoch. Sie glauben, diese hohen Angaben seien Teil einer Gentechnik-Durchsetzungs-Strategie: Sie sollten den Europäern suggerieren, der Widerstand gegen die in Amerika längst etablierte Gentechnik nütze nichts, weil sie doch ohnehin schon überall verbreitet sei.

Wie hoch auch immer die Prozentzahlen genau sein mögen: In Argentinien wächst auf mehr als 15 Millionen Hektar nur eine einzige Pflanze: die Roundup Ready Sojabohne. Alle anderen Pflanzen werden durch das Totalherbizid Roundup abgetötet: ein Produkt des ehemaligen Chemiekonzerns Monsanto, der im Vietnamkrieg das Entlaubungsmittel Agent Orange produziert hat, bevor er in die Agrarbranche eingestiegen ist. Sein neuer Kassenschlager: Der Pflanzenkiller Roundup und das dazugehörige Gentech-Saatgut im Doppelpack. Die Gentech-Sojabohne ist resistent gegen Roundup, das dort, wo es versprüht wird, sämtliche Pflanzen abtötet – nur eben die nicht, die per Genveränderung resistent gemacht worden sind, also in diesem Fall die Sojabohnen. Einzelne der Soja- und Roundup-Felder in Argentinien sind so groß wie die Äcker von fünfzig bis hundert deutschen Bauernhöfen zusammen. Die Gesamtfläche von 15 Millionen Hektar bedeutet, auf Deutschland übertragen, als wüchse auf allen Feldern von Flensburg bis Berchtesgaden nichts als Gensoja. Nicht einmal mehr Löwenzahn und Brennesseln.

Das ist eine ökologische Katastrophe: eine großflächige Gefährdung von Artenvielfalt, die der Rockström-Report als einen von drei Werten genannt hatte, die die Menschheit schon jetzt über eine kritische Grenze hinweg strapaziert hat. 15 Millionen Hektar Roundup Ready Sojabohnen sind ganz sicher nicht im Sinne der Convention of Biological Diversity, des bereits 1992 ausgehandelten internationalen Abkommens über die Biologische Vielfalt, das sowohl Argentinien als auch Deutschland unterzeichnet haben.

Im Jahr 2008 sahen die europäischen Importeure dieser Sojabohnen nun ein Problem: In den USA wurden nämlich zwei neue genveränderte Sojasorten und weitere Genmaissorten[200] angebaut, die in der Europäischen Union noch nicht zugelassen sind. Wenn nun nach der nächsten Ernte ein Schiff mit Soja oder Mais aus den USA in einem europäischen Hafen ankert und sich daran auch nur winzige Spuren dieser neuen, nicht zugelassenen Sorten fänden, müsste es zurückgeschickt werden. Das befürchtete auch die Interessengemeinschaft der Schweinehalter.

Und weil solche Verunreinigungen nicht zu verhindern seien, könne das letztlich zu einem Importverbot für Soja führen. Was wiederum zur Folge hätte, dass die deutschen Mastschweine nicht ausreichend Eiweiß zu fressen bekämen. Deshalb müsse es ein Ende haben mit der »unglückseligen Null-Toleranz« von nicht zugelassenen Genpflanzen, forderten die Schweinemäster. Und deshalb brachte die niedersächsische CDU, die Hauspartei der großen Schweinemäster in der Gegend um Vechta und Cloppenburg, einen Antrag zur Aufhebung der Nulltoleranz für nicht zugelassene GVO im Tierfutter in den Landtag ein – obwohl der niedersächsische Landtag darüber überhaupt nicht zu entscheiden hat, sondern die Kommission in Brüssel.

Das Merkwürdige daran ist: Die CDU und die großen Schweinemäster im Nordwesten Deutschlands machen sich für die Grüne Gentechnik stark, obwohl sie für einen Markt produzieren, auf dem Produkte mit der Kennzeichnung »enthält Gentechnik« als praktisch unverkäuflich gelten. Und obwohl kaum einer der Bauern auf seinen eigenen Äckern gentechnisch veränderte Pflanzen haben will.

Wie kann das angehen? Gebt uns Gentech-Sojabohnen, notfalls auch ohne Zulassung, sonst bekommt ihr keine Koteletts! Diese abstruse Forderung ist eine Folge der globalisierten, importabhängigen Landwirtschaft, bei der nicht die

Bauern bestimmen, was die Konsumenten auf den Tisch bekommen, sondern die großen Agrarkonzerne: Die Mäster im Emsland und in Ostwestfalen sind strukturell abhängig von dem, was Farmer und Agrarinvestoren in der argentinischen Provinzen Córdoba, Buenos Aires und Santa Fé auf ihren Feldern anstellen. Und genau diese Abhängigkeit, so befürchten viele, könnte der grünen Gentechnik auch in Deutschland zum Durchbruch verhelfen – wenn schon nicht auf dem Acker, so doch in der Futterkrippe und damit indirekt auch im Fleisch und in Milchprodukten.

Jeffrey M. Smith hat in seinem Buch *Trojanische Saaten* beschrieben, welcher Masterplan hinter der globalen Ausbreitung der Agro-Gentechnik steht: Monsanto habe für die Verbreitung seiner guten Botschaft – Gentechnik als Menschenretter und Umweltschutz – in den Jahren bis 2004 eine Viertelmilliarde Dollar ausgegeben.[201] Offenbar war das Geld gut angelegt: Was die meisten Menschen in Amerika über Gentechnik auf den Äckern denken, sei exakt das, was ihnen die PR-Abteilungen der Unternehmen immer wieder eingetrichtert haben. Smith zeigt, wie die Industrie Einfluss auf Politik und Medien genommen hat, und er listet eine ganze Reihe von »strategischen Jobwechseln« zwischen Monsanto und US-Regierungsbehörden auf. Auf einer Konferenz der Biotech-Industrie im Januar 1999 habe ein Unternehmensberater von Arthur Anderson erläutert, welche Strategie seine Firma für Monsanto ausgearbeitet habe. Das Unternehmensziel: das gesamte kommerzielle Saatgut weltweit solle gentechnisch verändert und patentiert werden. Der Weg dahin: Die Regierungen so beeinflussen, dass die Produkte auf den Markt kommen, bevor sich Widerstand bildet.

Auch die französische Dokumentarfilmerin Marie-Monique Robin hat gezeigt, dass die Durchsetzung der Grünen Gentechnik in Amerika das Ergebnis einer ziemlich skrupellosen Beeinflussung von Politik, Behörden und Wissenschaft war.[202] Das war der erste Schritt der geplanten Welteroberung: Monsanto musste seine Gensojabohne nur in einem Agrarexportland wie Argentinien einführen und dann darauf warten, dass sie sich als Futtermittel auf der ganzen Welt verbreitet – der globalen Futtermittelwirtschaft sei Dank!

Die Strategie eines einzigen Global Players aus dem Agrobusiness hat also existenzielle Folgen für Millionen von Bauern auf der ganzen Welt, die sich den Konsequenzen dieser Unternehmenspolitik nicht oder nur schwer entziehen können.

»Argentinien war die Startrampe für ganz Südamerika«, sagt Antônio Andrioli, der Autor von *Die Saat des Bösen*, der als Dozent an verschiedenen Universitäten in Deutschland, Österreich und Brasilien lehrt.[203] In Argentinien mussten die Landwirte – anders als überall sonst – in den ersten Jahren keine Lizenzgebühren an Monsanto bezahlen. »Deshalb ist der Anbau von Gensoja für die argentinischen Bauern ökonomisch vorteilhaft – zumindest in den ersten fünf Jahren, solange die Unkräuter noch keine Resistenzen gebildet haben. Und vor allem für die großen Landbesitzer, die besonders davon profitieren, dass man Roundup Ready nur ein einziges Mal spritzen muss und dann keine Arbeit damit mehr hat. Die riesigen landwirtschaftlichen Betriebe kommen deshalb fast ohne feste Arbeitskräfte aus. Seit sich der Sojaanbau ausweitet, haben immer mehr kleine Bauern das Land verlassen.«

In Deutschland ist das bislang nicht passiert: Hier sät kaum ein Landwirt gentechnisch veränderte Körner aus. Den gentechnisch veränderten Mais Mon810, der in Europa auch für den Anbau zugelassen ist, hat die Landwirtschaftsministerin Ilse Aigner im April 2009, kurz vor der Aussaat, verboten. Die Ministerin verwies auf Studien, nach denen Mon810 Schmetterlinge und andere Insekten gefährde. Doch Kritiker argwöhnten, dass es wohl eher der anhaltende Protest der bayerischen Bauern und Konsumenten gewesen sei, der die CSU-Verbraucherschutzministerin zu dieser Entscheidung gebracht habe. Aber auch als der Anbau von Mon810 noch erlaubt war, haben sich nur vereinzelt Landwirte dafür entschieden. Mon810 produziert ein Gift gegen den Maiszünsler, der die Maisernte gefährdet, aber in vielen Gegenden Deutschlands nicht oder nur selten auftritt. Es waren die Agrochemiekonzerne, die die Gefahr von erheblichen Ernteausfällen durch den Maiszünsler beschworen haben, als handele es sich um eine Naturgewalt, die man nur mit gentechnischen Mitteln bekämpfen kann. Doch das ist gar nicht richtig: Der Maiszünsler tritt vor allem da auf, wo auf riesigen Feldern jedes Jahr neu Mais angebaut wird. »Der Maiszünsler ist völlig problemlos ohne Chemie zu kontrollieren, wenn man einfache agronomische Regeln einhält«, erklärt der Kasseler Agrarwissenschaftler Christian Schüler. »Zum Überwintern braucht der Maiszünsler Stoppelreste. Wenn man die aber bei der Ernte tief abschneidet, gut in den Boden einarbeitet und nach der Maisernte eine andere Feldfrucht anbaut, kann sich der Schädling gar nicht erst ausbreiten.« Mit dem zweiten Maisschädling, dem Wurzelbohrer, ist es ähnlich: Ein Wechsel in der Fruchtfolge verhindert sein Ausbreiten. Wurzelbohrer und Zünsler werden da zum Problem, wo Landwirte immer wieder Mais auf Mais auf den gleichen Feldern anbauen, als Futter für ihre Stalltiere oder für Biogasanlagen. Wenn Landwirte eine größere Sortenvielfalt haben, kann ihnen der Maiszünsler nichts anhaben. Vor allem in Süddeutschland, wo es wenig Maismonokulturen und noch viele kleine Höfe gibt, sind die Bauern deshalb kritisch bis feindlich gegenüber der Gentechnik auf dem Acker eingestellt.

Für sie ist es, als folge die Gentechnik dem Motto: »Hier ist die Lösung, wo ist das Problem?« Und als antworteten die Agrokonzerne: »Das kommt schon noch, wenn ihr erst einmal eure traditionelle Fruchtfolge aufgebt! Ihr werdet uns schon noch brauchen!«

Für die Biotechnologiekonzerne ist der europäische Widerstand ärgerlich. In Nord- und Südamerika machen sie glänzende Geschäfte mit ihrem gentechnisch veränderten Saatgut, nur in Europa rufen Bauern, Umweltschützer und kritische Konsumenten eine gentechnikfreie Zone nach der anderen aus. Fast zweihundert gibt es allein in Deutschland.[204] Da kommt es den Konzernen vermutlich sehr gelegen, dass sich die Lobbyisten der deutschen Schweinemäster und ihre politischen Unterstützer nun für ihre Sache einsetzen.

Und das war genau so kalkuliert, vermuten die Gentechnikgegner. Und sie warnen: Gentechnik-Futtermittel sind das Einfallstor für die Gentechnik nach Europa. Mir schien das ein bisschen verschwörungstheoretisch, bis ich im Sommer 2008 mit Detlef Breuer von der Interessengemeinschaft der Schweinehalter telefonierte. »Vermutlich wird es, abgesehen von vereinzelten Nischen wie Neuland zukünftig kaum noch Chancen für Schweinefleisch geben, das ohne Einsatz von GVO-Futtermitteln erzeugt wurde«, sagte er mir. Die Neuland-Bauern mästen seit 1988 Tiere für die Fleischproduktion unter höchsten Tierschutzstandards, die sie gemeinsam mit dem Deutschen Tierschutzbund ausgearbeitet haben und die zum

Teil sogar strenger sind als die Anforderungen der Bioanbau-verbände. Doch die Interessengemeinschaft der Schweinemäster will sich daran kein Vorbild nehmen. »Die Kasse im Einzelhandel schafft hier Fakten«, behauptet Breuer.

Die Kasse im Einzelhandel? Obwohl die Konsumenten keine Gentechnik im Essen wollen? Stimmt das? Ist der Grünen Gentechnik wirklich nicht mehr zu entkommen?

Auch viele Landwirte, Importeure und Futtermittelhändler argumentieren so. Fragt man nach der Gentechnik auf dem Acker, hört man immer wieder diesen Satz: »Die Grüne Gentechnik ist unausweichlich.« Oft wird er in einem abgeklärten, fast stolzen Ton hervorgebracht, der klingt, als halte man alle, die diesen Fatalismus nicht teilen, für naive Windmühlenbekämpfer.

Auf den ersten Blick gibt es tatsächlich Grund dafür: Die Schweinebestände in Deutschland haben sich nämlich nicht halbiert, ganz im Gegenteil, sie sind sogar leicht gestiegen, von 2008 auf 2009 um 0,6 %. Die 26,9 Millionen Schweine in Deutschland leiden nicht an Hunger, weil die damals noch nicht zugelassenen neuen Gentechsoja- und -maissorten rechtzeitig ihre Zulassung bekommen haben, zuletzt die Maissorte MIR604 von Syngenta.

Fünf oder sechs Schiffe seien zwar zurückgeschickt worden, weil dort minimale Stäube nicht zugelassener Sorten entdeckt wurden, sagt Katja Ahnfeldt, die Öffentlichkeitsreferentin der Interessengemeinschaft der Schweinehalter, aber das habe die Versorgung der Mastschweine in Deutschland nicht gefährdet.

Ob sie nicht in Zukunft lieber gentechnikfreie Soja füttern wollten, frage ich sie.

»Nein, davon halten wir nichts«, sagt sie ganz offen. »Da haben wir keine Bemühungen.«

Und warum nicht?

Da ist er wieder, der Fatalismus: »Weil man es letztlich nicht hundertprozentig gewährleisten kann.«

Diese Argumentation ist etwa so, als schaffe man die Salmonellenkontrollen in den Schweineställen ab, weil man letztlich nicht hundertprozentig beweisen kann, dass das Testverfahren auch alle Salmonellen entdeckt. Dann müsste man aber auch das QS-Siegel ablehnen, das für Qualität und Sicherheit steht und eine lückenlose Kontrolle vom Stall bis an die Ladentheke garantiert, die wohl auch nicht hundertprozentig gewährleistet werden kann. Doch QS hält der Schweinemästerverband für sinnvoll. Gentechnikfreiheit aber nicht.

»Wollten wir gentechnikfreie Sojabohnen garantieren«, erläutert Katja Ahnfeldt, »kämen neue Kosten auf uns zu. Und da sehen wir keinen Spielraum.« Die Tendenz gehe eher dahin, dass der Lebensmitteleinzelhandel die Preise senke. »Aldi hat Schweinefleisch um 5 % verbilligt, und die anderen haben nachgezogen, daher haben wir diesbezüglich keine Ambitionen. Das hat viel mit dem Preisdruck zu tun!« Der Preisdruck der Discounter hat ohne Zweifel die Erzeugerpreise nach unten gerissen und viele Bauernhöfe in die Knie gezwungen, Milchbetriebe noch mehr als Schweinemäster. Doch folgt daraus, dass man sich dem Diktat der Gentechnikkonzerne beugen muss? Aus den Handelsbeziehungen zwischen Sojabauern und Schweinemästern könnte man auch etwas anderes schließen: Wenn deutsche Landwirte jedes Jahr rund fünf Millionen Tonnen Soja verfüttern und Umfragen seit Jahren immer wieder dasselbe bestätigen, nämlich dass die große Mehrheit der deutschen Konsumenten keine Gentechnik im Essen will, warum bestimmen sie dann nicht über diese Nachfrage das Angebot und fordern gentechnikfreies Soja? Das wäre mehr als eine Million Hektar Anbaufläche, ein Fünfzehntel der argentinischen Fläche. Und vor allem in Brasilien gibt es noch Gegenden, in denen kein Gensoja angebaut wird.

»Natürlich ist das möglich, die Mengen reichen aus«, sagt Antônio Andrioli, der seine Doktorarbeit über den Sojaanbau in Brasilien geschrieben hat, »es ist nur nicht gewollt.« Die großen Futtermittelimporteure und Ölmühlen behaupten: Gentechnikfreies Futter herzustellen, sei deshalb nicht mehr möglich, weil es überall, in Schiffsbäuchen, Ölmühlen und auf Lkws, zu Verunreinigungen kommen könnte. Doch paradoxerweise haben ausgerechnet kleine Unternehmen und Landwirte bewiesen, dass es eben doch geht. Der bayrische Futtermittelhändler Josef Feilmeier etwa, dessen Vorträge über die Gefahren der Gentechnik in bayrischen Bauerndörfern ganze Hallen füllen, beliefert etwa dreihundert Bauern mit gentechnikfreiem Futter. Er hat sich selbst einen Lieferanten in Brasilien gesucht. »Zu behaupten, es gäbe kein gentechnikfreies Soja mehr, ist eine Lüge, die die Bauern dazu bringen soll, die Gentechnik als unausweichlich zu akzeptieren«, rügt Feilmeier, der für seine Arbeit den Nachhaltigkeitspreis bekommen hat. »Die größte private Ölmühle in Brasilien, Imcopa, produziert nur gentechnikfrei und stand sofort bereit, den europäischen Markt zu beliefern. Inzwischen hat sich in Brasilien sogar ein Verband aller gentechnikfrei arbeitenden Marktpartner gegründet, um den aufkommenden europäischen Markt bedienen zu können.«[205] Aber zunächst fehlte noch der Importeur. »In Deutschland? Fehlanzeige!«, erinnert sich Feilmeier. »Das österreichische Handelshaus Pilstl stieg ein, weil es Gentechnikfreiheit unterstützen wollte. So fing es ganz klein an. Heute werden jede Woche in sechs Häfen einige Schiffe entladen.«

Noch vor vier Jahren war es in Süddeutschland so gut wie unmöglich, als Bauer gentechnikfreie Sojabohnen zu bekommen. Inzwischen haben sich immer mehr Bauern zu Dutzenden von Einkaufsgemeinschaften zusammengeschlossen, und immer mehr Futtermittelhändler, rund siebzig in Bayern, gehen auf ihre Nachfrage ein, inzwischen auch größere, die vor Jahren noch behauptet hatten, GVO-frei zu liefern sei unmöglich. »Viele Bauern berichten, dass ihre Tiere nach der Umstellung auf GVO-freie Fütterung gesünder waren. Deshalb rechnet es sich für sie, die etwa drei Euro Mehrkosten pro 100 Kilo gentechnikfreies Futter zu bezahlen, auch wenn sie ihre Erzeugnisse nicht für mehr Geld verkaufen können.«

Also: Ein uneinsichtiger bayerischer Futtermittelhändler widerlegt die Logik der großen Agrargenossenschaften, von denen einige nachziehen und ebenfalls gentechnikfreies Soja anbieten?

Don Quijote stoppt die Windmühlen – für viele Bauern ist dieser Erfolg eine große Ermunterung: Wir müssen uns nicht fügen, wir können sehr wohl etwas erreichen – auch wenn der Gegner viel größer ist und seine Anhänger starrköpfig sind.

Selbst gentechnikfreies Soja aus Brasilien bleibt ein Importfuttermittel aus einem Land, wo Regenwald abgeholzt wird, um Platz für neue Felder zu schaffen, und in dem Menschen hungern. Josef Feilmeier kennt die Vorwürfe der Umweltverbände und ihre Forderung, den Import von Soja ganz zu verbieten. Aber er weiß auch, wie beliebt das Supereiweiß Soja bei den Mästern ist. »Wenn ich einem großen Schweinemäster sage, er soll Soja durch andere Futtermittel ersetzen, um gentechnikfrei zu erzeugen, lacht er mich aus. Niemals würde er auf den geliebten Sojaschrot verzichten.« Im Milchviehbereich sei das oft möglich, nur bei Schweinen und Geflügel sei es schwer, »da müsste man die heutigen Tierzuchtlinien wieder zurückschrauben«. Die schnell wachsenden Hochleistungstiere brauchen Hochleistungseiweiß, sonst gehen die Mastpläne der Bauern nicht auf. Feilmeier handelt deshalb mit Soja nach den Basler Kriterien des WWF, die einen umwelt- und sozialgerechten Anbau garantieren sollen. Aber Feilmeier plant noch weiter: nämlich den Sojaanbau im eigenen Land. »Einige Saatzüchter entwickelten Sojasorten, die in Grenzlagen auch hohe Erträge bringen. Ganz groß kommen diese in Österreich, aber auch in Süddeutschland«, berichtet Feilmeier. »Das hat noch eine andere positive Wirkung: In den intensiven Maisregionen schreit alles nach Genmais, wegen der Schädlinge Zünsler und Wurzelbohrer. Eine Fruchtfolge aus Soja und Mais, die mindestens die gleichen Betriebserträge bringt, würde dies alles komplett lösen. Bei einer Fruchtfolge verschwinden die Schädlinge ganz allein ohne jede Chemie oder der Spinnerei Gentechnik.«

Josef Feilmeier staunt über diese Entwicklung, die er selbst mit ins Rollen gebracht hat. Er fühlt sich wie jemand, der oben auf dem Berg einen kleinen Schneeball geworfen hat und nun sieht, wie daraus eine Lawine wird. »Wenn ich daran denke, dass die gentechnikfreie Fütterung vor fünf, sechs Jahren als unmöglich galt ...«, sagt er, und man spürt, wie er sich darüber freut, die vermeintliche Unausweichlichkeit widerlegt zu haben.

Dass die ursprünglich chinesische Sojabohne heute als unersetzliches Superfuttermittel für bayrische und emsländische Kühe, Schweine, Hühner und Puten gilt, ist die Folge einer politischen Entscheidung: Im Kontext der WTO-Agrarverhandlungen haben die USA als großer Sojaexporteur im sogenannten Blair-House-Abkommen 1992 ausgehandelt, dass die Europäische Union den Anbau von eiweißhaltigen Futterpflanzen nur sehr begrenzt fördern darf. Deshalb ist die Forschung daran so gut wie zum Erliegen gekommen.

Eine Ausnahme ist Christian Schüler, der an der Universität Kassel an Wintererbsen forscht, die eine Alternative zur Sojabohne sein könnten. »Es gibt keine zugelassene Wintererbsensorte mehr in Deutschland«, klagt er. »Die meisten Forschungsgelder gehen in die Gentechnik, wer was werden will an der Uni, muss daran arbeiten.« Fortschritt wird in der Agrarwissenschaft oft mit Technik gleichgesetzt, während ökologische Agrarwissenschaftler als rückständig und romantisierend belächelt werden. »Wenn wir Geld für unsere ökologische Forschung wollen, müssen wir uns immer wieder verteidigen.« Dabei bieten die heimischen Eiweißlieferanten Ackerbohnen, Erbsen und Lupinen viele Vorteile: Sie reichern Stickstoff im Boden an, düngen so sich selbst und legen einen Stickstoffvorrat im Boden für die nachfolgenden Pflanzen an. Seit die Kunstdüngerpreise steigen, könnte das für die Landwirte auch ökonomische Vorteile bieten. Ein anderes Beispiel für vernachlässigte Forschung sind die Mischkulturen: Roggen und Erbsen zum Beispiel können zusammen auf einem Feld wachsen und gleichzeitig geerntet und verfüttert werden. Damit könnte man die Biodiversität auf dem Acker erhöhen und würde gleichzeitig Pestizide einsparen.

»Die politisch gewollte Drittmittelabhängigkeit der Forschung führt dazu, dass es keinen unabhängigen Sachverstand mehr gibt«, beklagt Onno Poppinga, emeritierter Professor für Landnutzung an der Uni Kassel. »Die Forschung hat standortangepasste Lösungen vernachlässigt. Die gesamte Agrarforschung, die in lokalen Kreisläufen denkt, ist so gut wie ausgestorben. Dabei ist so viel unersetzliches Wissen verloren gegangen! Und nun behaupten die Fachidioten, es gäbe keine Alternativen zur importabhängigen industrialisierten Landwirtschaft, die Probleme schafft, die wiederum nur mit weiteren Risiken, nämlich mit Gentechnik, zu lösen sind.«

Die Landwirte haben diese Forschung bislang nicht vermisst, weil Soja – trotz der langen Transportwege – viel günstiger war als selbstangebautes Eiweißfutter. Aber je mehr die Nachfrage danach auf dem Weltmarkt steigt und je teurer das Öl wird und je heftiger die Kritik an der Gentechnik, desto eher werden Erbsen und Bohnen vom heimischen Acker eine Alternative darstellen. Dazu aber fehlt es an Züchtungserfahrung.

Es sind einzelne Vorkämpfer wie Josef Feilmeier oder Christian Schüler, die vorgemacht haben, wie unsere Lebensmittel gentechnikfrei bleiben können. Die Hersteller und Händler müssten sie dafür eigentlich mit Forschungs- und Innovationspreisen überhäufen. Denn sie sind es, die den zögernden Handelsketten und Konzernen vormachen, wie man den Konsumentenwünschen entsprechen kann und das sogar ohne große Forschungsetats.

Aber bis Januar 2010 war das Gegenteil ist der Fall: Der größte Teil der Lebensmittelsbranche bemühte sich gar nicht, den Konsumentenwünschen zu entsprechen.

Die Position des Handels ist dabei ziemlich widersprüchlich: Einerseits behaupten die Lebensmitteleinzelhändler, die Konsumenten wollten günstige Lebensmittel um jeden Preis und seien nicht bereit, mehr Geld für Fleisch und Milch aus GVOfreier Fütterung zu zahlen. Andererseits gilt Genfood bei ihnen offenbar als unverkäuflich, denn im Sortiment der deutschen Supermärkte finden sich so gut wie keine kennzeichnungspflichtigen Produkte.[206] Wenn in einem Lebensmittel nämlich gentechnisch veränderte Bestandteile enthalten sind, muss das auf der Verpackung stehen. Doch diese allgemeine Pflicht hat Lücken, und durch genau diese Lücken ist die Gentechnik über die Futtermittel in unser Essen geschlüpft.

Womit die Tiere gefüttert wurden, deren Fleisch man verzehrt oder deren Milch man trinkt, steht nämlich nicht auf der Packung. Ebenso wenig müssen Enzyme oder Zusatzstoffe, die mit gentechnisch veränderten Organismen hergestellt wurden, Glutamat zum Beispiel, genannt werden.

Für den Handel ist diese Lücke sehr praktisch: Er kann den Konsumenten gentechnisch veränderte Zusatzstoffe und Futtermittel unterjubeln, ohne dass sie es bemerken, und dieses Verfahren erspart allen Beteiligten – Handelsketten, Schweinemästern, Geflügelhaltern und Milchbauern – eine öffentliche Diskussion darüber, warum ihre Kunden keine Gentechnik wollen und doch bekommen.

Ein bisschen wirkt das, als solle in Europa wiederholt werden, was in Amerika gelungen ist: den Konsumenten gentechnisch verändertes Essen mehr oder weniger heimlich aufzutischen. In den USA gibt es viele gentechnisch veränderte Lebensmittel, Milch von Kühen etwa, die mit einem gentechnisch erzeugten Hormon, einer Art Milchleistungsdoping, gespritzt werden. Diese Lebensmittel müssen aber gar nicht gekennzeichnet werden. Verbraucherverbände forderten das, aber sie konnten sich gegen die Lobbyisten der Agrochemiekonzerne nicht durchsetzen. Nach einer Studie der Rutgers

University in New Jersey aus dem Jahr 2004 glaubten weniger als die Hälfte der Amerikaner, dass gentechnisch veränderte Lebensmittel in den USA überhaupt erhältlich seien. Und dass sie selbst die schon verzehrt hatten, konnte sich nur ein Drittel vorstellen – wobei es nahezu unmöglich sein dürfte, in einem US-amerikanischen Supermarkt solchen Lebensmitteln zu entgehen.[207] Willkommen im Reich des mündigen Verbrauchers!

Was für Zustände, dachte ich, als ich zum ersten Mal von dieser Studie hörte. Gut, dass wir in Deutschland eine Kennzeichnungspflicht haben! Aber was ist mit der Lücke, durch die die Gentechnik ins Tierfutter fällt? Seit Mitte der neunziger Jahre wurden Millionen Tonnen Gensoja als Tierfutter nach Europa verschifft und an Schweine, Geflügel und Rinder verfüttert, aber das steht auf keinem Schnitzel und auch auf keiner Hühnerbrust.

Im Mai 2008 wurde ein neues Gesetz erlassen, das eine positive Kennzeichnung erleichtert: Nun können die Hersteller auch mit dem Zusatz »ohne Gentechnik« auf einer Milchtüte oder einem Schnitzel werben – das aber nur, wenn die Kuh oder das Schwein auch gentechnikfrei gefüttert wurde. Das sei eine deutliche Verbesserung, loben die Umweltverbände.

Und was sagen die Händler?

»Der Lebensmitteleinzelhandel wollten auf keinen Fall, dass einzelne Hersteller ihre Ware als gentechnikfrei kennzeichnen«, berichtet Alexander Hissting, der Gentechnik-Referent von Greenpeace. »In Einzelfällen hat der Einzelhandel es sogar verhindert. Auf einzelne Hersteller wurde Druck ausgeübt: Ihnen wurden mit Auslistung einzelner Produkte gedroht, wenn sie die mit dem ›Ohne-Gentechnik‹ Label gekennzeichnet hätten.« Bis 2010 gab es nur eine Ausnahme, und zwar die hessische Supermarktkette tegut, die auch bei Biolebensmitteln Vorreiter war. Dann zog – ziemlich überraschend – ausgerechnet der Preisdrücker Lidl nach: In Bayern nahm er im Januar 2010 Milch, Butter und Joghurt aus regionaler Herkunft ins Sortiment auf, und die Milchbauern mussten sich verpflichten, ihre Tier gentechnisch frei zu füttern. Ebenso wie der Geflügelproduzent Wiesenhof verzichtete Lidl darauf, damit zu werben.[208]

Warum aber war der Rest des Handels dagegen? Was spricht dagegen, den gentechnikkritischen Konsumenten einen solchen Service anzubieten, wenn die Hersteller es sogar vorschlagen? Immer wieder hört man den Vorwurf, der Handel sei nicht an einer klaren Kennzeichnung von gentechnikfreier Ware interessiert gewesen und habe sogar mit Auslistung gedroht, falls einzelne Produzenten vorpreschten und ihre Ware als gentechnikfrei kennzeichneten. Offenbar fürchten sich die Lebensmittelhändler, schlafende Hunde zu wecken: Trüge ein Hähnchen in der Tiefkühltruhe das Label »gentechnikfrei«, könnte man ja auf die Idee kommen, nachzufragen, was denn mit dem Hähnchen daneben ist, das diese Kennzeichnung nicht trägt.

»Die Lebensmittelhändler wollten Produkte mit dem Label ›ohne Gentechnik‹ vermeiden«, bestätigt Alexander Hissting von Greenpeace. »Wenn die Verbraucher misstrauisch werden und hinterfragen, warum das eine Produkt eine Kennzeichnung trägt, das andere aber nicht, könnten alle Hersteller unter Zugzwang geraten, auch umstellen zu müssen.« Genau das wäre aus ökologischer Sicht natürlich eine wunderbare Folge einer solchen Kennzeichnungsregelung – für den Handel allerdings mit viel Aufwand verbunden, vor dem er sich lange Zeit zu drücken versuchte. Lieber ein ahnungsloser zufriedener Kunde als ein misstrauischer, der uns auch noch lästige Fragen stellt – das etwa scheint das Kundenverständnis dieser Handelsunternehmen zu sein. Doch der (wenn auch verdeckte) Einstieg von Lidl in die gentechnikfreie Milchproduktion könnte bedeuten, dass es damit nun bald ein Ende hat.

Im Textilbereich ist es mit einer einfachen Deklarationspflicht gelungen, einen Stoff sogar gegen den Widerstand der Produzenten zu verbannen, und zwar Formaldehyd: Ein Verbot der giftigen Chemikalie war nicht durchzusetzen, aber eine Deklarationspflicht: Ein Kleidungsstück mit mehr als 0,15 % Formaldehyd muss einen Hinweis auf den allergenen und krebserregenden Stoff tragen. Diese Regelung hat das Ziel, nicht angewandt zu werden, und das funktioniert: Denn wer würde Kleidung kaufen, die den Hinweis trägt »Enthält Formaldehyd, vor dem ersten Tragen waschen«? Das tut niemand, deshalb wirkt eine solche Kennzeichnungspflicht wie ein Verkaufsverbot.

Noch ist nicht entschieden, ob das Label »ohne Gentechnik« eine solche Wirkung haben wird, weil die meisten Unternehmen im hoch konzentrierten Lebensmitteleinzelhandel nach wie vor dagegen sind und ihre Eigenmarken nicht auf Gentechnikfreiheit umgestellt haben. Der Vorreiter, tegut in Hessen, ist im Vergleich zu den Marktführern Edeka, Rewe, Lidl, Aldi, Metro und Tengelmann viel zu klein, um eine Kehrtwende zu bewirken. Das Vorpreschen von Lidl aber könnte die anderen zwingen mitzuziehen.

Wie bei den Futtermittelhändlern waren es auch bei den Herstellern kleine Unternehmen wie die Upländer Bauernmolkerei, die Pionierarbeit geleistet haben und eine gentechnikfreie Produktion organisiert haben. Sie haben den großen bewiesen, dass die Konsumenten bereit sind, für gentechnikfreie Lebensmittel mehr zu bezahlen.

GVO-freie Lebensmittel zu produzieren, ist aber auch deshalb teurer, weil derjenige die Kosten für die Kontrollen übernehmen muss, der GVO-freie Waren verkaufen will. Das ist eine politische Weichenstellung, die Imker und Biobauern – die grundsätzlich ohne Gentechnik produzieren müssen – benachteiligt, ebenso wie konventionell wirtschaftende Bauern, die Gentechnik ablehnen. Die Beweispflicht liegt somit bei denjenigen, die weiter arbeiten, wie sie es immer getan haben. Das ist, als müsste ein Autofahrer, der keinen Alkohol getrunken hat, selbst einen Test organisieren und bezahlen – weil andere trinken.

Die Upländer Bauernmolkerei, die vor allem Biomilch verarbeitet, die ohnehin gentechnikfrei sein muss, war eine der ersten, die auch konventionelle gentechnikfreie Milch anbot. Auch das ist die Geschichte einzelner Rebellen, die sich den Marktentscheidungen anderer nicht beugen wollten: Es waren 45 sauerländische Milchbauern, die im Jahr 2001 genug hatten von der ungerechten Bevorzugung der Großbauern: Ihre Molkerei Tuffi, die gerade von der Großmolkerei Campina geschluckt worden war, hatte nämlich den kleinen Bauern einfach weniger für ihre Milch gezahlt als den großen, einen Cent pro Liter. Die Sauerländer Milchbauern rechneten, dass jeder von ihnen auf diese Weise einen durchschnittlichen Großbauern mit mehreren tausend Euro pro Jahr unterstützte. Die Bauern kündigten den Liefervertrag, was nach einer Selbstverständlichkeit klingt, bei den ansonsten konservativen und nicht sehr beweglichen Bauern aber einer Sensation gleichkommt: Die Sauerländer schlossen sich zu einer eigenen Milchvermarktungsgemeinschaft zusammen und suchten sich neue Abnehmer, die mehr Geld für ihre Milch zahlten. Zum Beginn der Grünen Woche 2006 haben die rebellischen Milchbauern eine weitere Innovation präsentiert, in Zusammenarbeit mit der Upländer Bauernmolkerei und ebenfalls das Ergebnis von Selbsthilfe genervter kleiner Bauernhöfe: nämlich die erste garantiert gentechnikfreie konventionelle Milch. Das war für sie ähnlich schwer zu organisieren wie für Josef Feilmeier in Bayern. Ihre Futtermittelhändler hatten nämlich überhaupt nicht daran gedacht, auf ihre Säcke zu schreiben, ob Gentechnik drin ist oder nicht. Als Franz-Josef Dohle, einer der Bauern der Sauerländer Milcherzeugergemeinschaft, dann nach gentechnikfreiem Futter fragte, bekam er gleich mehrmals zu hören, er sei ein Spinner. Über ein Jahr lang haben die Bauern daran gearbeitet, eine Quelle für dieses Futter zu organisieren. Die Sauerländer Bauern haben dabei drei Dinge gelernt: Erstens: Gentechnisch verändertes Saatgut ist Teufelszeug für freie Bauern, weil die Hersteller vorschreiben, mit welchen Pestiziden es zu behandeln und wem es anschließend zu verkaufen ist. Zweitens: Auf dem Weltmarkt gibt es sehr wohl gentechnikfreies Futter, bloß wollen die meisten Händler es nicht verkaufen. Und drittens: Bauern bekommen bessere Preise, wenn sie ihre Produkte selbst vermarkten – auch wenn der Deutsche Bauernverband das Gegenteil behauptet.

Seit Januar 2006 steht die Milch der Sauerländer Bauern in den Regalen der Rewe-Supermärkte in Westfalen, unter der Marke Bergweide – ohne Gentechnik.

Bei den großen Herstellern hat es viel länger gedauert, bis sie so etwas gegen die allgemeine Ablehnung des Handels durchgesetzt haben. »Die Situation hat sich erst schlagartig geändert, als Landliebe, eine Marke von Campina, im Oktober 2008 Milch ohne Gentechnik einführte – damit haben sie ihre Konkurrenten und den Handel überrumpelt«, erzählt Alexander Hissting, der an dieser Entscheidung nicht ganz unbeteiligt war. »Drei Jahre lang waren Campina und Landliebe das Ziel unserer Kampagnenarbeit: Zuerst haben wir zahllose Forderungen und Briefe geschrieben, aber nie eine Antwort bekommen. Dann haben wir angefangen, Aktionen zu machen: Wir haben Landliebe-Milchflaschen im Supermarkt mit Aufklebern beklebt, Molkereizentralen belagert und auf dem Feld eines Campina-Bauern, der Genmais angebaut hatte, protestiert. Die Chefs in Holland haben lange nicht verstanden, wie emotional die Gentechnikfrage hier in Deutschland diskutiert wird, aber nach unseren vielen Aktionen und den zahlreichen Gesprächen änderte sich das. Als sich dann auch noch die Politik einschaltete und ankündigte, die ›Ohne-Gentechnik‹-Kennzeichnung praktikabler zu gestalten, waren die Manager von FrieslandCampina bereit zu handeln.« Im Oktober 2008 gab das Unternehmen schließlich bekannt, dass die Landliebe-Bauern ihre Kühe künftig ausschließlich mit traditionellen, ohne Gentechnik angebauten Pflanzen füttern und die Landliebe-Milch mit dem Hinweis »ohne Gentechnik« verkaufen werden.

»Das hatte Signalcharakter«, sagt Alexander Hissting, »Landliebe ist so beliebt, dass die Händler es sich nicht leisten können, die Marke auszulisten. In jeder Konzernzentrale, die Qualitätsmilch herstellt, hat das sofort zu Überlegungen geführt, wie man das für seine Produkte ebenfalls hinbekommen kann.«

Auch im Bereich Geflügel gab es einen Vorreiter: ausgerechnet den Marktführer Wiesenhof, der erst im Januar 2010 wegen Tierquälerei in die Schlagzeilen geriet, nachdem Report Mainz heimlich aufgenommenes Videomaterial aus einer Elterntierfarm für Masthähnchen in Niedersachsen ausgestrahlt hatte.[209]

Wiesenhof garantiert gentechnikfreie Fütterung[210] und gibt dafür einige Millionen Euro pro Jahr aus: einmal für die etwas teurere GVO-freie Soja und dann für die umfangreichen Kontrollen: auf den brasilianischen Feldern, in den Lkws, Ölmühlen, Schiffen und in den deutschen Lagerhallen. »Aufgrund starker Preissteigerungen werden die Kosten für das Non-GMO-Soja-Programm von Wiesenhof in diesem Jahr bei ca. zwölf Millionen Euro liegen«, teilt Peter Wesjohann, Manager bei Wiesenhof, mit. »Wiesenhof benötigt die Bereitschaft des Verbrauchers und des Handels, diese Mehrkosten zu zahlen.«

Doch eigenartig ist: Auf den Wiesenhof-Hähnchen steht gar nicht »ohne Gentechnik«.

Wie will Wiesenhof erfahren, ob die Konsumenten bereit sind, für die Gentechnikfreiheit mehr zu zahlen, wenn sie beim Einkaufen gar nicht erfahren, welche Hähnchen ohne und welche mit GVO-Futter gemästet wurden?

Laut Wesjohann kann Wiesenhof seine Hähnchen nicht als gentechnikfrei kennzeichnen, weil es eine Rechtsunsicherheit gibt: Die zuständige EU-Verordnung schreibt vor, dass Futtermittel nur dann als gentechnikfrei bezeichnet werden können, wenn sie weniger als 0,9 % GV-Bestandteile enthalten und wenn diese Verunreinigung entweder »zufällig« oder »technisch unvermeidbar« ist. »Eine klare Definition der beiden Begriffe gebe es jedoch nicht, so Wesjohann, so dass niemand wisse, wie das in der Praxis zu handhaben ist. De facto obliegt es heute jeder zuständigen Kontrollbehörde auf Län-

derebene, diese Begriffe selbst zu interpretieren. Diese Rechtsunsicherheit muss unbedingt aus dem Weg geräumt werden
muss, ehe wir an Labelling denken können.«

Inzwischen ist der zweitgrößte Geflügelproduzent Stolle
seinem Beispiel gefolgt und garantiert ebenfalls gentechnikfreie Fütterung. Aber Geflügel von Stolle, das den Aufdruck
»ohne Gentechnik« trägt, findet man nur im Kühlregal der
tegut-Supermärkte – und nicht in den anderen Ketten.

Es ist eigenartig, dass die kleinen Hersteller wie die Upländer Bauernmolkerei oder der Hamfelder Hof diese Rechtsunsicherheit nicht scheuen und ihre Ware längst als gentechnikfrei kennzeichnen, die großen aber zögern: Die allermeisten
Konsumenten wollen keine Gentechnik auf dem Teller, aber
mit Details wie Gentechnik im Tierfutter will der Handel sie
offensichtlich lieber nicht verunsichern.

Dennoch kann man der ganzen Geschichte mit den gedruckten und nicht gedruckten Labels auch etwas Positives
abgewinnen: Auch wenn erst wenige Produkte das Label »ohne
Gentechnik« tragen, die Bergweide- und Landliebe-Milch und
die Stolle-Hühner zeigen, dass Konsumenten und NGOs etwas
bewegen können. Auch wenn der Gegner übermächtig scheint:
Wir sind nicht machtlos!

Kapitel 15

Warum ein freier Imker aus Thüringen lieber ins Gefängnis geht

… als Gentechnik hinzunehmen

Kurz vor Altreetz im Oderbruch, eine gute Stunde östlich von Berlin, kurz vor der Grenze nach Polen, ist unsere Fahrt zu Ende: Die Straße ist gesperrt, sagt die Polizei. Wegen der Demonstration.

Ja, aber da wollen wir doch hin, sagen wir.

Trotzdem, sagen die Polizisten und lassen uns nicht durch.

Wir nehmen einen Umweg über die matschigen Feldwege und werden Zeugen einer seltsamen Szene: Ein großer Schlepper mit Anhänger fährt quer über ein Feld und zieht dabei tiefe Spuren in den Schlamm, erreicht die Straße und hält bei einem Mannschaftswagen der Polizei. Ein Dutzend Polizisten in voller Kampfmontur springen heraus, klettern auf den Anhänger und – verschwinden. Die Männer müssen sich flach auf den Boden gelegt oder geduckt haben, was mit ihrer gepanzerten Ausrüstung nicht leicht sein dürfte, jedenfalls sieht man nichts mehr von der ungewöhnlichen Fracht auf dem Anhänger. Der Schlepper fährt los, ziemlich schnell für den schlammigen Boden, geradewegs auf ein Maisfeld zu.

Was ist denn hier los, fragt mich der Berliner Freund, der mich ins Oderbruch begleitet hat. Er wohnt in Kreuzberg und ist, was Polizeieinsätze angeht, einiges gewohnt, aber die Bereitschaftspolizisten, die sich freiwillig wie Strohballen verladen lassen, überraschen ihn.

Warum fährt ein ostdeutscher Agrarunternehmer Polizisten spazieren? Hat er wohl gewusst, dass er so was tun würde, als er sich im Frühjahr für die Aussaat von gentechnisch verändertem Mais entschieden hat?

Wir folgen dem Wagen, zu Fuß hält uns keiner mehr auf, und nähern uns den Demonstranten. Es sind ein paar Hundert Leute, leger gekleidet, mit festem Schuhwerk und Regenschutz gut ausgerüstet für einen Marsch über die schlammigen Felder. Die Schilder, die sie tragen, warnen vor den Gefahren der Gentechnik auf dem Acker. »Sonntagsfrei / für die Polizei«, skandieren einige von ihnen, und die Bereitschaftspolizisten, die neben ihnen marschieren, sehen nicht aus, als fänden sie das lustig.

Vielleicht sind sie selber gegen Gentechnik, denke ich. Aber gegen Sachbeschädigung sind sie auch, das in jedem Fall, und es geht bestimmt gegen ihre Ehre, wenn es den Demonstranten gelänge, das Genmaisfeld zu zerstören, wo so viele Polizisten unterwegs sind. 570 sind im Einsatz, mehr als Demonstranten.

Aber eine Feldbefreiung ist das ausdrückliche Ziel der Organisatoren: Die Initiative *Gendreck weg* hat zum »gentechnikfreien Wochenende« Ende Juli 2007 ins Oderbruch eingeladen, ein Bündnis von Bäuerinnen, Bauern und Imkern, die glauben, dass Demonstrationen und Unterschriftensammlungen gegen die Agro-Gentechnik allein nicht helfen.[211] Die Agrokonzerne schaffen Fakten und verkaufen ihre gefährliche Saat an die Landwirte, gegen den Willen der Menschen, so argumentieren sie, deshalb hilft nur, wenn die Gentechnikgegner ebenfalls Fakten schaffen und die Genpflanzen zerstören.

Zivilen Ungehorsam nennen sie das und berufen sich auf das Mutlangen-Urteil des Bundesverfassungsgerichts: In den achtziger Jahren hatten zehntausende Pazifisten, darunter auch Heinrich Böll und Günter Grass, gegen das amerikanische Atomwaffendepot auf der Mutlanger Heide demonstriert. Beinahe dreitausend Demonstranten, die sich an einer Sitzblockade beteiligt hatten, wurden festgenommen, die meisten von ihnen verurteilte das Amtsgericht wegen Nötigung. Das Bundesverfassungsgericht aber hob diese Urteile als verfassungswidrig auf und entschied: Eine Sitzblockade ist keine Nötigung, sondern eine Versammlung nach Artikel 8 des Grundgesetzes.

Diesen Protest haben die Gentechnikgegner von *Gendreck weg* vor Augen, ihre öffentlich angekündigten Feldbefreiungs-Aktionen sollen den Widerstand der Menschen gegen die Gentechnik auf dem Acker sichtbar machen.

Kämen sie nachts und heimlich, könnten sie vermutlich viel mehr Pflanzen umtreten, denn kein Landwirt kann alle seine Felder rund um die Uhr bewachen. Die Versuchung muss groß sein: keine Polizei, keine Gerichtsverfahren und viel mehr zerstörte GVOs. Doch die Feldbefreier wollen sich nicht verstecken, als täten sie etwas Verbotenes. Ganz im Gegenteil, sie wollen gesehen werden, damit alle merken, wie ernst die Lage ist.

Da laufen sie nun also über die Dorfstraße am Maisfeld entlang, umgeben von gepanzerten Polizisten. Am Anfang des Zuges marschiert ein großer Mann in weißer Imkertracht, der sehr entschlossen über die Demonstranten hinweg auf das Maisfeld blickt: der Agraringenieur und Imker Michael Grolm. Er hat *Gendreck weg* gegründet, weil er auch in Zukunft von seinen Bienen leben will und keinen Honig aus genveränderten Pollen haben möchte, weder bei sich noch anderswo.

Jeder weitere Schritt könnte ihn 250 000 Euro Strafe Kosten, Monsanto hat eine einstweilige Verfügung erwirkt, Grolm darf sich den Genmaisfeldern nicht nähern. Aber er tut es doch.

Grolm geht mit ruhigem, festem Schritt, als fürchte er nicht Klage noch Gefängnis. Ich kannte ihn nicht, als ich nach Altreetz kam, aber dass dieser hochgewachsene Mann mit dem weißen Imkerhut vorne am Zug wusste, was er wollte, und dass er sich nicht von ein paar Polizisten auf Treckeranhängern aufhalten lassen würde, das konnte man sehen.

Die Gentechnikgegner ziehen langsam weiter, eine junge Frau filmt die Demo und fragt die Polizisten, warum sie die finanziellen Interessen eines amerikanischen Konzerns schützen, gegen den Willen der Leute hier, zu deren Schutz sie doch da seien. Wir schützen das Feld eines Brandenburger Landwirts, kontern die Polizisten.

Plötzlich kippt die Stimmung: Rufe tönen aus dem Maisfeld, alle blicken nach hinten, während vorn Dutzende von Feldbefreiern auf das nasse, rutschige Feld rennen, die Polizisten hinterher. Von irgendwoher dröhnt ein Polizeihubschrauber, von einem Feldweg taucht eine Reiterstaffel auf, die Pferde werden unruhig.

Die meisten Demonstranten bleiben auf der Straße zurück und beobachten, wie die Polizisten hinter den Feldbefreiern herjagen und sich auf sie werfen, wie Kinder auf dem Schulhof.

Oderbruch mit Zuschauern: Ich kann mich nicht recht entscheiden, was ich da sehe: Katze und Maus? Räuber und Gendarm? Schwerverbrecherjagd? Die Menschenjagd im Schlamm wirkt seltsam albern: Es geht um die Frage, ob ein Imker ein Recht auf unversehrten, gentechnikfreien Honig hat, ob ein Bauer seine Felder schützen kann, wenn er das möchte, ob die Ablehnung der Bürger mehr zählt als die kommerziellen Interessen von Agrarunternehmen. Es geht um die Zukunft der Landwirtschaft. Doch im Moment sieht es so aus, als werde über diese Zukunft hier auf dem Acker bei Altreetz entschieden, als sei der schlammige Boden im Oderbruch zum Schlachtfeld geworden, auf dem all diese Fragen entschieden werden, und der Gewinner ist die Mannschaft, die schneller durch die Wasserlachen sprinten kann.

Etwa eine halbe Stunde später kommen lehmverschmierte Gestalten mit erhobenen Händen aus dem Maisfeld, ein Stück oberhalb des Dorfes, und lassen sich bereitwillig festnehmen. Viele von ihnen haben stundenlang Genmaispflanzen umgetreten, manche die ganze Nacht, und die Geplänkel während der Demonstration haben geholfen, die Polizisten abzulenken. Siebenundfünfzig vorläufige Festnahmen und neun Gewahrsamnahmen gab es, teilt die Brandenburger Polizei später mit.[212] Im Sommer 2008 folgen weitere Feldbefreiungen, im Herbst erhält Michael Grolm den Panterpreis der Tageszeitung *taz*, als Held des Alltags. Im März 2009 erscheint eine lange Geschichte über Michael Grolm im *Spiegel*, und im April entscheidet Ilse Aigner, dass die Aussaat von Mon810 in Deutschland verboten wird.[213]

Michael Grolm wird zu tausend Euro Geldstrafe verurteilt. Das ist eine Kleinigkeit im Vergleich zu dem, was ihm

Monsanto angedroht hatte, doch ihm geht es ums Prinzip. Er zahlt die Strafe nicht und geht stattdessen lieber ins Gefängnis. Aus dem Haftantritt macht er einen Triumphzug, hunderte seiner Anhänger sind gekommen, und Grolm ruft ins Megafon: »Es gibt Leute, die gehen ins Kloster zum Schweigen, ich werde ins Gefängnis gehen, um mir die nächsten Aktionen auszudenken, nach dem Motto: Meine Gedanken sind frei …!« Die Gentechnikgegner jubeln ihm zu, eine Band spielt das Lied von der frechen Biene Maja, Grolm schultert einen Bienenkorb und schreitet zur Haft.

Er bleibt nur ein Wochenende, denn seine Unterstützer haben ihn freigekauft, und die Namensliste der Spender liest sich wie das Who is Who der alternativen Agrarszene. Die Arbeitsgemeinschaft bäuerliche Landwirtschaft, die Upländer Bauernmolkerei, der Bioland-Präsident Thomas Dosch und die bäuerliche Notgemeinschaft aus dem Wendland haben je einen Tagessatz bezahlt. Auch viele andere mehr, darunter die wohl bekanntesten Gentechnikgegner der Welt: der Schafbauer José Bové, der 1999 mit seinem Angriff auf eine McDonald's-Filiale in Millau berühmt geworden ist, im Kampf gegen die *malbouffe*, den schlechten Fraß, der die jahrhundertealte französische Esskultur zu zerstören droht, und auch die Kanadier Percy und Louise Schmeiser. Auch sie standen wegen ihres Widerstands gegen die Gentechnik vor Gericht: Sie waren zu einer riesigen Schadensersatzsumme verurteilt worden, weil auf ihrem Feld Gentechraps von Monsanto gefunden worden war – den sie nach eigener Aussage aber niemals ausgesät hatten. Das höchste kanadische Gericht entschied nach jahrelangem Rechtsstreit, dass die Schmeisers die Summe nicht zahlen müssen, dass Monsanto aber sehr wohl das Recht habe, den Nachbau seines GVO-Rapses zu verbieten – auch wenn der Farmer ihn gar nicht auf seinen Feldern haben wollte. 2007 wurde ihnen der Alternative Nobelpreis verliehen.

Die Agro-Gentechnik zwingt ihre Gegner vor Gericht: Wer keine will, kann eben nicht einfach sagen, dann kauf ich mir eben keine. Sondern er kann nur hoffen, dass sich die genveränderten Pflanzen nicht auf seinen Feldern ausbreiten. Eine Garantie aber dafür gibt es nicht: Denn der Pollen von Gentech-Pflanzen breitet sich mit dem Wind aus wie jeder andere Pollen, und die Bienen fliegen genveränderte Pflanzen an und von dort weiter aufs Nachbarfeld.

Genau das macht die Grüne Gentechnik so unheimlich: Man kann ihr nicht entkommen. Einmal in die Pflanzen eingebracht, ist sie unsichtbar, und einmal aufs Feld ausgebracht, ist sie nicht mehr zurückzuholen.

Biobauern und Imker müssen zwar gentechnikfreie Ware liefern und die Reinheit ihrer Produkte garantieren, aber niemand wiederum garantiert ihnen, dass ihre Felder und Futtermittel nicht versehentlich vom Wind, von Bienen oder den heruntergefallenen Samen eines Lkws verunreinigt wurden. Offiziell gilt die Vorgabe der Koexistenz: Bauern, die Gentechnik nutzen, und solche, die das nicht tun, sollen »friedlich nebeneinander existieren können«, so wünscht es sich das Bundeslandwirtschaftsministerium.[214] Genaue Abstandsregeln, gesetzlich im deutschen Gentechnikrecht verankert, sollen verhindern, dass die Pollen von Gentech-Pflanzen die Felder der Nachbarnbauern kontaminieren. Dabei sind sich Kritiker und Befürworter einig, dass diese erwünschte Koexistenz auf Dauer nicht möglich ist.

Die Befürworter der neuen Agrartechnik aber halten das für nicht so schlimm: »Man muss anerkennen, dass es nie im

Leben eine hundertprozentige Freiheit gibt«, sagt etwa Klaus-Dieter Schumacher vom Hamburger Getreideimporteur A. C. Toepfer. »Wir haben bei allen anderen möglichen Sachen auch Schwellenwerte, beim Dioxin zum Beispiel.«

Was für eine zynische Weltsicht: Ein Grenzwert wird den Schaden schon in Grenzen halten. Ein bisschen Risiko mehr oder weniger, darauf kommt es nicht an! Wenn wir eh schon Dioxin im Boden und hochgiftige und dauerhaltbare PCBs im Wasser haben, dann können wir ruhig noch ein bisschen GVO durch die Luft segeln lassen, das macht den Kohl dann auch nicht fett!

Aber da ist sie wieder die Grundsatzfrage, die Leute wie Michael Grolm freiwillig ins Gefängnis gehen lässt: Wer darf bestimmen? Habe ich das Recht auf die Unversehrtheit meines Ackers und meines Honigs? Oder muss ich mich dem beugen, was andere als Fortschritt bezeichnen, auch wenn ich es selber für eine Gefahr halte?

Nie und nimmer, sagen die Feldbefreier.

Ich will wissen, was Michael Grolm bewegt, für seine Überzeugung notfalls auch ins Gefängnis zu gehen. In dem Moment, als ich zum Hörer greifen will, landet eine Pressemitteilung von Greenpeace in meinem Postfach: Forscher an den Universitäten Caen und Rouen in Frankreich haben deutliche Hinweise auf Gesundheitsrisiken bei drei gentechnisch veränderten Maispflanzen, darunter Mon810, entdeckt. Die Forscher haben Daten aus Fütterungsversuchen ausgewertet, die Monsanto selbst in Auftrag gegeben hatte und die erst nach einer Klage von Greenpeace per Gerichtsbeschluss öffentlich zugänglich gemacht wurden. Aus der neuen Auswertung gehe hervor, dass ein gesundheitliches Risiko nicht ausgeschlossen werden könne, schreibt Greenpeace.[215] Wer die Debatte verfolgt hat, für den ist es keine Überraschung, wenn wieder einmal eine Studie zeigt, dass der Verzehr von genveränderten Pflanzen Gesundheitsrisiken bergen kann. Doch als ich Michael Grolm darauf anspreche, sagt er, davor habe er gar nicht so große Angst.

Ich bin erstaunt, immerhin hat sich Michael Grolm lieber wie ein Verbrecher Handschellen anlegen lassen, als die Ausbreitung der Genpflanzen hinzunehmen. Was fürchtet er dann?

»Es macht mir Angst, dass ich nicht mehr in der Lage sein soll, mein eigenes Saatgut nachzubauen«, erklärt Grolm und erzählt, wie er von seiner Großmutter gelernt habe, Kartoffeln zu pflanzen. Wie man die gesündesten und besten Kartoffeln aussucht, um sie im nächsten Jahr weiter zu vermehren, und die Sorte so jedes Jahr weiter verbessert. Jahrhunderte lang habe so die Pflanzenzüchtung funktioniert: Was sich bewährt hat, wurde vermehrt und anderen zur Verfügung gestellt. »Das ist keine Romantik, sondern eine Überlebenskultur!«, fügt Grolm hinzu und schwärmt von der Kunst des Verfeinerns und der agrarkulturellen Leistung von Generationen von Bäuerinnen und Bauern. Wenn sich nun die großen Multis das Saatgut aneignen, setzen sie diese Sortenvielfalt aufs Spiel. Für die Pflanzenzüchtung ist das ein Rückschritt: Je vielfältiger das System sei, desto weniger anfällig sei es. Und umgekehrt: Je weniger Züchter, desto anfälliger.

Mir fallen die 15 Millionen Hektar Roundup Ready Sojabohnen in Argentinien ein. Was könnte an ihrer Stelle wachsen? Und welche Züchtungen sind dort bereits verloren gegangen?

Michael Grolm kritisiert, dass es überhaupt Patente auf Pflanzen gibt: »Es ist ein Irrglaube, zu denken, eine Firma könne eine Pflanze besitzen, nur weil sie ein Patent darauf angemeldet hat.« Doch die Rechtssprechung hat diese Patentierung von Lebewesen möglich gemacht: Wenn sich gentechnisch veränderte und patentierte Pflanzen per Pollenflug auf anderen Feldern verbreiten, sei das wie eine »heimliche Inbesitznahme des Ackers«, sagt Michael Grolm. Um das zu verhindern, kämpft er gegen die Agro-Gentechnik.

Unsichtbar wie ein Computervirus schleusen sich feindliche Pflanzen auf den eigenen Acker, das klingt ein bisschen, als sei einem die Lektüre von Science-Fiction-Büchern zu Kopf gestiegen. Doch bei den Schmeisers in Kanada ist genau das passiert: Plötzlich wuchs auf ihrem Acker Raps von Monsanto, und sofort forderte der Agrochemiekonzern Schadensersatz für die entgangenen Patentgebühren. Das war nur möglich, weil man bei gentechnisch veränderten Pflanzen genau feststellen kann, wer ihr Patentinhaber ist, ganz gleich, auf welchem Feld sie gewachsen sind. Bei anderen Pflanzen geht das nicht so eindeutig. Genau gegen diese Patentierbarkeit wendet sich Michael Grolm wie viele andere Bauern und Umweltschützer: »Kein Patent auf Leben!« ist ihre Forderung. Weder Pflanzensorten noch Tierrassen dürften patentiert werden. Die bäuerliche Saatgutvermehrung dagegen sei wie ein öffentliches Gut, von dem alle profitieren, erklärt Grolm.

Warum aber gibt es Landwirte, die Agro-Gentechnik für einen Fortschritt halten? »Die Bauern spüren, dass sie gesellschaftlich sehr weit unten stehen und versuchen häufig durch Technik, zum Beispiel mit dem dicksten Trecker Anerkennung zurückzugewinnen.« Deshalb, glaubt Grolm, seien manche Landwirte auch anfällig für die Versprechen der Agro-Gentechnik.

Sofort sehe ich gramgebeugte Bauern und abgearbeitete Bäuerinnen vor mir, die jahrelang nicht aus ihren schmutzigen heruntergewirtschafteten Höfen kommen, die in der Sonntagsmesse einschlafen, weil sie vom vielen Arbeiten zu müde sind, um einfach nur da zu sitzen, und die nicht wissen, mit welchem Geld sie die nächsten Rechnungen für Futter und Diesel bezahlen sollen. In beinahe jedem Dorf in Deutschland gibt es solche Bauern. Eine schleichende Verelendung auf dem Land ist das, die so langsam eingesetzt hat, dass es vielen ganz natürlich vorkommt, dass die Leute auf den Bauernhöfen eben arm sind.

Wer es schafft, entkommt diesem Leben, und nur wer das Bauersein wirklich, wirklich liebt, der übernimmt den Hof von seinem Vater und stellt sich auf ein Leben ohne Urlaub und stallfreie Tage ein. So ging das in den letzten Jahrzehnten auf allen Höfen, die zu klein waren, um mit Investitionen in neues Land oder Massentierhaltung Geld zu verdienen.

In einem Film auf der Webseite von *Gendreck weg* sieht man Michael Grolm, wie er auf einer Streuobstwiese steht und ein langhaariges schottisches Hochlandrind bürstet, so innig wie kleine Mädchen ihre Ponies putzen. Jeder geplagte Milchbauer, der diesen Film anschaut, wird sagen: Welcher Bauer hätte Zeit für so etwas?

Aber genau das ist der Punkt: Die alte bäuerliche Landwirtschaft ist durch ein agrarindustrielles System verdrängt worden, in dem es darum geht, möglichst viele Produkte für möglichst wenig Geld zu erzeugen. Dass die Erzeuger dieser

Massenwaren Zeit für Muße und für die Pflege ihrer Tiere haben, ist darin nicht vorgesehen.

»Das Problem ist, dass die Produkte nicht gerecht entlohnt werden, sie stellen nicht die reellen Preise dar«, sagt Michael Grolm und verweist auf die externen Kosten, die Umwelt- und Klimaschäden, die die industrielle Landwirtschaft verursacht, die sie aber nicht bezahlen muss. »Es ist ja nicht so, dass kein Geld da wäre! Natürlich könnte man es ändern, dass 20 % der Betriebe – die sogenannten Wachstumsbetriebe, die die Schäden verursachen – 80 % der Subventionen bekommen!«

Eine andere Landwirtschaft sei also möglich und damit eine bessere Ernährung, glaubt Michael Grolm. Seine Imkerei auf dem thüringischen Schloss Tonndorf ist ein Beispiel dafür, wie es gehen könnte: Eine Gemeinschaft von etwa 60 Erwachsenen und Kindern lebt dort in den alten Mauern und hilft sich gegenseitig beim Aufbau einer nachhaltigen Landwirtschaft.[216] Bevor er sich inhaftieren ließ, hat Michael Grolm seine Vision der Zukunft der Landwirtschaft ins Megafon gerufen: »Was wir brauchen, ist eine bäuerliche Landwirtschaft, wo die Jugend gerne Bauer wird, wo die Jugend gerne Imker wird, wo die Jugend gerne Gärtner und Gärtnerin wird.« Und er ist dabei, das auf den Weg zu bringen: Zusammen mit der Arbeitsgemeinschaft bäuerliche Landwirtschaft hat Michael Grolm einen neuen Jugendverband, für die vielen Leute, die in der Landwirtschaft arbeiten wollen, aber kein eigenes Land haben, und für die Bauernkinder, die zwar auf einem Hof leben, aber isoliert sind. Sie alle will Michael Grolm zusammen bringen, mit dem Leitspruch: »Bleibt auf dem Land und wehret euch täglich!«[217]

Auch für den Gießener Feldbefreier Jörg Bergstedt geht es im Kampf gegen die Agro-Gentechnik um Grundsatzfragen. Bergstedt ist weder Bauer noch Imker, sondern Politikaktivist, ein Berufsrevolutionär, der für Freiheit und Selbstbestimmung kämpft. Gentechnik ist für ihn das Gegenteil, deshalb besetzt oder zerstört er Felder, die GVO aufweisen. »Was die Konzerne tatsächlich erforschen, ist eine Steigerung ihrer Machtpotenziale«, erklärt Bergstedt. »Die Verbreitung der Gentechnik bedeutet Machtverlust und das Ende der Wahlfreiheit: Bauern werden ihre Felder nicht mehr gentechnikfrei halten können, wenn sie das möchten, und Konsumenten müssen Gentechnikspuren und Verunreinigung auch in gentechnikfreien Lebensmitteln hinnehmen.«

Er nennt sich »Deutschlands höchstbestrafter Gentechnikgegner«, aber er muss sofort lachen über diesen Titel. 2008 hat ihn das Amtsgericht Gießen zu sechs Monaten Freiheitsstrafe ohne Bewährung verurteilt, wegen Sachbeschädigung an einem Versuchsfeld der Gießener Universität im Jahr 2006. Bergstedt ging in Berufung, doch unterlag er. Das Landgericht Gießen bestätigte das Urteil. »Die Haftstrafe kam für mich völlig überraschend, sie stand auch im Widerspruch zum Prozessverlauf, in dem vor allem Skandale rund um den Genversuch ans Licht kamen. Zudem hatte der Richter sogar anerkannt, dass die Gentechnik unkontrollierbar sei. Genau deshalb sei aber Widerstand gegen sie nicht gerechtfertigt, weil auch Feldbefreiungen nichts mehr bringen würden, urteilte er dann. Und verhängte eine besonders hohe Strafe zwecks Abschreckung.«

Er sei schon oft verurteilt worden, sagt Jörg Bergstedt. Bisher sei es ihm aber noch jedes Mal gelungen, das Urteil anzufechten und einer Haft zu entgehen. Er hat Revision eingelegt.

Bergstedt kommt aus der Umweltbewegung, und auch seine Kritik an Ressourcenverbrauch und Umweltverschmutzung ist Herrschaftskritik: Umweltschäden sind nur deshalb möglich, weil man anderen die Folgen seines eigenen Handelns aufdrücken kann: »Die Produkte werden in den Metropolen verbraucht, Rohstoffe aber an der Peripherie, und dort wird auch der Müll abgeladen.«

Seit Mitte der neunziger Jahre beteiligt er sich an Feldbesetzungen, weil ihm die Arbeit der Umweltverbände und Bürgerinitiativen viel zu wirkungslos bleibt. Die Gentechnikkennzeichnung hält er für unsinnig, sie habe nicht viel mehr Wirkung, als wenn man ein Schild vor den Feldern aufstelle, auf dem stehe: »Vorsicht, Gentechnik! Bienen hier bitte nicht langfliegen!«

Jörg Bergstedt kritisiert die Kommerzialisierung der Biobranche, die ursprünglichen Gedanken der Direktvermarktung, der Ernährungssouveränität und der Selbstbestimmung seien verloren gegangen, das Konsumieren und Kaufen immer weiter in den Vordergrund getreten. Er wünscht sich eine herrschaftsfreie Gesellschaft, in der die Menschen miteinander aushandeln, wie sie leben und arbeiten wollen.

»An regelmäßigem und vor allen Dingen fremdbestimmtem Gelderwerb in abhängiger Beschäftigung ist er nicht interessiert«, so haben ihn die Richter des Landgerichts Gießen in der Urteilsverkündung beschrieben, und ihre um Neutralität bemühte Beschreibung seiner Lebensumstände wirkt unfreiwillig komisch, so als könnten sich die Richter nicht zwischen Spott und Bewunderung entscheiden: Der Angeklagte, »Initiator, intellektueller Kopf und mediales Sprachrohr der Projektwerkstatt in Saasen«, lehne es ab, »seine investigativen journalistischen Fähigkeiten finanziell zu nutzen«, schreiben die

Richter. »Die Mitglieder der Projektwerkstatt bemühen sich um eine alternative, selbstbestimmte und von öffentlichen oder gesellschaftlichen Zwängen befreite Lebensweise. Außer von Gartenprodukten leben sie von den Überschüssen einer Konsumgesellschaft, die infolge der Überproduktion und anschließender Vernichtung von natürlichen oder industriell verarbeiteten Lebensmitteln, auch für alle die genügend Ressourcen bereitstellt, welche sich ihren Lebensunterhalt nicht verdienen wollen oder können.«[218]

Den meisten Gentechnikgegnern ist Bergstedt viel zu radikal, und die wenigsten halten seine Vision einer herrschaftsfreien Welt für realisierbar. Doch wenn man ihm zuhört, wie er die Verflechtungen von Politik, Wissenschaft und Industrie[219] geißelt, wie er kritisiert, dass eine große Mehrheit keine Gentechnik im Essen will und die Bundesregierung trotzdem Millionen Euro an Forschungsgeldern bereitstellt, spürt man, woher seine Wut kommt und was ihn antreibt.

»In diesem Sommer wurden in europäischen Geschäften gentechnisch verunreinigte Leinsaaten gefunden, von einer Gentech-Pflanze, die nirgends auf der Welt zugelassen war, die vor neun Jahren in Kanada in einem Blumentopf gewachsen war«, sagt Bergstedt, das mache die Leute misstrauisch und zornig. »Wie soll man da glauben, die Auskreuzung sei nicht gewollt?«

Es ist umstritten, ob es wirklich nur ein Blumentopf war oder möglicherweise doch ein ganzes Feld. Nach Recherchen von Greenpeace wurde die Gen-Leinsaat, »wenn überhaupt«, nur im Jahr 2000 kommerziell angebaut.[220] Selbst wenn das richtig wäre, bleibt die Kritik von Jörg Bergstedt berechtigt: Warum haben wir das Zeug im Supermarkt?

»Das ist der Unterschied zur Atomtechnik: Wenn das AKW Krümmel kaputtgeht, ist das auch für den Betreiber Vattenfall schlecht. Wenn sich aber Genpflanzen von einem Versuchsfeld auskreuzen, dann sei das im Sinne der Konzerne. Die Auskreuzung ist eines der wichtigsten Ziele.«

Wo die meisten sagen, »ach ja, so ist das halt, die da oben machen doch eh, was sie wollen«, sagt einer wie Bergstedt eben: »Nein, dann muss man sie stoppen – egal ob Gesetze das verbieten!« Nur ein bisschen protestieren, mit Protest-E-Mails oder Mahnwachen, hält er für zu wenig. »Gegen derart geballte Herrschaftsinstitutionen, die mit der Macht des Faktischen operieren, helfen zaghafte Appelle oder der Rückzug ins private Konsumverhalten wenig. Wer den Profiteuren der Ausbeutung von Mensch und Umwelt ins Handwerk pfuschen will, riskiert Ärger. Wer nirgends anecken will, schwimmt mit dem Strom.«

Bei seinen Vorträgen, erzählt Bergstedt, zeige er Filme über die Feldbesetzungen und -befreiungen, »und fast immer gibt es Szenenapplaus dabei, und das von Leuten, die zwei Stunden vorher solche Aktionen noch ablehnten. Der eindringliche Nachweis des Versagens von Behörden und Wissenschaft und die Beweise für die ungeheure Dynamik der selbstständigen Auskreuzung beklemmen die Leute – die Bilder der direkten Aktion öffnen ihnen eine Perspektive, diese Ohnmacht zu überwinden.«

Wie wäre es denn, wenn es doch möglich wäre, was sich der Revolutionär Jörg Bergstedt vorstellt?

Wenn wir Wahlfreiheit und Handlungsautonomie hätten und in einer Gesellschaft lebten, in der jeder selbst entscheiden darf, wie er leben will, das aber mit seinen unmittelbaren Nachbarn aushandeln müsste?

In der keiner den anderen schaden dürfte, weil er mächtiger ist?

Sind wir es vielleicht gar nicht gewohnt, uns solche Fragen zu stellen?

Wie würden wir uns ernähren? Wie würden die Bauern ihre Felder bestellen? Und wie würden die Tiere leben?

Kapitel 16

Die Ernährungsdiktatoren servieren ihr Zukunftsmenü

… aber wir kehren zurück in die Gärten!

Ich pule Erbsen, die ersten selbst geernteten in unserer Familie, seit meine Großmütter vor einem Vierteljahrhundert ihre Gemüsegärten aufgegeben haben. Es sind gerade genug für eine Mahlzeit, und sie sind mir fast zu schade zum Aufessen, so stolz bin ich, dass aus den blassgelben schrumpeligen Trockenerbsen wirklich echte Pflanzen mit vielen Schoten und zarten hellgrünen Erbsen darin gewachsen sind. Dabei fallen mir die alten Frauen aus meinem Dorf wieder ein, wie sie mit Schürze und Kopftuch vor den blaugrau gestrichenen Deelentoren saßen und Erbsen pulten oder Bohnen schnitten, eimerweise. Die Innenseiten ihrer Finger hatten lauter kleine schwarze Striche, wo das Schälmesser die Haut ein bisschen aufgeritzt und sich die Gartenerde festgesetzt hatte.

Ob die alten Frauen lieber Dosenerbsen gehabt hätten, frage ich mich, als ein Freund mit einer Dose hereinkommt. Sie ist knallrot und trägt ein gelbes Logo, auf dem *Sunshine* steht. Auf der Dose steht in dicken weißen Buchstaben:

CHEEZ-IT
Pasteurized Cheese Snack
MADE WITH *REAL* CHEDDAR CHEESE.

Darunter ist ein Bild von einem echten Cheddar-Käse abgedruckt.

»Probier mal!«, sagt der Freund und drückt auf den Aufsatz der Dose. Eine gelbe Substanz quillt heraus, die wie Bauschaum aussieht, aber nach Käse riecht. Sie steigt erst kerzengerade nach oben, knickt dann ein und sinkt mit einer langsamen und gleitenden Bewegung, die mich an Nacktschnecken erinnert, aus den Dosenrand.

»Los, trau dich und probier!«, sagt der Freund, und wirklich, es schmeckt nach Käse, nur stärker, wie Käse-Konzentrat, und erinnert mich an die gelbe Soße, die im Kino zu Nachos angeboten wird. »Great REAL Cheese Taste!« ist seitlich auf der Dose zu lesen: Großartiger Geschmack nach echtem Käse! Echt unecht also, aber mit echtem Geschmack.

Die Dose kommt aus Amerika, und sie ist ein Vorgeschmack auf die Zukunft unserer Ernährung. Wenn wir nur lange genug Nahrungsmittel mit künstlichen Aromen essen und uns an ihren Geschmack gewöhnen, dann wird es uns auch nichts mehr ausmachen, Kunstkäse zu verzehren. Wir werden es sogar großartig finden, dass das Imitat nach echtem Käse schmeckt. Und das Beste daran ist: Die Kunstkäsedose muss nicht einmal gekühlt werden und hält trotzdem wochenlang.

Das Sprühdosenkäse-Imitat verhält sich zum echten Käse wie ein Computerspiel zur nicht-digitalen Wirklichkeit. Wir verbringen einen immer größeren Teil unseres Lebens in der digitalen Welt, vorm Fernseher, im Internet und mit Nintendo und Wii, und ernähren uns zunehmend von Kunstprodukten. Der Unterschied ist nur: Die nicht-digitale Welt löst sich währenddessen zumindest nicht vollständig auf, man kann in sie zurückkehren. Bei den Lebensmitteln ist das anders: Die artifiziellen Produkte verdrängen die Originale.

Uns ist dabei der Sinn für das Echte, das Besondere und das Einmalige verloren gegangen. Wir sind der Verlockung erlegen, immer alles haben zu wollen, Erdbeeren im Winter und Äpfel im Frühling. Wir haben bekommen, was wir wollten, bloß nicht in echt, sondern als Täuschung: keine Erdbeeren, sondern Erdbeergeschmack. Keine Rote Grütze, sondern gefärbte Gelatine. Keinen Käse, sondern Käse-Imitat.

Wie wollen wir uns in Zukunft ernähren? Wenn wir nicht aufpassen, nimmt uns die Ernährungsindustrie freundlich und zuvorkommend die Antwort auf diese Frage ab. Sie hat es geschafft, uns im Laufe der letzten Jahrzehnte unsere traditionellen Koch- und Esskultur zu entreißen und uns zu Verbrauchern zu degradieren. Was ist das für ein Wort: Verbraucher! Als seien wir nicht wählerischer und selbstständiger als Hunde, die das Futter fressen, das man ihnen vorsetzt!

Die Macht dazu hat die Ernährungsindustrie: Wenige weltweit agierende Konzerne haben im Laufe der letzten Jahrzehnte ihre Einflussbereiche in alle Richtungen vergrößert, vertikal und horizontal, durch Fusionen, Firmenkäufe und Lobbyismus. Und parallel dazu nimmt die Konzentration im Einzelhandel zu: Im Januar 2010 warnte die Bundesvereinigung der Deutschen Ernährungsindustrie vor den Folgen der »Preisschlacht« und dem »ruinösen Preiswettbewerb« der Discounter und Supermärkte.[221] Gleichzeitig mit den Einzelhändlern sind aber auch die großen Lebensmittelhersteller immer mächtiger geworden, und auch sie haben kleinere Unternehmen aus dem Markt gedrängt. Die Sieger auf beiden Seiten sind die Konzerne, die zunehmend Preise und Regeln nach ihren Wünschen diktieren können. Im Januar 2010 ließ das Bundeskartellamt die Geschäftsräume von elf Einzelhandelsunternehmen und vier Markenherstellern durchsuchen – wegen des Verdachts auf illegale Preisabsprachen. Die Ergebnisse der Razzia standen bei Drucklegung dieses Buches noch nicht fest, doch es ist offensichtlich: Die Marktmacht im Lebensmittelsektor ist so konzentriert, dass Preisabsprachen überhaupt im Bereich des Möglichen liegen.

Selbst die europäische Kommission hat die »fehlende Preistransparenz« und die »unterschiedliche Verhandlungsmacht« der einzelnen Akteure auf dem europäischen Lebensmittelmarkt kritisiert.[222] Diese Machtkonzentration erinnert an die weltumspannenden Konzern-Allianzen aus Max Barrys Roman *Logoland*. Die Welternährung liegt zu einem großen Teil in der Hand dieser Konzerne. Und ihre Macht wird sich in Zukunft weiter verstärken – wenn wir nicht dagegen vorgehen: Der Einzelhandel wird noch enger mit den großen Herstellern kooperieren, die wiederum schließen Verträge mit den Lieferanten. Immer mehr Landwirte werden unter Vertrag genommen, um zu genau festgelegten Bedingungen zu produzieren, was die Großen diktieren. Die einzelnen Unternehmen werden sich zusammenschließen, um politische Regelungen zu verhindern, und sich stattdessen auf private Standards einigen. Am Streit um die neue europäische Lebensmittelkennzeichnung lässt sich schon jetzt ablesen, wie die Ernährungsindustrie in Zukunft Politik machen bzw. verhindern wird: Ihre Lobbyisten haben so lange gegen die geplante

Ampelkennzeichnung für Lebensmittel opponiert, bis die Pläne dafür vom Tisch waren. Der Ampelaufdruck mit seinen grünen, gelben oder roten Angaben zu Fett-, Zucker- und Salzgehalt wäre sicher kein Wundermittel gegen schlechte Ernährung gewesen. Mit Süßstoffen oder anderen Ersatzmitteln hätten sich die Hersteller falsches grünes Licht erschleichen können. Die Ampel wäre Teil des reduktionistischen pseudowissenschaftlichen Ernährungsbildes geblieben, wie es Michael Pollan kritisiert. Dennoch wäre sie allemal besser als das umständliche GDA-Modell gewesen, was die Industrie selbst zur Kennzeichnung vorschlägt: GDA steht für *Guideline Daily Amount* und gibt den Nährwert für Portionsgrößen an – was großen Spielraum für Interpretation und Verschleierung lässt. Eine Portionsgröße von Erdnüssen etwa liegt bei 25 Gramm, das ist gerade eine Handvoll. Eine lobenswerte Ausnahme ist der Hamburger Tiefkühlkosthersteller frosta, der auch auf Zusatzstoffe verzichtet. Dafür wird er in der Branche wie ein Aussätziger behandelt, schrieb der *Spiegel*.[223] Wenn sich die Industrie so heftig gegen die winzige Verpflichtung eines Ampelaufdrucks wehrt, wie wird sie dann erst reagieren, wenn es um wirkliche Verbesserungen geht? Um ein klares Verbot von irreführender Werbung, um die Verpflichtung zu vollständigen Zutatenlisten? Um die Übernahme der externen Kosten, die ihre Produktion verursacht, durch eine CO_2-Steuer und eine Abgabe zum Ausgleich von Umweltschäden? Und wie würde sie erst reagieren, wenn der Einkauf von Rohstoffen unter den Erzeugungskosten verboten werden sollte, bei der Milch zum Beispiel? Oder wenn der Import von Rohstoffen untersagt würde, bei der Produktion nicht die Mindestarbeitsnormen der Internationalen Arbeitsorganisation ILO eingehalten würden?

Wenn wir die wachsende Machtfülle der großen Konzerne und die schleichende Verschlechterung des Nahrungsmittelangebots nicht länger dulden wollen, müssen wir dagegen protestieren. Wir müssen beim Einkaufen öfter kritisch nachfragen und dürfen uns nicht mit dummen Antworten abspeisen lassen. Und gleichzeitig müssen wir Druck auf die Politik machen, sonst wird die Ernährungsindustrie die Zügel allein in die Hand nehmen.

Schon heute dominiert Monsanto den Weltmarkt für Saatgut, und Nestlé beherscht die Supermärkte. Das amerikanische Unternehmen Cargill, das mit Getreide, Fleisch, Eiern und Futtermitteln handelt, hat 2009 einen Umsatz von 166,5 Milliarden US-Dollar ausgewiesen. Das ist weit mehr als das Bruttoinlandsprodukt der meisten Länder der Welt.

Allein durch ihre schiere Größe beherrschen diese Konzerne die Märkte und ihre Zulieferer, sie nehmen Einfluss auf die Politik und prägen die Rechtssprechung, im Patentrecht zum Beispiel. Ihr Ziel ist banal, es ist der Profit, und Weltherrschaft bedeutet ihnen nicht mehr als ein willkommenes Mittel zum Zweck. Die Chefs dieser Unternehmen laufen im Hamsterrad der kurzfristigen Gewinnwirtschaftung, und die langfristigen Folgen, die ihre Entscheidungen für den Rest der Welt haben, lassen sie dabei außer Acht. Sie sind mitverantwortlich für die absurde Gleichzeitigkeit von Hunger und Fettleibigkeit.

Der Auto-Magnat Henry Ford hat Anfang des 20. Jahrhundert seinen Arbeitern so hohe Löhne gezahlt, dass sie sich selbst Autos leisten konnte. Diese Idee hat die Ernährungsindustrie noch nicht aufgegriffen. Die meisten Kaffeebauern dieser Welt können sich weder Tiefkühlpizza noch andere Convenience-Produkte leisten, ebenso wenig die Plantagenarbeiter der Bananenrepubliken Mittelamerikas.

Was werden sie uns als Zukunftsmenü servieren? Bisher haben die großen Konzerne nur an der Durchsetzung von Monokulturen gearbeitet: an der globalen Verbreitung von *Fast Food* und Fertignahrung, zu fettig, zu salzig, zu einseitig. Doch dieses Essen hat zu viele Menschen dick und krank gemacht, deshalb korrigieren sie jetzt ihren Kurs: Nestlé will zukünftig auf »gesunde Convenience« setzen, auf Produkte, die Gesundheit und Wohlbefinden fördern sollen und zugleich einfach und schnell zuzubereiten seien.[224] Mehr als 300 Wissenschaftler forschen allein im Auftrag von Nestlé an der Zukunft unserer Ernährung – und an ihrer Verwissenschaftlichung: Ein Blick ins Nestlé-Ernährungsstudio zeigt, wie gut sich Geld verdienen lässt mit der Angst vor Übergewicht oder schlechten Blutfettwerten.[225] Das ist der Zukunftsmarkt der Ernährungsindustrie, und eines der neuen Forschungsgebiete heißt Nutrigenomik. Das ist der Versuch, Pflanzen zu züchten, die gesundheitlichen Nutzen bei bestimmten genetischen Konstellationen versprechen, also die Zusammenführung von medizinischer und Agro-Gentechnik. Das alles läuft auf eine weitere Verwissenschaftlichung und Technisierung unserer Ernährung hinaus. In den nutrigenomischen Produkten wird die Sorge um die Gesundheit stecken – und das schlechte Gewissen, wenn man gegen seinen genom-spezifischen Speiseplan verstoßen hat. Aber auch dagegen wird es Produkte geben. Michael Pollan hat gezeigt, wie weit die Forschung davon entfernt ist, wirklich zu verstehen, welche Art von Ernährung welche Effekte bei welchem Menschen bewirkt. Und er hat gezeigt, dass dieses beschränkte Wissen die Ernährungsindustrie nicht im Mindesten davon abhält, Versprechungen zu vermarkten.

Diese Entwicklung wirkt beinahe komisch: Die Ernährungsindustrie, die Mit-Verursacher und Profiteure der größten Fettsuchtepidemie der Geschichte der Menschheit, wendet sich der Gesundheit zu. Und der Deutschland-Chef des größten Nahrungsmittelkonzerns der Welt, Nestlé, äußert sich besorgt über die zunehmende Fehlernährung. »Für uns als Nahrungsmittelhersteller bedeutet dies erstens, dass wir auch Menschen mit geringer Kochkompetenz gesunde und einfach herzustellende Speisen anbieten müssen«, hat Gerhard Berssenbrügge dem Magazin *Focus* im Januar 2009 erklärt. Wie zynisch das ist: Seit Jahrzehnten macht Nestlé Milliardengewinne mit Snacks und Fertigessen. Als weltgrößter Nahrungsmittelkonzern dürfte er auf diese Weise zumindest indirekt dazu beigetragen haben, dass immer mehr Menschen ihre Kochkompetenz eingebüßt haben. Und jetzt springt Nestlé ihnen zur Seite und bietet gesunde Fertignahrung – für Menschen, die sich ohne fremde Hilfe kein Essen mehr kochen können? Bevor sie auf die Idee kommen, selber kochen zu lernen?

Aber Nestlés Visionen gehen noch viel weiter: Ernährungswissen und Eigenverantwortung seien die wirklichen Schlüssel zu einem gesunden Lebensstil, sagte Berssenbrügge, um schon einmal vorbeugend klarzustellen, dass er von verbindlichen Kennzeichnungsregeln oder gar Fast-Food-Verboten nicht hält. Nestlé hat andere Pläne: »Bereits kleine Kinder sollten daher frühzeitig an dieses wichtige Thema herangeführt werden«, sagt der Manager. »Deswegen wollen wir als Unternehmen zum Beispiel Grundschulen Kurse für sogenannte Ernährungsführerscheine anbieten. Das Nestlé-Ernährungsstudio wird Fortbildungen für Lehrer und Erzieher organisieren, und wir initiieren einen Wettbewerb der besten Schulkantinen Deutschlands – unser Input für den nationalen Aktionsplan der Bundesregierung.«[226]

Das ist die schöne neue Welt der Ernährungsdiktatur: Ein Ernährungsführerschein von Nestlé, und jeder Schüler, der sagt, dass er zu Hause bio isst, bekommt einen Punkt abgezogen. Die verunsicherten Eltern können sich danach aber im Nestlé-Ernährungsstudio beraten lassen, kostenlos natürlich, und auch den Gesundheits- und Verbraucherschutzministerien steht Nestlé beratend zur Seite. Das ist das Ende der Meinungsfreiheit in Ernährungsfragen, der nächste Schritt zur dauerhaften Beeinflussung unseres Geschmacks und unseres Verhältnisses zum Essen über die allgegenwärtige Werbung hinaus.

»Was ist das für eine würdelose Form von Essen«, klagt der Agrarethiker und Philosoph Franz-Theo Gottwald. »Wir haben sämtliche Kompetenzen abgegeben an Fernversorger, die uns nicht garantieren können, dass sie uns langfristig noch versorgen können.«

Und diese Sorge ist berechtigt, trotz der gigantischen Forschungsetats der Nahrungsmittelkonzerne von 200 Millionen (Danone) bis zwei Milliarden Euro (Nestlé).[227] Als ich Wilfried Bommert, den weit gereisten Autor von *Kein Brot für die Welt*, fragte, wie er sich ein Zukunftsmenü des Jahres 2030 vorstellt, rechnete ich mit einem gruseligen High-Tech-Menü, bunter Astronautenkost, geklonten Supermastschweine oder gar Kunstfleisch aus der Gewebebank. Doch er sagte etwas ganz anderes.

Er sagte: »Wir sitzen am Lagerfeuer und ernähren uns aus Blechbüchsen.« Er halte es durchaus für möglich, dass es neue Völkerwanderungen geben werde, von Menschen, die in ihrer Heimat nicht überleben können, und dass es neue Kriege geben werde, denen auch wir zum Opfer fallen könnten. »Die schlechte Variante wäre, wir sitzen nicht mehr in unseren Häusern, sondern sind selbst auf der Flucht«, sagt Wilfried Bommert.

Mir fällt das düstere Buch *Die Straße* von Cormac McCarthy ein, als ich Bommert reden höre: die Geschichte von Vater und Sohn auf der Flucht, seit eine globale Katastrophe das Leben, wie wir es kennen, ausgelöscht hat. Sie ziehen durch eine zerstörte Welt, Ascheregen verdunkelt den Himmel, weder Pflanzen noch Tiere haben überlebt, als einzige Nahrung bleiben Konservendosen.[228] Eine ausgedachte Geschichte über eine ausgedachte Katastrophe, so deprimierend und hoffnungslos, dass man sie kaum zu Ende lesen kann – doch wenn man die Prognosen des Weltklimarats IPCC oder den Weltagrarbericht liest, versteht man, dass zukünftige Kriege um Wasser und Brot im Bereich des Möglichen liegen.[229]

Was also erwartet uns, wenn wir im Jahr 2030 Platz nehmen am globalen Mittagstisch? Mehr Hunger und mehr Macht für Konzerne, die diesen Hunger ignorieren, solange sie ausreichend Abnehmer für ihre Produkte finden? Eine Billigschiene für die größer werdende Masse der finanziell Schwachen, die mit Kunstkäse, Fleischimitat und aromatisierten Zucker- und Fettprodukten abgespeist werden, und ein Luxussegment für die wenigen, die es sich leisten können, Gesundheitskost passend auf individuelle Gene und Erkrankungsrisiken zugeschnitten und als Besonderheit echtes Käse und echtes Fleisch? So wie schon heute in Kamerun, wie der eed-Mitarbeiter Francisco Mari berichtet: Nachdem die Billigimporte von Hähnchenresten aus der EU die kamerunischen Hühnerzüchter ruiniert haben, werben jetzt die Edelmärkte in den Vierteln der Reichen und Ausländer mit einer besonderen Spezialität: mit lokalem Huhn aus Kamerun.

Wenn wir das alles nicht wollen, weder den Hunger, noch den weiteren Verlust unserer Ess- und Agrarkultur, noch eine weitere Entmachtung der Bäuerinnen und Bauern, Imkerinnen und Imker, Gärtnerinnen und Gärtner und Köchinnen und Köche angesichts der geballten Macht der Ernährungsindustrie, dann müssen wir jetzt mit den Rettungsversuchen beginnen.

Dabei gibt es zwei gute Nachrichten: Diese Versuche haben längst begonnen, tausendfach auf der ganzen Welt, und sie wirken doppelt: Unsere Wege zurück zur Agrarkultur, zu einer lokal verankerten Esskultur helfen gleichzeitig, die Atmosphäre vor noch mehr Treibhausgasen zu schonen und den Hunger nicht weiter zu verstärken oder sogar zu bekämpfen. Eine klimafreundliche und Ressourcen schonende Ernährung, die weder Menschen noch Tiere ausbeutet, beruht auf regionalen Kreisläufen und auf dem, was die Jahreszeiten uns bieten. Sie öffnet uns die Augen für das, was die Erde direkt unter unseren Füßen hervorzubringen vermag und für die Besonderheiten jeder Jahreszeit, für Erdbeeren im Sommer, Walnüsse im Herbst und Wirsing im Winter.

Es ist die Rückkehr zu den Ursprüngen unserer Ernährung, zurück in die Gärten und Felder und an die Kochtöpfe und Einmachgläser, zurück zu dem Boden, den Pflanzen und den Tieren, die uns ernähren. Und zurück zu unseren Sinnen und zur eigenen Urteilskraft, zum Vertrauen darein, dass wir tasten, riechen und schmecken, was gesund und frisch und gut für uns ist. Diese Esskultur lehrt uns Respekt und Wertschätzung für die Lebensmittel und ihre Erzeuger. Es ist eine Bewegung *back to the roots* im wörtlichen Sinn, zurück zu den Wurzeln unserer Ernährung, eine Rückverankerung mit dem Boden.

Großstadtbewohner mögen das kitschig finden, doch genau dort – in den Szenevierteln der großen Städte – schlägt das Herz der Bewegung. In Berlin und Köln und anderen Städten besetzen junge Leute und Familien brach liegende Grundstücke, um daraus Gemeinschaftsgärten zu machen. Einige von ihnen haben sogar versucht, die riesigen Grünflächen des ehemaligen Flughafens Tempelhof zu besetzen, um daraus interkulturelle Gemeinschaftsgärten für die Kreuzberger zu machen – doch die Berliner Polizei hatte wenig Verständnis für solche Begrünungspläne.[230] Erfolgreicher waren die Guerilla Gärtner des wunderbaren Rosa-Rose-Gartens in Berlin-Friedrichshain. Auf einer vermüllten Brachfläche zwischen hohen Altbauten haben die Anwohner Gemüsebeete, Blumenwiesen und einen Grillplatz angelegt. Sie feierten dort Geburtstage und Nachbarschaftsfeste, gaben Lesungen, Kinoabende und Grillfeste – bis die Bagger kamen. Beinahe in letzter Sekunde retteten die Guerilla-Gärtner ihre Pflanzen und sind nun auf der Suche nach einer neuen Fläche.[231]

Nur ein paar Kilometer entfernt davon pflegt die Arbeitsgruppe Kleinstlandwirtschaft ihre Grünkohl-Beete ganz in der Nähe der gläsernen Hochhäuser des Potsdamer Platzes, in der Kolonie der »Potsdamer Güterbahnhof Eisenbahnlandwirtschaft«. Inspiriert von den Gemeinschaftsgärten in New York hat die Berliner Soziologin Elisabeth Meyer-Renschhausen diese Arbeitsgruppe auf den Weg gebracht. Sie lehrt an der Freien Universität und erprobt ihre theoretischen Gartenkonzepte sofort in der Berliner Erde.[232] Meyer-Renschhausen und die anderen Community- und Guerilla Gärtner vermittelt eine so begeisterte und zuversichtliche Aufbruchsstimmung, dass man am liebsten sofort eine Harke in die Hand nehmen will, um Verkehrsinseln und Vorgärten umzugraben und zu bepflanzen. »Wie habe ich gestaunt, als mir der vielleicht 14-jährige Jonathan im verfallenen Brooklyner Stadtteil namens East New York prächtige Grünkohlpflanzen vorstellte«, erzählt sie. »Ich besuchte das Jugendprojekt mit dem schönen Namen *East New York Farms*, wo Jugendlichen der nachhaltige Gemüseanbau beigebracht wird. Es sind Kinder, denen die Eltern keine dreimonatigen Sommercamps außerhalb der Stadt weit weg von zu Hause bezahlen können. Ihr Gemüseanbausommerkurs ist ein Ersatz für das ausgefallene Sommercamp. Die Kinder und Jugendlichen verdienen dabei fünf Dollar die Stunde und empfinden das Lernen eines Gemüseanbaus im Sinne der Einen Welt als viel spannender als etwa die Drogen-Dealerei. Ihre Erzeugnisse verkaufen sie auf einem eigens dazu gegründeten Gemüsemarkt.«

So wie Jonathan seinen Grünkohl. »Er stellte ihn mir als *African Heritage* vor«, erzählt Elisabeth Meyer-Renschhausen, »als afrikanisches Erbe.« Darüber staunte die Gärtnerin: Grünkohl aus Afrika, wo doch die Oldenburger glauben, es sei ihre ureigene Spezialität? Sie schrieb eine Mail an einen Freund in Kenia, der ihr das bestätigte: In Kenia gibt es einen Staudenkohl, der *Sukuma Wiki* genannt wird. »Überbrücke die Woche« heiße das. Die Slumbewohner pflanzen ihn auf Brachflächen und an Straßenrändern, und wenn sie sonst nichts mehr zu essen haben, ernten und kochen sie ihn.

»Der Grünkohl hat sein wahres Revival erst noch vor sich«, schwärmt die Berliner Gartengründerin, »bei uns, in New York und in Afrika! Er wird die Gärten als hitze- und kälteresistentes Gemüse wieder erobern!«

Viele der Community- und Guerilla Gärtner sind längst im Internet vernetzt, tauschen sich aus und geben sich gegenseitig Ratschläge. Das ist ihre Antwort auf die weltweiten Warenströme der globalisierten Agrarindustrie: ein lokal verankertes und weltoffenes Modell von Agrarkultur, bei dem nur die Rezepte per e-mail um die Welt geschickt werden – und nicht die Lebensmittel selbst. Die kommen aus dem eigenen Garten.

Gleichzeitig kehrt eine andere uralte Wirtschaftsform zurück, die Allmende: Bauern verpachten einen Teil ihrer Ackerfläche an Gärtner ohne eigenen Garten, Familien bauen dort gemeinsam Gemüse an und feiern Erntefeste. Sonnenäcker werden diese Projekte in Süddeutschland genannt.[233] Daneben gibt es immer mehr Höfe, die nach dem Modell der gemeinschaftlich unterstützten Landwirtschaft arbeiten: Leute ohne Land und Hof und Zeit für einen eigenen Garten zahlen eine Art Ernährungspauschale an einen Bauernhof in ihrer Umgebung. Dieser Hof ist damit finanziell abgesichert und unabhängig von den Preisschwankungen der Märkte. Im Gegenzug bekommen die Unterstützer jede Woche geliefert, was auf dem Hof geerntet oder produziert wurde. CSA, community supported agriculture, heißt das in den USA, wo diese Form der regionalen Landwirtschaft sehr verbreitet ist, aber auch in Deutschland gibt es immer mehr Höfe, die so arbeiten. Zu den Pionieren gehören der Buschbergshof und der Kattenberger Hof in der Nähe von Hamburg.

Aber auch die Anti-Gentechnik-Bewegung mit ihren Gentechnikfreien Zonen ist ein Teil dieses Aufbruchs, ebenso das neue Netzwerk »Bauernhöfe statt Agrarfabriken« und natürlich die Anhänger von *Slowfood*, die mit ihren gemeinsamen Kochabenden die alte Koch- und Esskultur wiederbeleben und die Gärtner und Bauern fördern, die alte Gemüse- und Obstsorten retten.

»Es ist die Stunde des Widerstands«, sagt auch der Agrarindustrie-Kritiker Eckehard Niemann. Er skizziert mir eine düstere Version vom Fleischhandel der Zukunft: Die großen Konzerne haben alles in einer Hand, vom Sojahandel über die Produktion bis zur Schlachtung, und im Supermarkt gibt es nur noch verarbeitetes und gewürztes Fleisch, um die schlechte Qualität zu kaschieren. Das könnte passieren, sagt Niemann, aber das wird es nicht geben. Er ist gerade zurückgekehrt vom ersten Vernetzungstreffen der Bürgerinitiativen gegen die Massentierhaltung und voller Optimismus. »Der Widerstand hat längst begonnen!«

Mich hat diese Bewegung im Lauf des Jahres 2009 mitgerissen. Es war das Jahr, in dem plötzlich jeder, mit dem ich sprach, einen eigenen Garten hatte, zumindest kam es mir so vor. Egal, ob ich mit Christoph Harrach in Frankfurt sprach, dem Gründer von Karmakonsum, der Onlineplattform für »neogrünen Lifestyle«, oder mit der Kreuzberger Fotografin Katharina Mouratidi, die Kleinbauern in Ekuador fotografiert hat, oder mit den Dorfkindern in Ostwestfalen: Gemeinsames Thema war in diesem Sommer die Zucchiniernte. Zwei Freundinnen hatten mir im Frühjahr ein Stück Land angeboten, das ein Biobauer am Hamburger Stadtrand für einen Gemeinschaftsgarten zur Verfügung stellte, und das wurde unser Versuchsfeld für die Rückkehr zum Ursprung der Ernährung. Den ganzen Februar und März warteten wir, bis wir endlich loslegen konnten. Mich überkam plötzlich das Bedürfnis, in der Erde zu wühlen, zu säen und zu pflanzen, und mit jedem Sonnenstrahl wurde es stärker. Es kam mir vor, als riefe mich mein bäuerliches Erbe, aber meine Großstadtfreundinnen erzählten, sie hätten das

Gleiche. Das muss die uralte Bindung an die Krume sein, das Ergebnis von vielen Tausend Jahren Agrarkultur, dass es so vielen Menschen Freude macht, Samen in die Erde zu stecken und zu sehen, wie etwas daraus wächst. Wahrscheinlich ist sogar die Topfblume auf der Fensterbank ein Ausdruck dieser Bindung, die in den letzten Jahrzehnten bei vielen verkümmert ist und jetzt gerade wieder hervorbricht, als Gegenbewegung zur Virtualisierung unserer Welt im Internet vielleicht.

»Ganz schön mühselig«, sagten wir in diesem Sommer viele Male beim Unkrautzupfen. »Wie kann es sein, dass ein Glas Bohnen so wenig kostet, wenn wir uns hier so viel Mühe machen.« Natürlich arbeiten Bauern effizienter als Hobbygärtnerinnen, dennoch verstanden wir genau in diesem Moment, wie die niedrigen Discounterpreise den Respekt vor der Nahrung zerstören. Und die Agrarkultur.

Aber was für eine wunderbare Erfahrung war dann die erste Ernte. Und die Freude der Kinder, die an krisseligen grünen oder runden roten Blättern zogen und staunten, als dabei Möhren oder Rote Beete ans Licht kamen. Das mag klein und unwichtig erscheinen angesichts der großen Weltprobleme. Und trotzdem glaube ich, dass dieser kleine Schritt zurück zum eigenen Garten oder auch nur zum Kartoffelfest beim nächsten Bauernhof der erste zu einem großen Aufbruch sein kann.

Denn wir haben noch etwas in diesem Sommer in unserem Gemüsegarten gelernt: Um Lebensmittel zu erzeugen, braucht man viel Wissen und Erfahrung, und wir sind die letzte Generation, die dieses Wissen der traditionellen Bäuerinnen und Gärtnerinnen retten können.[234] Die Hamburger Fotografin Ute Klaphake ist durch Deutschland gereist, um solche Retter der Agrarkultur in ihren Gärten zu fotografieren: Saatgutvermehrer, die uralte, fast vergessene Gemüsesorten anbauen, nicht nur zum Essen, sondern auch um ihre Samen zu vermehren.[235] Ihre Bilder von Haferwurzel und Baumspinat, vom Guten Heinrich und dem Knollenziest zeigen, welche unendliche Vielfalt die Generationen von Gärtnerinnen und Bäuerinnen geschaffen haben, die Monokulturen der Agrarindustrie auszulöschen drohen. Und sie zeigen, wie öde das Frischeregal im Supermarkt dagegen aussieht. Man bekommt Lust, es gleich mit dem Aussäen auszuprobieren. Auch der wunderbare Film *Der Bauer, der das Gras wachsen hört* über die Bauernfamilie Simml im Bayrischen Wald, weckt diese Begeisterung: für den Boden als lebendigen Organismus und das Wunder des Wachsens.[236]

Im gleichen Jahr dieser Rückkehr in den Garten hat mir der Sternekoch Rainer Hensen eine Lehrstunde in Geschmack und Kochkultur erteilt. Ich wollte ihn für das *Zeit Wissen*-Magazin interviewen, für eine Ausgabe, in der es um Fertiggerichte ging. Was ein Sternekoch davon hält, wollte die Redaktion wissen, und ob es auch gutes Fertigessen gibt? So entdeckte ich Rainer Hensen in Heinsberg-Randerath bei Aachen als einzigen Koch mit Michelin-Stern und Biozertifizierung, und fragte ihn, wann er das letzte Mal ein Fertiggericht gegessen habe.

Vor 1986, war seine Antwort. In einer Bundeswehrkantine. Und danach: nie wieder.

Und wenn er unterwegs sei? Dann esse er lieber eine Banane als ein Fertigsandwich mit Zusatzstoffen und künstlichen Aromen.

Hensen beklagt, dass auch viele Restaurants Salat aus der Dose und tiefgekühlte Hauptgerichte anböten. Und er erzählt, wie ihm ein Hersteller von Fertiggerichten für den »gehobenen Gastronomiebedarf« seine Produkte angeboten habe.

Wir sind ein Restaurant, hat er ihnen geantwortet.

Ja eben, sagten die Vertreter.

Ich meine, wir kochen selbst, beharrte Hensen.

Oh, staunten die Vertreter, und die Suppen und die Saucen? Woher kriegen Sie die?

»Fertiggerichte sind wie der Teufel«, sagt Hensen. »Sie verderben jeden Geschmack.« Ich kann mir nicht vorstellen, wie er wirklich ganz ohne auskommt, wo doch manche Zusatzstoffe gar nicht auf der Packung stehen, die Rieselhilfe im Salz zum Beispiel. Und seine Konsequenz verblüfft mich: Hensen verwendet Meersalz, dessen Gewinnung er sich selbst angesehen hat. Sogar bei der Pfefferernte in Indien war er dabei. Die Gäste seiner Kochkurse bekommen keine lange Zutatenliste, sondern er geht mit ihnen zum Garten seiner Biogärtnerin Anna Jumpertz im Nachbardorf Broich. Und die zeigt ihnen, was reif ist und wie man es erntet. In diesem kleinen bunten Garten, der eher an einen alten Bauerngarten erinnert als an eine Berufsgärtnerei, wachsen die Zutaten für Hensens Sternemenüs.

Aber ich soll herkommen und mir das anschauen, sagt Reiner Hensen. Unsere Reise zu Anna Jumpertz' Kürbissen und zu den Milchziegen der Familie Grüntjens und schließlich der Abend in der Küche des Sternekochs haben meinen Geschmack nachhaltig beeinflusst. Wer einmal selbst gemachtes Eis aus Ziegensahne (auf ausdrücklichen Wunsch des Sternekochs mit mindestens 45 % Fett) probiert hat, von Ziegen, die die Bäuerin »unsere Damen« nennt und die so lange meckern, bis sie mit feinsten Weidekräutern gefüttert werden – wer das probiert hat, der mag kein Fertigeis aus der Tüte mehr. Seit diesem Abend in der Küche des Bio-Sternekochs esse ich keine künstlichen Aromen mehr. Ich will meine Zunge nicht länger betrügen.

So könnte ein Gegenmodell zum Zukunftsmenü der Ernährungsdiktatoren aussehen: Und wir wollen wissen, was wir essen und woher es kommt, und wir fordern das Recht, das ausnahmslos und ohne Schummeleien erfahren zu dürfen. Und wenn uns die Auskünfte der Hersteller und Supermärkte nicht reichen und wir den Werbebotschaften nicht länger vertrauen wollen, sondern lieber unseren eigenen Sinnen, gehen wir den nächsten Schritt zur Ernährungssouveränität und nehmen unsere Lebensmittel wieder selbst in die Hand. Im wörtlichen Sinn. Wir bestimmen selbst, was wir essen wollen. Und wir machen uns auf die Suche nach den Gärtnern, Bauern, Imkern, Bäckern und Köchen, die uns ernähren sollen. Wir lernen sie kennen und schauen uns an, wie sie ihre Arbeit verrichten, weil sie uns mit etwas Lebenswichtigem vorsorgen, mit Lebensmitteln, und dazu brauchen wir Vertrauen. Das können wir nicht an die Mechanismen eines anonymen Marktes delegieren oder an technische Überwachungs- und Kontrollsysteme. Das wollen wir mit unseren eigenen Augen gesehen haben.

Es soll uns nicht länger der Einkaufsleiter des nächstgelegenen Supermarktes vorgeben, was uns als Nahrung zur Verfügung steht, sondern die Bäuerinnen und Gärtnerinnen in unserer Umgebung. Vielleicht helfen wir ihnen sogar bei der Ernte, lernen von ihnen und legen eigene Gärten an. Wir lassen uns die Vielfalt der Pflanzen und Tiere nicht länger von Gesetzen der Ernährungsindustrie einschränken, sondern vom Klima und von den Jahreszeiten. Und wenn uns das nicht reicht, weil wir auf Kaffee, Pfeffer und Schokolade nicht verzichten wollen, bestehen wir auf fairem Handel. Wir verweigern den Konsum von Produkten, für die anderswo andere ausgebeutet werden. Und wir haben bei alldem im Kopf, dass es Grenzen gibt: dass eine Kuh nicht nur aus Steak besteht und ein Huhn nicht nur aus Brustfilet. Dass wir uns klimafreundlich ernähren müssen und ökologisch. Wenig Fleisch, nicht zu viel Milchprodukte.

Also was können wir essen, wenn wir all das im Kopf haben? Wenn wir uns gesund und selbstbestimmt ernähren wollen, klimafreundlich und ökologisch, fair gegenüber den Erzeugern, ohne Tiere zu quälen und ohne anderen etwas wegzunehmen? Was wird aufgetischt, wenn wir uns in zehn, zwanzig Jahren noch einmal an den globalen Mittagstisch setzen? Ich habe einige Vorkämpfer der Ernährungssouveränität gebeten, mir bei der Zusammenstellung eines solchen Zukunftsmenüs zu helfen, und hier ist das Menü!

Benedikt Haerlin von der Zukunftsstiftung Landwirtschaft serviert eine Holundersuppe mit eingemachten Pflaumen – als ein Beispiel für die vielen Speisen, die es gratis in der Natur gibt und die gesund sind, aber heute meist an den Büschen verrotten. Wie Brombeeren oder Schlehen.

Verena Winiwarter, Professorin für Umweltgeschichte an der Universität Wien, bietet ein Wiener Spätherbstmenü in der Festtagsvariante an: Kartoffelsuppe mit getrockneten Pilzen, Fleischknödel aus Geselchtem mit Sauerkraut und zum Nachtisch Brotpudding mit Apfelkompott. »Alle diese Gerichte ließen sich mit Zutaten aus der unmittelbaren Umgebung von Wien kochen«, sagt Verena Winiwarter. »Sauerkraut enthält viel Vitamin C, und das geselchte Schweinefleisch hat den Vorteil, ohne Kühlung haltbar zu sein – dazu müsste man allerdings auf die Verfahren umstellen, die in meiner Jugend noch verwendet wurden: Da hingen die geselchten Teile beim Fleischhauer ungekühlt am Haken. Und der Brotpudding dient der Resteverwertung.« Denn auch das gehört zum Zukunftsmenü: Wir müssen weniger Lebensmittel wegwerfen! Bis zu einem Viertel unserer Lebensmittel landet schätzungsweise im Müll, und um das in Zukunft zu verhindern, müssen wir die alten Rezepte unserer Großeltern wieder hervorkramen, Brotpudding eben oder Eintopf.

Von Wien geht's in die Berge, wo die Berliner Agrarwissenschaftlerin Christiana Schuler den Sommer verbracht hat, beim Kühehüten auf der Alm. Ihr Beitrag zum Menü sind Almkäse und Blaubeerquark. »Durch die Almbewirtschaftung wird Land genutzt, was sonst nicht landwirtschaftlich nutzbar wäre«, erklärt Christiana Schuler. »Ohne Kühe gäbe es keine Alpwiesen, und ohne Alpwiesen hätten viele wunderschöne Blumen keinen Lebensraum: die kleine Orchidee Knabenkraut, die sonnengelbe Arnika und das nach Schokolade duftende Kohlröschen.«

Die Fotografin Katharina Mouratidi, die den Überlebenskampf von Kleinbauern in vielen Ländern der Welt dokumentiert hat, serviert »buntes Gartengemüse, Kürbis, Pastinaken, Kartoffeln, Karotten«, aus ihrem Garten bei Berlin, »verfeinert mit gehackten Walnüssen, abgelöscht mit Sahne von Kühen aus artgerechter Haltung und auf einem Bett aus wohlschmeckenden Wildkräutern aus eigener Sammlung angerichtet«. Und Karl Otto Henseling, Experte für Ressourcenschutz beim Umweltbundesamt, schlägt eine passierte Lauch-Möhren-Suppe, Eierkuchen mit Champignonfüllung und Feldsalat mit Joghurt-Kräuter-Dressing, natürlich selbst hergestellt, und Griesbrei mit Zimt, Zucker und Apfelmus vor, um zu zeigen, wie vielfältig ein klimafreundliches, vegetarisches Gericht sein kann. Rüben, Möhren und Kartoffeln sind dabei wichtig: Nahrungsmittel, die man ohne Energieaufwand lagern kann.

Carolin Callenius von Brot für die Welt trägt eine klare Hühnersuppe aus ganzem Ökohuhn als Entrée herein, um daran zu erinnern, dass wir uns nicht nur die Filets aus den geschlachteten Tieren herausschneiden sollen, um die Reste nach Kamerun und anderswohin zu verschiffen. Vielmehr sollten wir Tiere ganz verwerten – was bis vor wenigen Jahrzehnten eine Selbstverständlichkeit war.

Dazu stelle ich das Lieblingsgericht meiner Großmutter auf den Tisch, den Everser Schweinepfeffer, der am Tag nach dem Schlachten zubereitet wurde: Sie kochte dazu die Füße des geschlachteten Schweins im sogenannten Wurstepott. Das ist die starke Brühe, in der die Fleischreste für Leberwurst, Blutwurst und Sülze gekocht wurden und die meine Großmutter mit Blutwurstteig (mit Zunge und Fleisch vom Kopf) andickte und mit Dörrpflaumen servierte, die sie selbst im Ofen getrocknet hatte. Das klingt ein bisschen gruselig, und auch früher, als Resteessen selbstverständlich war, gab es Leute am Tisch, die das nicht essen mochten, aber wer es mochte, der aß es richtig gerne und freute sich schon Monate zuvor auf das Schlachtfest. Und auch auf die anderen beinahe vergessenen Delikatessen: das Griebenschmalz (aus dem Rückenspeck von Schweinen), das Grützemett (gekochte Schweinelunge, Bauchspeck und Backe mit Graupen) oder die unglaublich fettige Rinderwurst, die die Bauern früher mit in den Wald nahmen, wenn sie im Winter bei eisiger Kälte Holz holen mussten.

Gleich mehrere Landwirtschaftsexperten haben den Grünkohl als Zukunftsmenü vorgeschlagen, doch die *Zeit*-Redakteurin Christiane Grefe hat am schönsten geschwärmt: »Ich liebe sie alle, die groben Köpfe, die das ruppige Land der Westfalen nur hervorzubringen in der Lage ist: Kohl, ob Weiß-, Rot-, Rosen- oder Blumenkohl. Aber der Grünkohl, der herbe, vom Duft geräucherter Würste durchzogene, vor Fett fast cremige, gut durchgekochte, ist der Höhepunkt. Der größte Liebesbeweis, den ein Mann mir jemals zeigte, war, viele Reihen des krausen Krauts in seinem Garten zu pflanzen.« Der Grünkohl ist nicht nur deshalb ein Zukunftsgericht, weil er als Wintergemüse ohne Tiefkühltruhe im Garten frisch bleibt, sondern auch weil er oft in Gemeinschaft gekocht und gegessen wird und an die soziale Dimension des Essens erinnert, die in den letzten Jahrzehnten verkümmert ist.

Wilfried Bommert serviert Fleisch von einem Weideochsen, der nie im Leben Körner gefressen hat. »Das Fleisch der Zukunft kommt von Tieren, die auf Weiden grasen, auf Böden, die zu schlecht sind für den Getreideanbau«, erklärt Bommert, und diese Tiere stehen also nicht in Nahrungskonkurrenz zum Menschen, und sie ernähren sich, wie es ihre Vorfahren in der Steppe getan haben und wie es ihren Mägen besser bekommt, von Gras nämlich und nicht von Körnern. Und neben dem Fleisch vom Grasrind tischt der Bio-Sternekoch Reiner Hensen das Schwein aus Eichelmast auf: Es schmeckt besser als das Turbomastschwein – obwohl es nur frisst, was auf dem Waldboden liegt.

Der Imkermeister Jürgen Binder, Vorstandsmitglied von Bioland Baden-Württemberg und Vorsitzender des Vereins für gentechnikfreies Europa, serviert einen Obstsalat aus dem eigenen Garten – als Vorschlag für alle, die einen Garten hinter dem Haus haben, in dem nur ungenießbare Ziersträucher wachsen. Stattdessen schlägt Jürgen Binder Apfelbäume mit Sorten vor, die zu unterschiedlichen Zeiten reif werden, zwei davon sollten Lagersorten sein, und wenn die Äpfel anfangen, runzelig zu werden, dann wird Apfelkuchen gebacken. In diesem Garten sollte es auch Tiere geben, Hühner, Schweine, Ziegen oder Schafe, die mit Gartenabfällen und Speiseresten gefüttert werden. Und Jürgen Binder stellt sich vor, wie über den Gartenzaun hinweggetauscht wird: Honig gegen Schafswolle, Ziegenmilch gegen Quittengelee, Sanddornsaft gegen Aprikosenmarmelade. Und sein Beitrag für die Speisekarte der Zukunft: Linsen mit Dinkelspätzle: Linsen, weil sie so viel Eiweiß enthalten, und Dinkel, weil er auch ohne Dünger auf mageren Böden wächst.

Die Bäuerinnen und Bauern vom Kattendorfer Hof bei Hamburg, der nach dem Modell der gemeinschaftlich unterstützten Landwirtschaft arbeitet, brauchen für jeden Menschen, den ihr Hof ernährt, etwa einen Viertel Hektar Land. Wer einen solchen Ernteanteil abonniert, darf jede Woche zwei Kilo Gemüse und Salat aus der kollektiven Speisekammer holen, ein Kilo Kartoffeln, ein halbes Kilo Fleisch, zweihundert Gramm Wurst und 8,75 Liter Milch. Fast neun Liter – das klingt nach viel, doch wenn man auch Käse, Butter und Sahne daraus macht, bleibt nicht viel zum Trinken übrig. Das sind ganz neue Grenzerfahrungen – unvorstellbar vom Supermarktregal aus gesehen.

Zweifellos: Die Rückkehr zur lokalen, saisonalen, klimagerechten und fairen Ernährung fordert uns einige Anstrengungen ab – verglichen mit Fast Food und Fertigessen. Ernährungssouveränität gibt es nicht im Supermarkt zum Dauertiefpreis. Sie ist die Folge einer einfachen Grundsatzentscheidung: Ob wir Fast Food & Convenience, also Bequemlichkeit, wollen oder Freiheit?

Wollen wir uns am globalen Mittagstisch den Bauch vollschlagen? Oder wollen wir so essen, dass die Maximen unserer Ernährung die Grundlage einer gerechten Welternährung sein können?

Anhang

Empfehlungen für eine klimafreundliche, gesunde und selbstbestimmte Ernährung

Ein Speise- und Handlungsplan

Jean Zieglers Liste

Sein dringendster Appell an alle ist, sich politisch zu engagieren: »Zwingen Sie die Finanzminister, für die Totalentschuldung der armen Ländern einzutreten! Kämpfen Sie für die Abschaffung des Agrardumpings! Fordern Sie, dass die Verbrennung von Nahrungsmitteln als Agrosprit verboten wird!«

Zusätzlich gibt er Hinweise, wie wir uns als Konsumenten verhalten müssen, um den Hunger nicht noch zu verstärken. Hier ist sein Speiseplan gegen den Hunger:

1. *Kein Fleisch essen! Und wenn das nicht gehen mag: wenig Fleisch!*
»Wenn man Vegetarier ist, fördert man die Chancen der hungernden Menschen auf Nahrung«, sagt Jean Ziegler. »Von zwei Milliarden Tonnen Getreide, die im Jahr geerntet werden, werden etwa 500 Millionen an Tiere verfüttert, zum Bei-

spiel an Rinder in amerikanischen *Feedlots,* in denen bis zu 12 000 Tiere zusammengepfercht sind. Wären wir alle Vegetarier, stünden jedes Jahr 500 Millionen Tonnen Getreide mehr zur Verfügung!«

Weniger Fleisch essen hilft gleichzeitig auch gegen den Klimawandel, denn die intensive Tiermast verursacht einen großen Teil der klimaschädlichen Emissionen. Lord Nicholas Stern, der ehemalige Chefökonom der Weltbank und Autor des *Stern-Reports* über die Folgen des Klimawandels im Auftrag der britischen Regierung, hat ebenfalls dazu aufgerufen, auf Fleisch zu verzichten.

Er prophezeit, dass Fleisch zu essen in Zukunft so geächtet sein wird wie heute betrunken Auto zu fahren. »Ich bin jetzt einundsechzig, und die Einstellung gegenüber Alkohol am Steuer hat sich seit meiner Studentenzeit radikal verändert«, sagte Lord Stern der britischen *Times.*[237]

2. *Saisonal essen!*

»Verzichten Sie darauf, Obst und Gemüse *contre-saison* zu essen«, sagt Jean Ziegler. »Chilenische Trauben oder Kürbisse aus Guatemala in europäischen Supermärkten bedeuten, dass dort die Subsistenzlandwirtschaft kaputtgeht. Das Prinzip muss sein, dass jeder das isst, was in seinem Land gerade geerntet wird.«

Ziegler erzählt von seiner letzten Reise nach Guatemala: »In der fruchtbaren Pazifikebene liegt eine große börsennotierte Plantage neben der anderen, dort wachsen Grapefruit, Kürbisse und Artischocken auf kilometerlangen Feldern – alles für den Export. Die Maja-Bauern aber bewirtschaften irgendwo an den Berghängen ein paar lausige Äcker, auf denen kaum etwas wächst.«

3. Keine Gentechnik!

»Weisen Sie genveränderte Nahrung zurück!«, rät Jean Ziegler, einmal wegen des Gesundheitsrisikos und zweitens, weil Gentechnik finanzielle Sklaverei bedeute. Genmanipulierte Pflanzen sind patentgeschützt, das bringt die Bauern auf der ganzen Welt in finanzielle Abhängigkeit von den Konzernen des Agrobusiness.

4. Keinen Bio-Sprit tanken!

»Sie dürfen kein Bio-Ethanol tanken!«, warnt Jean Ziegler. »In den USA werden 128 Millionen Tonnen Mais für Agrartreibstoffe verbrannt, aus Klimaschutzgründen, die man absolut verstehen kann, trotzdem ist das ein Verbrechen gegen die Menschlichkeit!« Und er rechnet vor: »Man braucht 358 Kilo Mais für eine 50-Liter-Tankfüllung – davon kann ein Kind in Sambia oder Mexiko, wo Mais Grundnahrungsmittel ist, ein Jahr lang auskommen.«

5. Kontrollieren Sie Ihre Geldanlagen auf Agrarrohstoffe!

»Spekulation ist für einen großen Teil der Preissteigerungen für Getreide verantwortlich«, sagt Jean Ziegler. »Achten Sie also darauf, dass in Ihren Geldanlagen oder Pensionskassen keine Agrarrohstoff-Zertifikate enthalten sind! Fragen Sie bei Ihren Banken nach!«

Best of Michael Pollan

Michael Pollans Empfehlungen zur Weisheit des Essens sind eine so lange Liste geworden, dass sein Verlag ein eigenes Buch daraus gemacht hat. *Food Rules* hießt es.

Er empfiehlt, der westlichen Ernährung zu entkommen, weil sie ungesund sei und zu Verunsicherung und Wissenschaftsgläubigkeit führt. Hier seine wichtigsten Ratschläge:

1. Essen Sie Lebensmittel, nicht zu viel, und vorwiegend Pflanzen!
2. Essen Sie nichts, was Ihre Urgroßmutter nicht als Lebensmittel erkannt hätte!
3. Meiden Sie Produkte, die
   a) Ihnen unbekannte
   b) unaussprechliche,
   c) mehr als fünf Zutaten
   d) fructosereichen Maissirup enthalten!
4. Meiden Sie Nahrungsprodukte, die behaupten, gesund zu sein!
5. Kehren Sie dem Supermarkt den Rücken, wann immer es Ihnen möglich ist!
6. Essen Sie vorwiegend Pflanzen, vor allem Blätter!
7. Essen Sie Lebensmittel, die gute Wachstumsbedingungen hatten und von gesunden Böden stammen!
8. Suchen Sie nicht nach dem geheimnisvollen Faktor X in traditionellen Ernährungsformen! Das vollständige Ernährungsmuster ist offenbar größer als die Summe seiner Teile.
9. Zahlen Sie mehr, essen Sie weniger!
10. Essen Sie Mahlzeiten! Essen Sie immer am Tisch! Nein, ein Schreibtisch ist kein Tisch.

11. Beziehen Sie Ihren »Kraftstoff« nicht am gleichen Ort wie Ihr Auto. Tankstellen sind zu Ausgabestellen für weiterverarbeiteten Mais geworden: draußen Ethanol für Ihr Auto, drinnen fruktosereicher Maissirup für Sie.

12. Essen Sie langsam! Im Sinne der Slowfood-Bewegung.

**Meine Empfehlungnen zur Befreiung
aus der Ernährungsdiktatur:**

1. Ökologisch, saisonal und regional kaufen und essen!
2. Unterstützen Sie kleine Geschäfte, boykottieren Sie Discounter, Preisdrücker und Konzerne!
3. Kaufen Sie Fair-trade!
4. Essen Sie keine gefährdeten Fischsorten! Beachten Sie den Greenpeace-Fischführer!
5. Nicht nur bei Lebensmitteln: Kaufen Sie langlebige Qualitätsprodukte statt Billigramsch!
6. Kaufen Sie so, dass sie nichts wegwerfen müssen und dass nichts verdirbt!
7. Kochen Sie gemeinsam mit anderen!
8. Unterstützen Sie FIAN, Greenpeace, eed und andere NGOs und Hilfsorganisationen!
9. Fordern Sie bessere Gesetze: für eine klare, eindeutige Lebensmittelkennzeichnung, gegen Agrardumping, für den Aufbau einer klimafreundlichen und ökologischen Landwirtschaft!

Und für Fortgeschrittene auf der Suche nach dem echten Geschmack:
1. Meiden Sie Aromen und Zusatzstoffe!
2. Essen Sie keine Fertiggerichte!
3. Suchen Sie alte Obst- und Gemüsesorten!
4. Unterstützen Sie den nächsten Biobauernhof! Abonnieren Sie Gemüsekisten oder werden Sie Mitglied eines Hofes, der nach dem Modell der gemeinschaftlich unterstützten Landwirtschaft arbeitet! Oder helfen Sie Höfen, die so arbeiten wollen!

5. Organisieren Sie Carrotmobs – kollektive Einkaufsaktionen zur Unterstützung von kleinen vorbildlich wirtschaftenden Höfen und Läden nach dem Vorbild von http://carrot mob.org oder www.karmakonsum.de!

6. Sofern Sie die Möglichkeit dazu haben: Ernten Sie selbst! Sammeln Sie Holunder und Brombeeren! Bringen Sie Äpfel in die Mosterei! Halten Sie Hühner! Legen Sie einen Kräuter- oder Gemüsegarten an oder helfen Sie in einem Gemeinschaftsgarten!

Anmerkungen

Kapitel 1

[1] Nach Angaben der Centers for Disease Control and Prevention in Atlanta, einer US-Behörde vergleichbar mit dem deutschen Robert-Koch-Institut, siehe http://www.cdc.gov/obesity/data/trends.html

[2] www.who.int/mediacentre/factsheets/fs311/en/index.html und Max-Rubner-Institut / Bundesministerium für Ernährung, Landwirtschaft und Verbraucherschutz: Nationale Verzehrsstudie II, Karlsruhe / Berlin 2008, S: XI ff. und Robert-Koch-Institut / Statistisches Bundesamt: *Gesundheit in Deutschland*, Berlin 2006, S. 113.

[3] Pressemitteilung vom 3. Juni 2008.

[4] Körpergewicht in Kg durch Körpergröße in M zum Quadrat.

[5] Diese Tendenz, Übergewicht als abweichendes Verhalten zu stigmatisieren, hat der Soziologe Friedrich Schorb kritisiert: *Dick, doof und arm? Die große Lüge vom Übergewicht und wer von ihr profitiert*, München 2009.

[6] Das ist ein Ergebnis der Kieler Adipositas-Präventionsstudie KOPS, vgl. Plachta-Danielzik, Sandra u. a.: *Energy-gain and Energy-gap in Normalweight Children* – Longitudinal Data of the KOPS Study, Obesity 2008, 16 (4), S. 777–783.

[7] Pollmer, Udo: *Eßt endlich normal! Das Anti-Diät-Buch*, München 2005.

[8] Ströbele, Nanette / De Castro, John M.: *Effect of Ambience on Food Intake and Food Choice*, Nutrition 20/2004, S. 821–838. Und Dunstan, David u. a.: *Television Viewing Time and Mortality, The Australian Diabetes, Obesity and Lifestyle Study*, Circulation. Journal of the American Heart Association, online veröffentlicht am 11. 1. 2010, http://circ.ahajournals.org. David Dunstan und seine Kollegen vom Herz- und Diabetesinstitut in Melbourne wiesen nach, dass Menschen, die mehr als vier Stunden am Tag fernsehen, eine deutlich geringere Lebenserwartung haben.

Kapitel 2

[9] Die englischen Originalberichte finden sich hier: www.agassessment.org, eine deutsche Zusammenfassung hier: www.weltagrarbericht.de. Mehr dazu im neunten Kapitel.

[10] Siehe www.weltagrarbericht.de/themen-des-weltagrarberichtes/klima-und-energie.html, das Forschungsprojekt CarboEurope www.carbo europe.org und www.wwf.de/themen/landwirtschaft/landwirtschaft-klima

[11] Nach Angaben des Bundesverbands des Deutschen Lebensmittelhandels, BVL, aus dem Jahr 2006, siehe www.lebensmittelhandel-bvl.de

[12] Weiguny, Bettina: *Schützt uns vor Verbraucherschützern!*, in: *Frankfurter Allgemeine Sonntagszeitung* vom 19.7.2009, S. 35.

[13] Adorno, Theodor W. / Horkheimer Max: *Kulturindustrie. Aufklärung als Massenbetrug*, in: dies.: *Dialektik der Aufklärung* (1944), Frankfurt am Main 1991, S. 128 ff.

[14] www.lebensmittelhandel-bvl.de, siehe dort unter Zahlen und Fakten, Situation, Branchenstruktur.

[15] EHI Retail Institute: Handel aktuell 2008/2009, S. 194 und 327 (Zahlen aus 2007 bzw. 2005).

[16] Grünewald, Stephan: *Deutschland auf der Couch. Eine Gesellschaft zwischen Stillstand und Leidenschaft*, Frankfurt am Main 2006.

[17] Reisch, Lucia: *Die Rolle der Diversität für nachhaltige Konsummuster. Zeitschrift für angewandte Umweltforschung*, Sonderheft 13, 2001, S. 181–192.

[18] www.kgbier.de

[19] Klawitter, Nils: *Eine Kiste Bier für 2,99 Euro*, in: *Der Spiegel* Nr. 2/2010 vom 11.1., S. 80.

[20] www.camra.org.uk

[21] www.ideficsstudy.eu/Idefics/index

[22] Robinson, Thomas N. u. a.: *Effects of Fast Food Branding on Young Children's Taste Preferences*, in: Archives of Pediatrics and Adolescent Medicine, 161 (8), 2007, S. 792-797.

[23] Kotteder, Franz: *Die Billig-Lüge. Die Tricks und Machenschaften der Discounter*, München 2005, S. 104 f.

24 www.fanta.de/fanta story.html: »… ab Mai steht Fanta mit einer leicht veränderten Rezeptur in den Regalen: Fanta enthält keine künstlichen Farbstoffe und Aromen mehr.«

25 Anfrage vom 14. 9., Antwort vom 15. 9. 2009.

26 § 11 des Lebensmittel- und Futtermittelgesetzbuches LFGB, nachzulesen unter: http://bundesrecht.juris.de/lfgb/ und http://www.bmelv.de/SharedDocs/Standardartikel/Verbraucherschutz/Markt-Recht/Lebensmittelimitate.html.

27 Pollmer, Udo / Niehaus, Monika: *Food-Design. Panschen erlaubt*, Stuttgart 2007, S. 47 und Georgescu, Vlad D. / Vollborn, Marita: *Die Joghurtlüge. Die unappetitlichen Geschäfte der Lebensmittelindustrie*, Frankfurt am Main 2006, S. 152.

28 Mail vom 15. 9. 2009.

29 http://www.kelloggs.de/ernaehrung.html

30 Leitsätze für Obsterzeugnisse vom 8. 1. 2008, S. 49, 4. 2. 4. 2. 1: »Fruchtgrützen sind Fruchtzubereitungen aus mehreren Fruchtarten. (…) Für Rote Grütze werden überwiegend rote Früchte wie zum Beispiel Sauerkirschen, rote und schwarze Johannisbeeren, Himbeeren und Erdbeeren verwendet.«

31 Antwort auf meine Nachfrage vom 2. 10. 2010, per Mail am 15. 10. erhalten.

32 Mail vom Kreis Gütersloh, Abteilung Veterinärwesen und Lebensmittelkontrolle vom 13. 1. 2010.

33 Weitere schöne Beispiele für lügende Etiketten sammelt die Organisation foodwatch auf abgespeist.de

34 § 5 der Verordnung über die Kennzeichnung von Lebensmitteln LMKV, nachzulesen unter: http://bundesrecht.juris.de/lmkv/. Die EU bereitet eine neue Informationsverordnung vor, die die LMKV ablösen wird.

35 Schwartau, Silke / Valet, Armin: *Vorsicht Supermarkt! Wie wir verführt und betrogen werden*, Reinbek bei Hamburg 2007.

36 Pollmer, Udo / Niehaus, Monika: *Food-Design*, S. 108.

37 Telefongespräch am 14. 9. 2009.

38 Zitiert nach Dierig, Carsten: *Wie die Milch ins Glas kommt*, in: *Die Welt* vom 7. 6. 2008.

39 Telefongespräche im Januar und September 2009.

40 Das Max-Rubner-Institut für Sicherheit und Qualität bei Milch und Fisch in Kiel hat die ESL-Milch untersucht und hält sie für qualitativ hochwertig. Details, wie sich die Inhaltsstoffe verändern, finden sich

hier: www.mri.bund.de/cln_044/nn_1187654/DE/forschung/MF/
esl__milch.html__nnn=true

41 http://www.vzbv.de/go/presse/1181/index.html
42 Telefongespräch im August 2009.

Kapitel 4

43 *Greenpeace Magazin* 6/09: *Die Täuschung. Ob Brot oder Milch –
Unsere Lebensmittel verkommen zur künstlichen Massenware.*

44 Es gibt auch Studien, die zu anderen Ergebnissen kommen: So hat TNS
Infratest im August 2009 im Auftrag des Tiefkühlkostherstellers frosta
(der seit 2003 keine Aromen und Zusatzstoffe mehr verwendet) herausgefunden, dass 61 % der Verbraucher keine Zusatzstoffe wünschen
und nur 36 % den Angaben auf den Verpackungen vertrauen. Siehe
www.frosta.de

45 http://www.vzhh.de/

46 Willmann, Urs / Busse, Tanja: *Natur aus der Fabrik*, in: *Die Zeit* Nr. 6.
vom 29. 1. 2009, S. 29.

47 www.harry.de

48 Die Upländer Bauernmolkerei (www.bauernmolkerei.de) im Sauer-
land.

49 Mehr dazu in Busse: *Einkaufsrevolution*, S. 110 ff.

50 Für alle Kinder, die das auch glauben: Die Bundesarbeitsgemeinschaft
Lernort Bauernhof kann helfen: www.baglob.de

51 Nutrition and Public Health Intervention Research Unit, London
School of Hygiene & Tropical Medicine: *Comparison of putative
health effects of organically and conventionally produced foodstuffs.
A systematic review.* Report for the Food Standards Agency, July 2009

52 Das von der EU finanzierte Forschungsprojekt heißt »Quality Low
Input Food«, siehe: www.qlif.org

53 Eine Auswertung des Pestizidgehaltes von Lebensmitteln des deutschen Marktes 1994–2002 findet sich hier: http://www.orgprints.org/
5399/

54 Pollan, Michael: *In Defense of Food. An Eater's Manifesto*, New York
2008, S. 8.

55 Auf Deutsch: *Lebens-Mittel. Eine Verteidigung gegen die industrielle
Nahrung und den Diätenwahn*, München 2009.

56 Pollan: Michael: *The Omnivore's Dilemma*, New York 2006.

57 Pollan: *Lebens-Mittel*, S. 19.

58 Pollan: *Lebens-Mittel*, S. 11.
59 Pollan: *Lebens-Mittel*, S. 15 f.
60 Pollan: *Lebens-Mittel*, S. 9.
61 Pollan: *Lebens-Mittel*, S. 19.
62 Mail vom 8. 10. 09.
63 Pollan: *Lebens-Mittel*, S. 32.
64 Pollan: *Lebens-Mittel*, S. 75.
65 Pollan: *Lebens-Mittel*, S. 40.
66 Pollan: *Lebens-Mittel*, S. 76.
67 Pollan: *Lebens-Mittel*, S. 77.
68 Pollan: *Lebens-Mittel*, S. 42.
69 FDA steht für Food and Drug Administration.
70 S. 63. Die Eigenwerbung für die »gesunden« Snacks von Frito-Lay: www.snacksense.com.
71 Pollan: *Lebens-Mittel*, S. 71.
72 Pollan: *Lebens-Mittel*, S. 39.
73 Pollan: *Lebens-Mittel*, S. 94.

Kapitel 5

74 Davis, Mike: *Die Geburt der Dritten Welt. Hungerkatastrophen und Massenvernichtung im imperialistischen Zeitalter*, Berlin 2004. (Davis lehrt an der University of California in Irvine, in Deutschland ist er als Stadtsoziologe mit zwei beeindruckenden Büchern über Los Angeles und den Umgang seiner Bewohner mit der ständig drohenden ökologischen Katastrophe bekannt geworden: *City of Quartz. Ausgrabungen der Zukunft in Los Angeles*, Berlin 2006 (Neuauflage) und *Ökologie der Angst. Los Angeles und das Leben mit der Katastrophe*, München 1999. Zuletzt erschien von ihm das Buch *Planet der Slums*, Berlin 2007); Ziegler, Jean: *Das Imperium der Schande. Der Kampf gegen Armut und Unterdrückung*, München 2005, *Der Hass auf den Westen. Wie sich die armen Völker gegen den wirtschaftlichen Weltkrieg wehren*, München 2009.
75 Davis: *Geburt*, S. 61.
76 Davis: *Geburt*, S. 32.
77 Davis: *Geburt*, S. 21.
78 Davis: *Geburt*, S. 18.
79 Davis: *Geburt*, S. 330.
80 Davis: *Geburt*, S. 302.

81 Davis: *Geburt*, S. 303.
82 Davis: *Geburt*, S. 19.
83 Syntheseberichte des Weltagrarberichts, auf Deutsch herausgegeben von Stephan Albrecht und Albert Engel, Hamburg 2009, S. 54. Im Internet unter http://hup.sub.uni-hamburg.de/products-page/publikationen/78/
84 http://www.wdr.de/tv/presseclub/2008/0504/beitrag.phtml
85 Busse, Tanja: *Die Einkaufsrevolution. Konsumenten entdecken ihre Macht*, München 2006.
86 Presseclub ARD, 4. 5. 2008, 12 Uhr. Inacker um 5:10.
87 Inacker um 6:26.
88 Adorno: *Kulturindustrie*, S. 147.
89 Gierth bei 23:00.
90 Pinzler bei 26 Min.
91 Ziegler: *Imperium*, S. 12, und *Hass*, S. 83.
92 Ziegler: *Imperium*, S. 30.
93 Ziegler: *Imperium*, S. 80.
94 Ziegler: *Imperium*, S. 53.
95 Ziegler: *Hass*, S. 166.
96 Ziegler: *Imperium*, S. 69.
97 Ziegler: *Imperium*, S. 101.
98 Ziegler: *Imperium*, S. 100.
99 Zieger: *Hass*, S. 73.
100 Davis: *Geburt*, S. 31.
101 Ziegler: *Imperium*, S. 12.
102 Ziegler: *Imperium*, S. 13.

Kapitel 6

103 Ziegler: *Hass*, S. 21.
104 Wer aber auf diesem direkten Wege doch etwas tun will, hier die Aufforderung Jean Zieglers: »Man kann die Auslandsschulden stoppen! Jeder deutsche Bürger kann verlangen, dass der Finanzminister bei der Versammlung des Internationalen Währungsfonds für die totale Entschuldung der armen Länder stimmt.« Eine E-Mail an buergerreferat@bmf.bund.de schreiben oder auf der Seite www.bundesfinanzministerium.de auf Kontakt klicken.
105 Buntzel, Rudolf / Marí, Francisco: *Das globale Huhn*, Frankfurt am Main 2007, S. 10;

Paasch, Armin: *Verheerende Fluten, politisch gemacht. EU-Handels-politik verletzt Recht auf Nahrung in Ghana*, hg. von Germanwatch, Berlin 2008;
Krane, Judith / Heigl, Ursula / Reichert, Tobias: *Chancen zur ländlichen Entwicklung in Sambia. Entwicklungen von Fördermaßnahmen am Beispiel des Milchsektors*, Hamm und Berlin 2007, herausgegeben von AbL und Germanwatch (beide Studien sind im Internet unter www.germanwatch.org/handel/ herunterzuladen);
Evangelischer Entwicklungsdienst / Association Citoyenne de Défense des Intérêts Collectifs (Hg.): *Keine chicken schicken. Wie Hühner-fleisch aus Europa Kleinbauern in Westafrika ruiniert und eine starke Bürgerbewegung in Kamerun sich erfolgreich wehrt*, Bonn 2006.

[106] 1993 verkauften die Supermärkte in Deutschland 70 % ganze Hähnchen, 2005 nur noch 24 %. ZMP Marktbilanz Eier & Geflügel 2005, S. 189.

[107] Der Evangelische Entwicklungsdienst, eed, Attac und Arbeitsgemeinschaft bäuerliche Landwirtschaft, AbL, haben diesen verblüffenden Warenstrom im Herbst 2005 mit einer Reihe von Vorträgen in Deutschland bekannt gemacht.

[108] Buntzel / Marí: *Das globale Huhn*, S. 20. Die Importe aus der EU nach Kamerun sanken von 2004 auf 2005 von 18 000 Tonnen auf 2100.

[109] http://www.zoll.de/b0_zoll_und_steuern/c0_marktordnung/c0_ausfuhrerstattung/

[110] Wellmer, Gottfried: *Die Auswirkungen der externen EU-Rindfleisch-politik auf die kommunalen Bauern in Namibia. Eine Fallstudie zur Kohärenz der europäischen Politik*, Studie im Auftrag von Brot für die Welt und der Entwicklungspolitischen BIldung auf dem Lande in der EKD, Hohebuch / Stuttgart 1998; Walter, Bernhard: *Die Auswirkungen der EU-Agrarexportsubventionen auf die Landwirtschaft der Entwicklungsländer am Beispiel der Getreideexporte nach Afrika*, Studie der Fachstelle Entwicklungspolitische Bildungsarbeit auf dem Lande in der EKD, Hohebuch 1993.

[111] Wellmer: *EU-Rindfleischpolitik*, S. 3.

[112] www.ifpri.org

[113] Mail vom 24.12.2009.

[114] www.zoll.de/b0_zoll_und_steuern/c0_marktordnung/c0_ausfuhrerstattung/index.html

[115] Wellmer: *EU-Rindfleischpolitik*, S. 3.

[116] Beck, Ulrich: *Die Risikogesellschaft. Auf dem Weg in eine andere Moderne*, München 1986, S. 169.

[117] Ergebnis des 1. Agrarministergipfels am 17. Januar 2009, S. 4, als pdf-Dokument auf der Seite des Landwirtschaftsministeriums www.bmelv.de

[118] Oxfam: »Abgedrängt«. *Niedrige Milchpreise treffen Ärmste am härtesten. Billigimporte von Magermilchpulver in Bangladesh*, November 2009, S. 3.

[119] Originalton Ilse Aigner gesendet am 22. 1. 2009 um 19.05 Uhr in *Politikum* auf WDR 5.

[120] Gespräch mit Ulrike Bickel am 23. 11. 2009. Ihre Diplomarbeit (auf Portugiesisch) und eine deutsche Zusammenfassung sind im Internet herunterzuladen: Bickel, Ulrike: *Brasil: Expansão da Soja, Conflitos Sócio-Ecológicos e Segurança Alimentar*, Masterarbeit in Tropischer Landwirtschaft an der Universität Bonn, Fakultät für Agrarwissenschaften, siehe www.panda.org. Bickel, Ulrike: *Sojaboom in Brasilien – eine unendliche Geschichte.* Ein Beitrag zum Soja-Dialog der Evangelischen Akademie Loccum, siehe www.loccum.de. Siehe auch Greenpeace: Eating up the amazon, Amsterdam 2006.

[121] Siehe auch Busse: *Die Einkaufsrevolution*, S. 150 ff.

[122] Schuler, Christiana: *Für Fleisch nicht die Bohne, Futter und Agrokraftstoff – Flächenkonkurrenz im Doppelpack. Eine Studie zum Sojaanbau für die Erzeugung von Fleisch und Milch und für den Agrokraftstoffeinsatz in Deutschland 2007*, herausgegeben vom BUND, Berlin 2008.

Kapitel 7

[123] Busse: *Einkaufsrevolution*, S. 224 ff. Benjamin Pütter hat die Organisation Xertifix aufgebaut, die Siegel an Steinbrüche verleiht, die auf Kinderarbeit verzichten. Mit den Einnahmen finanziert er neue Unterkünfte für die ehemaligen Kindersklaven. Mehr dazu im Internet unter www.xertifix.de

[124] www.transfair.org und http://fairwear.twokings.eu/.

[125] Himmelreich, Laura: *Warum Schokogiganten auf politisch korrekten Kakao setzen*, in: *Spiegel online* vom 3. 1. 2010, www.spiegel.de/wirt - schaft/unternehmen/0,1518,665977,00.html

[126] Meyer-Wellmann, Jens: *Sie putzte für 2,46 Euro die Stunde*, in: *Hamburger Abendblatt* vom 8. 1. 2007.

[127] Gespräch mit Dirk Baecker am 27. 11. 2009. Baecker ist Professor für Kulturtheorie und -analyse an der Zeppelin University in Friedrichshafen und Herausgeber des Buches *Kapitalismus als Religion*.

[128] Vergleiche dazu Kurbjuweit, Dirk: *Unser effizientes Leben. Die Diktatur der Ökonomie und ihre Folgen*, Reinbek bei Hamburg 2003.

[129] Obert, Michael: *Kinderschokolade*, in: *Greenpeace Magazin* 3/09 April/ Mai 2009, S. 62–77, http://www.greenpeacemagazin.de/index.php? id=5752

[130] Dunsch, Jürgen / Theurer, Marcus: *Heiße Schokolade*, in: *Frankfurter Allgemeine Zeitung* vom 24. 11. 2009, S. 18.

[131] Werner, Klaus / Weiss, Hans: *Das neue Schwarzbuch Markenfirmen. Die Machenschaften der Weltkonzerne*, Wien 2003, S. 326 f. und 340 f.

[132] Burger, Kathrin: *So süß und doch so bitter. Die Deutschen lieben Schokolade und wissen oft nicht um die menschenunwürdigen Bedingungen im Kakaoanbau*, in: *Die Zeit* Nr. 52 vom 17. 12. 2009, S. 30.

Kapitel 8

[133] Urteil des Verwaltungsgerichts Hamburg Greenpeace / HZA Jonas 13 K 1172/07 vom 22. 5. 2008, S. 9 Wegen der »grundsätzlichen Bedeutung« des Falles wurde die sogenannte Sprungrevision zugelassen, nach der nicht das nächst höhere Gericht, sondern gleich die höchste Ebene, das Bundesverwaltungsgericht, entscheiden sollte.

[134] www.wer-profitiert.de und www.farmsubsidy.org

[135] www.agrar-fischerei-zahlungen.de/Suche

[136] Edeka Geschäftsbericht 2008, S. 47.

[137] Die Zuwendung wird aufgrund der Marktstrukturverbesserungsrichtlinie vom 23. November 2000 (AmtsBl. M-V S. 1445), der Verordnung (EG) Nr. 1257/99 des Rates vom 17. Mai 1999 über die Förderung der Entwicklung des ländlichen Raums durch den Europäischen Ausrichtungs- und Garantiefonds für die Landwirtschaft, Abteilung Ausrichtung, des Rahmenplans der Gemeinschaftsaufgabe »Verbesserung der Agrarstruktur und des Küstenschutzes« nach den Grundsätzen für die Förderung im Bereich der Marktstrukturverbesserung, des § 44 der Landeshaushaltsordnung Mecklenburg-Vorpommern (LHO) und der dazu erlassenen Verwaltungsvorschriften (VV-LHO) nebst Anlage sowie der § 48, 49 und 49a Landesverwaltungsverfahrensgesetz gewährt.

[138] http://www.campina.de/presse/pressemitteilungen/2009/6/eu%20agrar fonds.aspx

[139] Winter, Steffen: *Künstlich verkleinert. Der Milchmilliardär Theo Müller hat für seine sächsischen Firmen Millionen an Staatshilfe kassiert.*

Eigentlich sollten kleine Unternehmen gefördert werden, in: *Der Spiegel* Nr. 49 vom 30. 11. 2009, S. 107.

[140] Nicht zu verwechseln mit dem ebenfalls in Hamburg ansässigen Agrarhandelshaus Alfred C. Toepfer International GmbH.

[141] Balasko, Sascha / Ekberg, Gita: *370 Millionen Euro mit Zucker ergaunert?*, in: *Hamburger Abendblatt* vom 12. 6. 2009.

[142] *Agra-Europe* 46/09 vom 9. 11. 2009.

[143] Mail vom Hauptzollamt Hamburg-Jonas v. 22. 12. 2009.

Kapitel 9

[144] www.weltwirtschaft-und-entwicklung.org/

[145] Mail der Pressestelle des Bundesministeriums für wirtschaftliche Zusammenarbeit und Entwicklung vom 4. 1. 2010.

[146] Am Finanzierungsfonds für den IAASTD haben sich Australien, Frankreich, Großbritannien, Irland, Kanada, Schweden, die Europäische Kommission, die Schweiz und der United States Trust Funds beteiligt, siehe Synthesebericht des Weltagrarberichts, S. x. Im Internet unter http://hup.sub.uni-hamburg.de/products-page/publikationen/78/

[147] Grefe, Christiane: *Das Weltsättigungsprojekt*, in: *Die Zeit* Nr. 15/2008 vom 3. 4., siehe http://www.zeit.de/2008/15/Landwirtschaft

[148] Synthesebericht, S. 6.

[149] Synthesebericht, S. 54.

[150] 58 Regierungen haben den vollständigen Bericht unterschrieben, darunter Frankreich und Großbritannien. Australien, Kanada und die USA haben mit Einschränkungen unterzeichnet. Siehe Synthesebericht, S. 3.

[151] Originalton Ilse Aigner gesendet am 22. 1. 2009 auf WDR 5, in der Sendung *Politikum*.

[152] Siehe http://gffa-berlin.de/

[153] Gespräch mit Hans Herren am 26. 11. 2010.

[154] www.weed-online.org/

[155] http://www.un.org/millenniumgoals/

[156] FIAN steht für Food First Informations- und Aktionsnetzwerk, der Sitz des internationalen FIAN-Sekretariates ist in Heidelberg, FIAN Deutschland arbeitet von Köln aus, siehe www.fian.de

[157] Jean Ziegler hat als UN-Beauftragter für das Menschenrecht auf Nahrung Guatemala besucht, unter www.righttofood.org/new/html/ Publications.html findet sich sein Bericht darüber.

Kapitel 10

[158] Helmut Kramer hat Ende der siebziger Jahre zum Rücktritt des niedersächsischen Justizministers Hans Puvogel beigetragen, der während des Dritten Reiches mit einer nationalsozialistischen Arbeit promoviert hatte und sich später davon nicht distanzierte. Er hat, zusammen mit Wolfram Wette, das Buch *Recht ist, was den Waffen nützt*, Berlin 2004, herausgegeben. Siehe www.kramerwf.de

[159] Mail von Helmut Kramer vom 22. 12. 2009.

[160] Nach § 6 und 7? Nummer 9. StGB, nachzulesen unter http://dejure. org/gesetze/StGB/6.html

[161] Für mehr Details: Kaleck, Wolfgang / Saage-Maaß, Miriam: *Historic Precedents and Current Manifestation of Corporate Accountability for International Crimes – the Status Quo and its Challenges*, in: *Journal for International Criminal Justice*, in Vorbereitung.

Kapitel 11

[162] Gespräch mit Dr. Johannes Merck im März 2006.

[163] Stauber, John / Rampton, Sheldon: *Toxic sludge ist good for you. Lies, Damn Lies and the Public Relations Industry*, London 2004 und *Trust Us, We're Experts. How Industry Manipulates Science and Gambles with our Future*, New York 2002.

[164] Staud, Toralf: *Grün, grün, grün ist alles, was wir kaufen. Lügen, bis das Image stimmt*, Köln 2009, siehe auch die Website www.klima-luegendetektor.de

[165] Zitiert nach Staud: *Grün, grün, grün*, S. 25.

[166] Grundsätzlich gilt: Externe Kontrollstellen oder unabhängige Label sind verlässlicher als Eigenbehauptungen von Unternehmen, das herauszufinden hilft die Labeldatenbank der Verbraucherinitiative: www. label-online.de. Mehr dazu im Anhang der *Einkaufsrevolution*.

[167] Diese Denkweise hat zum Beispiel die *Frankfurter Allgemeine Sonntagszeitung* am 22. 11. 2009 vertreten: Bernau, Patrick: *Kauf T-Shirts aus Kinderhand*, in: *Frankfurter Allgemeine Sonntagszeitung* vom 22. 11. 2009, S. 47: Unter der Überschrift *Kauft T-Shirts aus Kinderhand* erklärt Bernau, dass Boykotte gegen Kinderarbeit nicht hülfen, sondern das Problem sogar verschärften. Würden Produkte aus Kinderarbeit boykottiert, verlören die Kinder ihre Arbeit, ihre Familien würden noch ärmer und müssten die Kinder dann auf dem Bauernhof der

Eltern mitarbeiten lassen (als gäbe es diese Alternative überhaupt in den Slums der Millionenstädte und in den Fabrikghettos der Exportproduktionszonen). Der Boykott der Kinderarbeit führe aber dazu, dass die Industriearbeiter plötzlich keine Konkurrenz mehr hätten und deshalb mit weniger Energie gegen Kinderarbeit kämpften, weshalb sie auch nicht verboten würde.

[168] Zielcke, Andreas: *Schlimmer als Buridans Esel. Klimapolitik: Radikaler Wandel für Wohlstandsbürger?*, in: *Süddeutsche Zeitung* vom 20. 11. 2009, S. 11.

Kapitel 12

[169] Roberts, Paul: *The End of Oil. The Decline of the Petroleum Economy and the Rise of a New Energy Order*, London 2005; Global Challenges Network (Hg.): *Ölwechsel! Das Ende des Erdölzeitalters und die Weichenstellung für die Zukunft*, München 2002; siehe auch Rifkin, Jeremy: *Die H2Revolution. Mit neuer Energie für eine gerechte Weltwirtschaft*, Frankfurt/New York 2002.

[170] Roberts, Paul: *The End of Food, The Coming Crisis in the World Food Industry*, London 2008, S. xi; siehe auch: Wilson, Bee: *The last bite. Is the world's food system collapsing?*, in: *The New Yorker* vom 19. 5. 2008, http://www.newyorker.com/arts/critics/atlarge/2008/05/19/080519 crat_atlarge_wilson

[171] Roberts, Paul im Washington Public Radio 2008, siehe www.theendoffood.com/id20.html

[172] Gespräch mit Hans Herren am 26. 11. 2009.

[173] Malthus, Thomas Robert: *Eine Abhandlung über das Bevölkerungsgesetz* (1798), Jena 1924, Bd. 1, S. 2.

[174] Hirn, Wolfgang: *Der Kampf ums Brot. Warum die Lebensmittel immer knapper und teurer werden*, Frankfurt am Main 2009, S. 10.

[175] Hirn: *Brot*, S. 24.

[176] Bommert, Wilfried: *Kein Brot für die Welt. Die Zukunft des Welternährung*, München 2009.

[177] Bommert: *Kein Brot*, S. 313, 312, 330.

[178] Bommert: *Kein Brot*, S. 77 f.

[179] Die internationale Nichtregierungsorganisation Grain hat im Oktober 2008 eine erste Studie über das Phänomen herausgebracht: *Seized. The 2008 landgrab for food and financial security*, Barcelona 2008, im Internet auf www.grain.org nachzulesen.

180 Mail von Tadco vom 5. 4. 2009.

181 Mails von Rolf Müller vom 31. 3. und 1. 4. 2009.

182 Henseling, Karl Otto: *Am Ende des fossilen Zeitalters. Alternativen zum Raubbau an den natürlichen Lebensgrundlagen*, München 2008.

183 Henseling: *Ende*, S. 53.

184 Smil, Vacla: *Enriching the Earth: Fritz Haber, Carl Bosch and the Transformation of World Food Production*, Cambridge 2004, zitiert nach: Cox, Stan: *Sick Planet. Corporate Food and Medicine*, London 2008, S. 87.

185 Rockström, Johan u. a.: *A safe operating place for humanity*, in: *Nature* Nr. 461 vom 24. 9. 2009, S. 472–475. Eine englische Zusammenfassung findet sich hier: www.nature.com/nature/journal/v461/n7263/full/461472a.html

186 Roberts: *The End of Food*, S. xiv f.

187 WWF: *Modell Deutschland. Klimaschutz bis 2050*, Berlin 2009, S. 27.

Kapitel 13

188 Mehr dazu in Busse: *Einkaufsrevolution*, S. 122 ff.

189 Niemann, Eckchard: *Die verschwiegene Agrarindustrialisierung. Kritischer Agrarbericht 2010*, herausgegeben vom AgrarBündnis, Kassel / Hamm 2010, S. 46–50.

190 Richtlinie 2007/43/EG vom 28. 6. 2007.

191 Bintz, Uwe / Schulze-Steinmann, Matthias: *Hähnchenmast: Geht der Boom weiter?*, in: top agrar Nr. 1/2010, S. 26–33.

192 Siehe www.who.int/mediacentre/factsheets/fs311/en/index.html

193 Smithfield 2009 Annual Report, S. 7 f. Siehe www.smithfieldfoods.com

194 www.bauernhoefe-statt-agrarfabriken.de/

Kapitel 14

195 Das Eurobarometer findet sich hier: http://ec.europa.eu/research/press/2006/pdf/pr1906_eb_64_3_final_report-may2006_en.pdf. Die deutschen Konsumenten sind damit im europäischen Vergleich keine Ausnahme: »Deutschland unterscheidet sich nur geringfügig vom europäischen Gesamtbild«, sagt Hampel, »die Behauptung einer spezifisch deutschen Technikfeindlichkeit ist ebenso falsch wie beständig.«

196 Benbrook, Charles: *Impacts of Geneticalley Engineered Crops on Pesticide Use: The first 13 Years*, herausgegeben vom Organic Center, Boulder, Colorado 2009, im Internet nachzulesen unter www.organic-center. org/science.pest.php?action=view&report_id=159. Eine Übersicht über alle Studien findet sich hier: http://www.nabu.de/themen/gentechnik/allgemein/11320.html

197 Giant Ragweed – oder Riesenlumpenkraut – ist ein Verwandter der hoch allergenen Beifußambrosie, auch Traubenkraut genannt, die sich in den letzten Jahren in Deutschland immer weiter verbreitet hat.

198 Seitdem setzt sich Árpad Pusztai zusammen mit seiner Frau Susann Bardosz für mehr Sicherheitsforschung und ökologische Landwirtschaft ein. Im November 2009 wurde dem Ehepaar deshalb der Stuttgarter Friedenspreis verliehen.

199 Siehe auch www.keine-gentechnik.de/dossiers/efsa-reform.html, hier findet sich eine Studie des österreichischen Wissenschaftlers Werner Müller darüber, wie die EFSA kritische Studien verschwiegen hat.

200 Die Bezeichnung Genmais ist wissenschaftlichlich gesehen Unsinn, denn natürlich enthält jede Pflanze Gene und damit auch jede Maispflanze, doch ich benutze sie trotzdem, als Abkürzung für die sperrige Formulierung »gentechnisch veränderterter Mais«.

201 Jeffrey M. Smith: *Trojanische Saaten. GenManipulierte Nahrung – GenManipulierter Mensch*, München 2004.

202 Nachzulesen im Buch zum Film: Robin, Marie-Monique: *Mit Gift und Genen. Wie der Biotech-Konzern Monsanto unsere Welt verändert*, München 2009.

203 Andrioli, Antônio Inacio / Fuchs, Richard (Hg.): *Agro-Gentechnik. Die Saat des Bösen. Die schleichende Vergiftung von Böden und Nahrung*, Lahnstein 2006. Viele Aufsätze über Brasilien und Gentechnik auf seiner Internetseite http://andrioli.com.br/de/

204 Siehe www.gentechnikfreie-regionen.de

205 www.abrange.org

206 Die Internetseite transgen.de (von der Verbraucher Initiative gegründet, inzwischen aber vor allem von Biotechnologiefirmen finanziert) hat doch ein Produkt entdeckt: den aus den USA importierten Schokoladenriegel »Reeses NutRageous«. Auf der Zutatenliste setht im Kleingedruckten: »hergestellt aus gentechnisch verändertem Zucker«. Siehe www.transgen.de unter »Frage der Woche«.

207 Hallman, William u. a.: *Americans and GM Food: Knowledge, Opinion and Interest in 2004*, New Brunswick 2004, www.foodpolicy institute.org/pubs.asp?id=59

208 Siehe »Herkunftsgarantie« auf der Seite www.wiesenhof-online.de

209 Anthes, Monika / Verheyen, Edgar: *Tierquälerei bei Wiesenhof? Wie Tiere in einem Vorzeigeunternehmen leiden müssen*, in: Report Mainz vom 11.1.2010, ARD 21.45, im Internet unter www.swr.de/report. Darin berichten und zeigen zwei ehemalige Mitarbeiter einer niedersächsischen Elterntierfarm, wie sogenannte Impftrupps, die von Farm zu Farm ziehen, kranke Hühner wortwörtlich aus den Ställen schleudern und ihnen ohne Betäubung durch brutales Schütteln das Genick brechen.

210 Siehe »Herkunftsgarantie« auf der Seite www.wiesenhof-online.de

Kapitel 15

211 www.gendreck-weg.de

212 Mail von der Pressestelle der Polizei Brandenburg vom 7.8.2007.

213 www.taz.de/zeitung/taznews-verlag/panterpreis/panterpreis2008/preis - verleihung/ und Buse, Uwe: *Freiheit für den Acker*, in: *Der Spiegel* Nr. 10/2009 v. 2.3.2009, www.spiegel.de/spiegel/print/d-64385827.html

214 Siehe www.bmelv.de unter Pflanze und Grüne Gentechnik.

215 Pressemitteilung von Greenpeace vom 11.12.2009. Siehe auch www. biolsci.org/v05p0706.htm

216 www.schlossimkerei.de und www.schloss-tonndorf.de/genossenschaft. php

217 Mehr Informationen zur »jungen AbL« auf der Seite www.abl-ev.de. Die Gründer laden alle Interessierten zum Mitmachen ein, für die Landwirtschaft mehr ist als industrielle Produktion und die in diesem Sinne die Agrarkultur fördern wollen.

218 Aktenzeichen 8 Ns – 501 Js 15915/06. Nachzulesen unter www.projektwerkstatt.de/gen/prozesse/2006lg/urteil091009.pdf

219 Im Sommer 2009 hat Jörg Bergstedt eine Broschüre über diese Verflechtungen veröffentlicht, gegen die zwei der erwähnten Gentechnikbefürworter eine einstweilige Verfügung durchgesetzt haben, www. projektwerkstatt.de/gen/filz.htm, siehe auch:
Lorch, Antje / Then, Christoph: *Kontrolle oder Kollaboration?* Ein Bericht im Auftrag von Ulrike Höfken, Sprecherin für Ernährungspolitik und Verbraucherfragen der Bundestagsfraktion Bündnis 90/Die Grünen, April 2008.

220 Auf der Seite www.greenpeace.de unter Themen und Gentechnik findet sich der Bericht vom 10.9.2009.

Kapitel 16

[221] www.bve-online.de/presseservice/pressemitteilungen/pm_100113/

[222] Mitteilung der Kommission der Europäischen Gemeinschaften an das Europ. Parlament, den Rat, den Europ. Wirtschafts- und Sozialausschuss und den Ausschuss der Regionen: Die Funktionsweise der Lebensmittelversorgungskette in Europa verbessern, KOM(2009) 591 endg.

[223] Siehe auch: Klawitter, Nils: *Industrie feiert Sieg über Verbraucherschutz*, www.spiegel.de vom 9. 12. 2009, siehe: www.spiegel.de/wirtschaft/service/0,1518,665569,00.html

[224] Mail von der Pressestelle Nestlé Deutschland vom 18. 12. 2009.

[225] http://ernaehrungsstudio.nestle.de/start/home/

[226] *Garantiert keine Placebos*, in: *Focus* Nr. 3/2009 vom 12. 1.

[227] Nach Recherchen der Schweisfurth-Stiftung für das Jahr 2008.

[228] McCarthy, Cormac: *Die Straße*, Reinbek bei Hamburg 2008.

[229] Siehe auch Welzer, Harald: *Klimakriege. Wofür im 21. Jahrhundert getötet wird*, Frankfurt am Main 2008.

[230] http://tempelhof.blogsport.de/

[231] www.rosarose-garten.net. Auf der Seite www.gruenewelle.org finden sich Ideen und Anleitungen für Guerillagärtner und viele Links zu Projekten in anderen Städten.

[232] http://userpage.fu-berlin.de/~garten/
Einen Aufsatz von Elisabeth Meyer-Renschhausen über die amerikanischen Community-Gärten findet man hier: http://www.kritischer-agrarbericht.de/index.php?id=232: *Ernährungswende von unten – Kochen und Gärtnern als politische Opposition. Ein Bericht aus den USA*, in: *Der kritische Agrarbericht 2007*, Kassel, Hamm 2007, S. 272–275. Außerdem: Meyer-Renschhausen, Elisabeth: *Unter dem Müll der Acker – Community Gardens in New York City*, Königstein im Taunus 2004.

[233] www.unserland.info/

[234] Die Berliner Fotografin Sonja Meyer hat Kunst aus dieser Bewegung zurück zum Garten gemacht, die mit inszenierten Bildern auf den realen Trend der Selbstversorger hinweist und die Möglichkeiten dafür auslotet: Grünkohlbeete im Wohnzimmer und Gemüse im Großraumbüro, siehe www.sonjameyer.com

[235] Klaphake, Ute / Lüdemann, Karin / Jensen, Dierk: *Reichtum ernten*, Stuttgart 2009. Wer Interesse an alten Gemüsesorten hat, findet Hilfe beim Verein zur Erhaltung der Nutzpflanzenvielfalt, VEN, im Internet unter www. nutzpflanzenvielfalt.de

[236] *Der Bauer, der das Gras wachsen hört*, ein Film von Bertram Verhaag, 2009, www.denkmal-film.com

Anhang

[237] Zitiert nach Tagesanzeiger vom 27. 10. 2009: http://www.tagesanzeiger.
ch/leben/gesellschaft/Fleisch-essen-wird-einst-so-verpoent-sein-wie-
betrunken-Auto-fahren/story/29078958

Literatur

Adorno, Theodor W. / Horkheimer, Max: Kulturindustrie. Aufklärung als Massenbetrug, Dialektik der Aufklärung (1944), Frankfurt am Main 1991, S. 128 ff.

AgrarBündnis (Hg.): Der Kritische Agrarbericht, verschiedene Jahrgänge, Kassel / Hamm

Andrioli, Antônio Inacio / Fuchs, Richard (Hg.): Agro-Gentechnik. Die Saat des Bösen. Die schleichende Vergiftung von Böden und Nahrung, Lahnstein 2006

Annas, Max / Binder, Jürgen: Genfood. Das aktuelle Handbuch, Freiburg 2009

Annas, Max / Wagenhofer, Erwin: We feed the world. Was uns das Essen wirklich kostet. Das Buch zum gleichnamigen Film, Freiburg 2006, S. 165 f.

Autorenkollektiv (Hg.): Gegenwind aus Ostfriesland. Bäuerliche Landwirtschaft und Agrarpolitik. Ein Buch von und für Onno Poppinga, Kassel / Hamm 2009

Baecker, Dirk (Hg.): Kapitalismus als Religion, Berlin 2009

Barry, Max: Logoland, München 2008 (englisches Original: Jennifer Government, 2003)

Beck, Ulrich: Die Risikogesellschaft. Auf dem Weg in eine andere Moderne, München 1986

Bode, Thilo: Abgespeist. Wie wir beim Essen betrogen werden und was wir dagegen tun können, Frankfurt am Main 2007

Bickel, Ulrike: Brasil: Expansão da Soja, Conflitos Sócio-Ecológicos e Segurança Alimentar, Masterarbeit in Tropischer Landwirtschaft an der Universität Bonn, Fakultät für Agrarwissenschaften, 2004

Bickel, Ulrike: Sojaboom in Brasilien – eine unendliche Geschichte. Ein Beitrag zum Soja-Dialog der Evangelischen Akademie Loccum, 2002

Binswanger, Mathias: Globalisierung und Landwirtschaft. Mehr Wohlstand durch weniger Freiheit, Wien 2009

Bommert, Wilfried: Kein Brot für die Welt. Die Zukunft der Welternährung, München 2009

Braun, Joachim von u. a.: Assessing Coherence between the Common Agricultural Policy and the EU's Development Policy: The Case of Cereals in African ACP Countries. Final Report to the EU Commission, Kiel 1995

Buntzel, Rudolf / Marí, Francisco: Das globale Huhn, Hühnerbrust und Chicken Wings – wer isst den Rest? Frankfurt am Main 2007

Buse, Uwe: Freiheit für den Acker, Der Spiegel Nr. 10/2009 vom 2. 3.

Busse, Tanja: Die Einkaufsrevolution. Konsumenten entdecken ihre Macht, München 2006

Busse, Tanja: Der große Bluff, Greenpeace Magazin Nr. 6/2009

Busse, Tanja: Die neuen Eroberer, Die Zeit Nr. 20/2009 vom 8. 5., S. 36

Busse, Tanja / Grefe, Christiane: Kolben des Zorns, Die Zeit Nr. 39/2008 vom 18. 9.

Busse, Tanja: Lernen wie in Bullerbü. Auf Schulbauernhöfen erfahren Kinder, dass die Milch nicht aus der Packung stammt, Die Zeit Nr. 37/2005 vom 8. 9., S. 75

Busse, Tanja: Melken und gemolken werden. Die ostdeutsche Landwirtschaft nach der Wende, Berlin 2001

Busse, Tanja / Willmann, Urs: Natur aus der Fabrik, Die Zeit Nr. 6/2009 vom 29. 1., S. 29

Cox, Stan: Sick Planet. Corporate Food and Medicine, London 2008

Critser, Greg: Fat Land. How Americans Became the Fattest People in the World, Boston / New York 2004

Deutsche Gesellschaft für Ernährung: Ernährungsbericht 2008, Bonn 2008

Ernst, Herbert: einwende, Speyer 2009

Evans, Alex: The Feeding of the Nine Billion. Global Food Security for the 21st Century. A Chatham House Report, London 2009

Faißner, Klaus: Wirbelsturm und Flächenbrand. Das Ende der Gentechnik, Wien 2009

Georgescu, Vlad D. / Vollborn, Marita: Die Joghurtlüge. Die unappetitlichen Geschäfte der Lebensmittelindustrie, Frankfurt am Main 2006

Goris, Eva: Unser kläglich Brot. Gute Ernährung kommt nicht aus der Tüte, München 2007

Gottwald, Franz-Theo / Fischer, Franz (Hg.): Ernährung sichern – weltweit. Ökosoziale Gestaltungsperspektiven. Bericht an die Global Marshall Plan Initiative, Hamburg 2007

Grefe, Christiane: Das Weltsättigungsprojekt, Die Zeit Nr. 15/2008 vom 3. 4.

Grefe, Christiane / Schumann, Harald: Der globale Countdown. Gerechtigkeit oder Selbstzerstörung – Die Zukunft der Globalisierung, Köln 2008

Greenpeace: Eating up the Amazon, Amsterdam 2006

Greenpeace Magazin 6/2008: Vorsicht Mitgift! Lebensmittel: Was wir alles an Zusatzstoffen schlucken müssen

Grimm, Hans-Ulrich: Katzen würden Mäuse kaufen. Schwarzbuch Tierfutter, Wien 2007

Groenveld, Sigmar / Heindl, Bernhard: Gründe – Abgründe, Bäuerliche Landwirtschaft im Sog agrarindustrieller Zwänge, Innsbruck, Wien, Bozen 2006

Gruber, Petra C. (Hg.): Die Zukunft der Landwirtschaft ist biologisch! Welthunger, Agrarpolitik und Menschenrechte, Opladen 2009

Grünewald, Stephan: Deutschland auf der Couch. Eine Gesellschaft zwischen Stillstand und Leidenschaft, Frankfurt am Main 2006

Hahlbrock, Klaus: Kann unsere Erde die Menschen noch ernähren? Bevölkerungsexplosion, Umwelt, Gentechnik, Frankfurt am Main 2007

Hallman, William u. a.: Americans and GM Food: Knowledge, Opinion and Interest in 2004, New Brunswick 2004

Henseling, Karl Otto: Am Ende des fossilen Zeitalters. Alternativen zum Raubbau an den natürlichen Lebensgrundlagen, München 2008

Himmelreich, Laura: Warum Schokogiganten auf politisch korrekten Kakao setzen, Spiegel online vom 3. 1. 2010

Hirn, Wolfgang: Der Kampf ums Brot. Warum die Lebensmittel immer knapper und teurer werden, Frankfurt am Main 2009

Hitschfeld, Oswald: Der Kleinsthof, Kevelaer 2009

Hoppe, Andreas: Allein unter Gurken. Mein abenteuerlicher Versuch, mich regional zu ernähren, München 2009

Junker, Thomas / Paul, Sabine: Der Darwin-Code. Die Evolution erklärt unser Leben, München 2009

Kat, Wam: Wam Kats 24 Rezepte zur kulinarischen Weltverbesserung, Freiburg 2008

Klaphake, Ute / Lüdemann, Karin / Jensen, Dierk: Reichtum ernten, Stuttgart 2009

Klawitter, Nils: Ampelkennzeichnung: Industrie feiert Sieg über Verbraucherschutz, www.spiegel.de vom 9. 12. 2009

Klawitter, Nils: Die Geschmacksillusion, Der Spiegel 42/2009 vom 12. 10., S. 72–77

Klawitter, Nils: Eine Kiste Bier für 2,99 Euro, Der Spiegel Nr. 2/2010 vom 11. 1., Seite 80–81

Klawitter, Nils u. a.: Lust auf Larifari, Der Spiegel 20/2007 vom 14. 5., S. 36

Kotteder, Franz: Die Billig-Lüge. Die Tricks und Machenschaften der Discounter, München 2005

Krane, Judith / Heigl, Ursula / Reichert, Tobias: Chancen zur ländlichen Entwicklung in Sambia. Entwicklungen von Fördermaßnahmen am Beispiel des Milchsektors, Hamm und Berlin 2007

Kurbjuweit, Dirk: Unser effizientes Leben. Die Diktatur der Ökonomie und ihre Folgen, Reinbek bei Hamburg 2003

Liloni, Adriano: I sovversi del gusto. Diario di una passione terrena, Brescia 2008

Lorch, Antje / Then, Christoph: Kontrolle oder Kollaboration? Ein Bericht im Auftrag von Ulrike Höfken, Sprecherin für Ernährungspolitik und Verbraucherfragen der Bundestagsfraktion Bündnis 90/Die Grünen, April 2008

Mander, Jerry / Cavanough, John: Eine andere Welt ist möglich. Alternativen zur GLobalisierung, München 2003

Max-Rubner-Institut / Bundesministerium für Ernährung, Landwirtschaft und Verbraucherschutz: Nationale Verzehrsstude II, Die bundesweite Befragung zur Ernährung von Jugendlichen und Erwachsenen, Karlsruhe / Berlin 2008

Mayer-Tasch, Peter Cornelius: Die Küche im Dorf lassen. Ein sinnenfrohes Ökolog(-inn)enkochbuch, Gelnhausen 2007

Meisel, Hans: Experimentelle Untersuchungen zur Qualität von ESL-Milch, Mitteilung des Max-Rubner-Instituts vom 1. 9. 2009

Meyer-Renschhausen, Elisabeth: Ernährungswende von unten. Kochen und Gärtnern als politische Opposition. Ein Bericht aus den USA, Der kritische Agrarbericht 2007, Hamm/Westfalen 2007, S. 272–275

Meyer-Renschhausen, Elisabeth: Unter dem Müll der Acker – Community Gardens in New York City, Königstein im Taunus 2004

Nestlé, Marion: Food Politics. How the Food Industry Influence Nutrition and Health, Berkeley 2007

Obert, Michael: Kinderschokolade, Greenpeace Magazin 3/09 von April/Mai, S. 62 -77

Oxfam: »Abgedrängt«. Niedrige Milchpreise treffen Ärmste am härtesten. Billigimporte von Magermilchpulver in Bangladesh, November 2009

Paarlberg, Robert: Starved for Science. How Biotechnology is being kept out of Africa, Harvard 2008

Paasch, Armin: Verheerende Fluten, politisch gemacht. EU-Handelspolitik verletzt Recht auf Nahrung in Ghana, Berlin 2008

Pallach, Ulrich-Christian (Hg.): Hunger. Quellen zu einem Alltagsproblem seit dem Dreißigjährigen Krieg, München 1986

Patel, Raj: Stuffed and Starved. From Farm to Fork, the Hidden Battle for the World Food System, London 2007

Plachta-Danielzik, Sandra u. a.: Energy-gain and Energy-gap in Normal-weight Children – Longitudinal Data of the KOPS Study, Obesity 2008, 16 (4), S. 777–783

Pollan, Michael: The Omnivore's Dilemma. A Natural History of Four Meals, New York 2006

Pollan, Michael: Lebens-Mittel. Eine Verteidigung gegen die industrielle Nahrung und den Diätenwahn, München 2009

Pollan, Michael: Food Rules. An Eater's Manual, New York 2009

Pollmer, Udo: Esst endlich normal! Das Anti-Diät-Buch (2005), München 2007

Pollmer, Udo: Wohl bekomm's! Prost Mahlzeit! Köln 2006

Pusztai, Árpád / Bardócz, Susan: Sicherheitsrisiko Gentechnik, Freiburg 2008

Rampton, Sheldon / Stauber, John: Toxic sludge ist good for you. Lies, Damn Lies and the Public Relations Industry, London 2004

Rampton, Sheldon / Stauber, John: Trust Us, We're Experts. How Industry Manipulates Science and Gambles with our Future, New York 2002

Reisch, Lucia: Die Rolle der Diversität für nachhaltige Konsummuster, Zeitschrift für angewandte Umweltforschung, Sonderheft 13, 2001, S. 181–192.

Reynolds, Richard: Guerilla Gardening. Ein botanisches Manifest, Freiburg 2009

Robert-Koch-Institut / Statistisches Bundesamt: Gesundheitsbericht 2006, Berlin 2006

Roberts, Paul: The End of Food. The Coming Crisis in the World Food Industry, London 2008

Robin, Marie-Monique: Mit Gift und Genen. Wie der Biotech-Konzern Monsanto unsere Welt verändert, München 2009

Robinson, Thomas N. u. a.: Effects of Fast Food Branding on Young Children's Taste Preferences, Archives of Pediatrics and Adolescent Medicine, 161 (8), 2007, S. 792–797

Rockström, Johan u. a.: A safe operating place for humanity, Nature Nr. 461 vom 24. 9. 2009, S. 472–475

Schlosser, Eric: Die Fast Food Gesellschaft. Fette Gewinne, faules System, München 2003 (englisches Original: Fast Food Nation, 2001)

Schorb, Friedrich: Dick, doof und arm? Die große Lüge vom Übergewicht und wer von ihr profitiert, München 2009

Schug, Walter: Die Dritte Welternährungskrise. Globaler Überblick und Perspektiven, Bonn 2008

Schuler, Christiana: Für Fleisch nicht die Bohne. Futter und Agrokraftstoff – Flächenkonkurrenz im Doppelpack. Eine Studie zum Sojaanbau für die Erzeugung von Fleisch und Milch und für den Agrokraftstoffeinsatz in Deutschland 2007, herausgegeben vom BUND, Berlin 2008

Schwartau, Silke / Valet, Armin: Vorsicht Supermarkt! Wie wir verführt und betrogen werden, Reinbek bei Hamburg 2007

Smith, Jeffery M.: Trojanische Saaten. GenManipulierte Nahrung – Gen-Manipulierter Mensch, München 2004

Staud, Toralf: Grün, grün, grün ist alles, was wir kaufen. Lügen, bis das Image stimmt, Köln 2009

Staud, Toralf: Wir Klimaretter. So ist die Wende noch zu schaffen, Köln 2007

Ströbele, Nanette / De Castro, John M.: Effect of Ambience on Food Intake and Food Choice, Nutrition 20/2004, S. 821–838

Tappeser, Beatrix u. a.: Die blaue Paprika. Globale Nahrungsmittelproduktion auf dem Prüfstand, Basel 1999

Wassermann, Jakob: Das Gold von Caxamalca, Stuttgart 1953

Weiguny, Bettina: Schützt uns vor Verbraucherschützern!, Frankfurter Allgemeine Sonntagszeitung vom 19. 7. 2009, S. 35

Welzer, Harald: Klimakriege. Wofür im 21. Jahrhundert getötet wird, Frankfurt am Main 2008

Werner, Klaus / Weiss, Hans: Das neue Schwarzbuch Markenfirmen. Die Machenschaften der Weltkonzerne, Wien 2003

Wolpold-Bosien, Martin: Die andere Eroberung. US-amerikanische und europäische Agrarexportpolitik und ihre Folgen für den Hunger im Süden der Welt, Rheda-Wiedenbrück 1999

Wuppertal Institut für Klima, Umwelt, Energie: Zukunftsfähiges Deutschland in einer globalisierten Welt. Ein Anstoß zur gesellschaftlichen Debatte, Frankfurt am Main 2008

Ziegler, Jean: Das Imperium der Schande. Der Kampf gegen Armut und Unterdrückung, München 2005

Ziegler, Jean: Der Hass auf den Westen. Wie sich die armen Völker gegen den wirtschaftlichen Weltkrieg wehren, München 2009

Zielcke, Andreas: Schlimmer als Buridans Esel. Klimapolitik: Radikaler Wandel für Wohlstandsbürger? Süddeutsche Zeitung vom 20. 11. 2009, S. 11

Zukunftsstiftung Landwirtschaft (Hg.): Wege aus der Hungerkrise. Die Erkenntnisse des Weltagrarberichtes und seine Vorschläge für eine Landwirtschaft von morgen, Berlin 2009.

Dank

Bei meinen Recherchen habe ich immer wieder auf Studien von NGOs zurückgegriffen, ohne die wir den Behauptungen der Ernährungsdiktatoren viel hilfloser ausgeliefert wären. Ihnen allen herzlichen Dank, besonders dem eed, FIAN, Greenpeace, der Zukunftsstiftung Landwirtschaft, dem Nabu, Misereor und dem BUND.

Für Hintergrundinformationen, Statistiken und Hinweise und dafür, dass Sie meine vielen Fragen beantwortet haben, danke ich:

Prof. Antônio Andrioli, Brasilien
Prof. Dirk Baecker, Zeppelin University, Friedrichshafen
Jörg Bergstedt, Saasen
Ulrike Bickel, Berlin
Dr. Wilfried Bommert, Köln
Rudolf Buntzel, Evangelischer Entwicklungsdienst, Bonn
Elmar Busse, Eversen
Joachim von Braun, Zentrum für Entwicklungsforschung, Bonn
Carolin Callenius, Brot für die Welt, Stuttgart
Thomas Dosch, Bioland, Mainz
Klaus Engemann, Willebadessen-Eissen
Rainer Falk, Weltwirtschaft & Entwicklung, Luxemburg
Josef Feilmeier, Hofkirchen
Franz Fischler, Absam, Österreich
Dr. Melanie Fritz, Universität Bonn
Martin Gerdemann, Heidelberg
Friedrich Wilhelm Graefe zu Baringdorf, Spenge
Michael Grolm, Tonndorf
Stephan Grünewald, rheingold, Köln
Benedikt Haerlin und Shannon von Sheele, Zukunftsstiftung
    Landwirtschaft, Berlin

Prof. Hans Hauner, TU München
Aloys Helms, Münster und Eversen
Karl-Otto Henseling, Umweltbundesamt, Berlin
Reiner Hensen, Burgstuben-Residenz, Randerath
Dr. Hans Herren, Millenium Institute, Arlington, USA
Alexander Hissting, Greenpeace, Hamburg
Martin Hofstetter, Greenpeace, Hamburg
Corinna Hölzel, Greenpeace, Hamburg
Dr. Anita Idel, Berlin
Esther Isaak, Kampagne für Gutes Bier, Hamburg
Ulrich Jasper, Arbeitsgemeinschaft bäuerliche Landwirtschaft, Hamm
Josef Jacobi, Körbecke
Anna Jumpertz, Biogärtnerin, Broich
Alexander Kekulé, Martin-Luther-Universität Halle
Dr. Helmut Kramer, Wolfenbüttel
Enrico di Martino, Slowfood, Lago di Garda
Francisco Marí, Evangelischer Entwicklungsdienst, Bonn
Dr. Bernd Nagel-Held, Eickernmühle, Voßheide bei Lemgo
Eckehard Niemann, Arbeitsgemeinschaft bäuerliche Landwirtschaft,
    Bienenbüttel
Dr. Urs Niggli, Forschungsinstitut für biologischen Landbau, Frick,
    Schweiz
Dr. Jochen Neuendorff und Ulfila Bartels, Gesellschaft für
    Ressourcenschutz, Göttingen
Dr. Steffi Ober, NABU, Berlin
Raf Patel, Kalifornien
Prof. Onno Poppinga, Witzenhausen
Udo Pollmer, Europäisches Institut für Lebensmittel- und Ernährungs-
    wissenschaften, München
Dr. Manfred Redelfs, Greenpeace
Prof. Lucia Reisch, Frederiksberg, Dänemark
Lars Seyfrid, Kampagne für gutes Bier, Hamburg
Josef Schäfers sen. und jun., Heggehof, Asseln bei Lichtenau
Christiana Schuler, Berlin
Silke Schwartau, Verbraucherzentrale Hamburg
Dr. Nanette Ströbele, Charité, Berlin
Annette und Klaus Tenthoff, Mathias von Mirbach, Kattendorfer Hof,
    Kattendorf
Dr. Peter Tinnemann, Charité, Berlin
Wilhelm Timmermann, Hamburg-Sülldorf, für die Gemüsebeete
Armin Valet, Verbraucherzentrale Hamburg

Marita Vollborn, Osterode
Prof. Verena Winiwarter, Klagenfurt
Marita Wiggerthale, Berlin
Martin Wolpold-Bosien, FIAN, Heidelberg
Jean Ziegler, Genf

und all denen, die mir geholfen haben, ohne ihre Namen nennen zu
wollen.

Außerdem danke ich meinem Lektor Edgar Bracht und meiner
Agentin Anja Keil. Und Lothar Fend, Alexa Höber und Nils Klawitter fürs Gegenlesen.

Sachregister

Personenregister